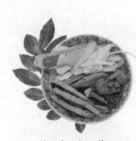

药膳在中国源远流长，历来有「药补不如食补」之说。学会正确择膳，对症食疗，变「良药苦口」为「良药可口」，健康从此由你做主！

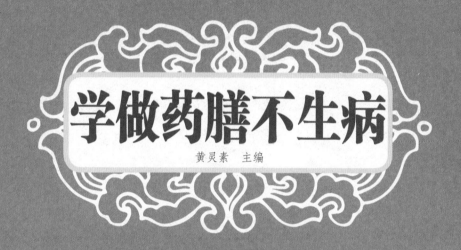

学做药膳不生病

黄灵素　主编

北京联合出版公司
Beijing United Publishing Co.,Ltd.

北京科学技术出版社

图书在版编目（CIP）数据

学做药膳不生病 / 黄灵素主编. — 北京：北京联合出版公司，2014.12
（2023.10 重印）

ISBN 978-7-5502-2419-3

Ⅰ.①学… Ⅱ.①黄… Ⅲ.①食物养生 – 食谱 Ⅳ.①R247.1②TS972.161

中国版本图书馆 CIP 数据核字（2013）第 293154 号

学做药膳不生病

主　　编：黄灵素

责任编辑：徐秀琴

封面设计：韩　立

内文排版：盛小云

北京联合出版公司
北京科学技术出版社　出版
（北京市西城区德外大街 83 号楼 9 层　100088）
德富泰（唐山）印务有限公司印刷　新华书店经销
字数 400 千字　　720 毫米 × 1020 毫米　1/16　20 印张
2014 年 12 月第 1 版　2023 年 10 月第 3 次印刷
ISBN 978-7-5502-2419-3
定价：68.00 元

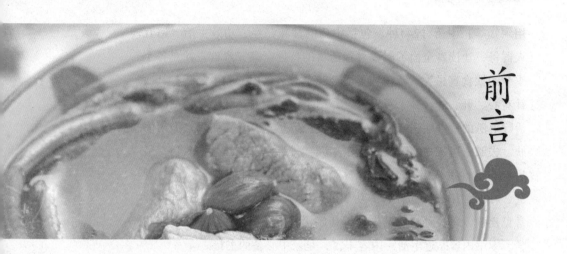

中国药膳文化源远流长，药膳自古就是备受人们欢迎的养生方式之一，并早已成为中医养生的重要组成部分。药膳是以药材和食材为原料烹饪加工的一种具有食疗作用的膳食，它是中国传统的医学知识与烹饪经验相结合的产物。药膳并不是食材与中药的简单加工，而是在中医阴阳、虚实等辨证理论指导下，由药材、食材和调料三者精制而成的一种既具有营养价值，又可防病治病、保健强身、延年益寿的食物。

药膳不同于一般的中药方剂，又有别于普通的饮食，它取药材之性，用食材之味，对于无病之人，可达到保健、强身的作用；对于身患疾病之人，可选择适当的药膳，对身体加以调养，增强体质，辅助药物发挥其药效，从而起到辅助治病的作用。但是，普通人对中药和食材的属性与功效并不是很了解，当然对自制药膳更是感觉无从下手。为此，我们带着为普通家庭服务的愿望和目的，本着与现代医学研究进展合拍、功效确切、易于采办、加工方便、可操作性强的原则，根据我国传统中医学"医食相通"的原理，编写本书。

本书内容包罗万象，第一章主要介绍了药膳的相关基础知识。第二章分别详细剖析了日常生活中的446种常见药膳原料，其中食材202种，包括食材的别名、营养成分、食用须知等；中药材244种，包括中药的性味归经、功效主治、适宜人群等，让读者全面了解食材和药材的特性。第三章首先针对各个季节的饮食宜忌为读者精选了适合各个季节食用的养生药膳；其次针对心、肝、脾、肺、肾五脏，介绍了多种调养药膳，以辅助读者治疗五脏的慢性疾病；再次专为女性挑选了具有乌发明目、滋阴润肤、去皱祛斑、祛痘降火、美白养颜、排毒瘦身等功效的药膳；最后专为男性挑选了具有增强记忆、镇静安眠、补血益气、活血理气、补肾壮阳、强筋壮骨等功效的药膳。第四章主要列出了112种常见疾病，每一种疾病都先剖析其症状，再介绍了几款对症食疗药膳。本书内容贴近生活，内容丰富，是家中必备的书籍。

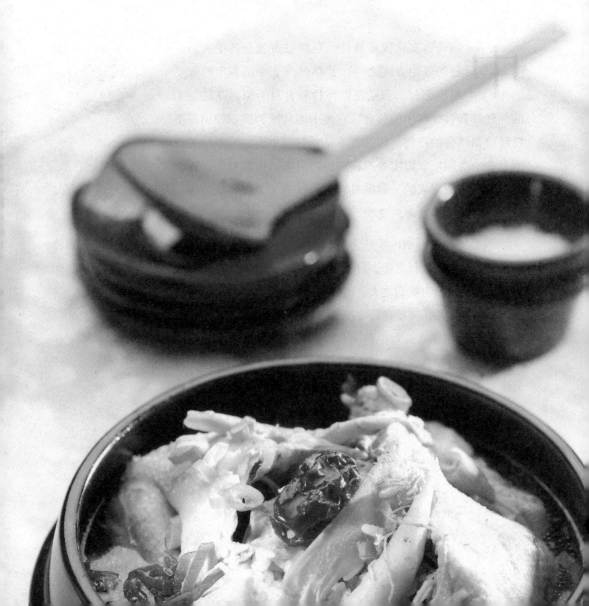

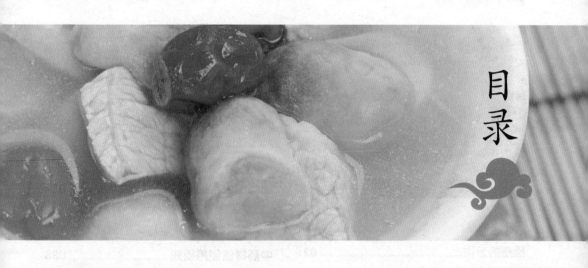

目录

第一章 药膳养生常识须知

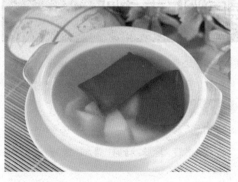

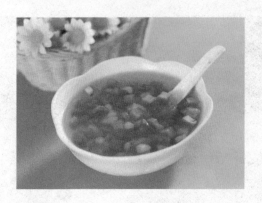

第二章 | 446种药膳原料面面观

第三章 | 232道养生保健药膳大公开

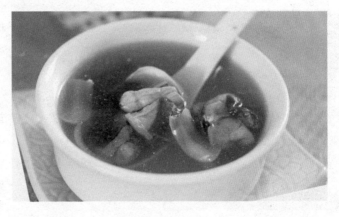

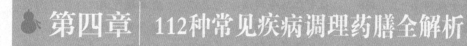

第四章 | 112种常见疾病调理药膳全解析

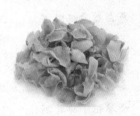
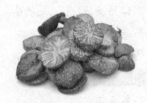
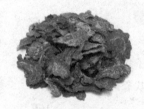

第一章
药膳养生
常识须知

药膳是指在中华医药理论和饮食文化的指导下，将药材和食材搭配，通过烹调加工制作而成的形、色、香、味俱佳的医疗保健食品。本章节详细介绍了有关的药膳常识，以及中药和食材的禁忌等在日常生活中的知识。自古至今，就有"药食同源"的说法，两者相辅相成，相得益彰，具有很好的养生功效。不同的药膳具有不同的特效，因此药膳的选用需遵循一定的原则，如因病用膳、因时用膳、因人用膳、因地而异等，同时也应依据个人的体质不同，选择适合自己的药膳。

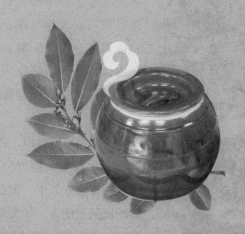

药膳的历史渊源

药膳在我国有着悠久的历史。中医学向来有"药食同源"之说。在我国的历史上，自文字出现后，甲骨文和金文中就已有了"药"字和"膳"字。而将"药"字与"膳"字联起来使用，形成"药膳"这个词，则最早见于《后汉书·列女传》，其中有"母亲调药膳思情笃密"这样的字句。以后，在《魏书·外戚》中又出现了"灵太后亲侍药膳"的字句。在《宋史·张观传》还有"早起奉药膳"的记载。这些记载证明，至少在一千多年前，我国已出现"药膳"其名。

春秋战国时期，天文学的发展为中医学理论体系——阴阳五行学说奠定了基础。中医学在当时已有食医、疾医、疡医、兽医的分科，食医专司饮食营养卫生。这充分说明，我国很早就有饮食营养法研究，而且形成了制度。

《黄帝内经》是战国时期的医学专著，该书提出"凡欲诊病者，必问饮食居处""治病必求于本""药以祛之，食以随之"的治疗原则。书中还将多种食物分列于五味之下，以治五脏之疾病。在论述膳食治疗之后，它总结出"毒药攻邪，五谷为养，五果为助，五畜为益，五菜为充，气味合而服之，以补精益气"的膳食配制原则。

秦汉时期的经济文化发展很快，从而加速了药膳研究的进程。我国现存最早的药书《神农本草经》，载药365种，书中根据药物性能和使用目的不同而将药物分为上、中、下三品，其中"上药一百二十种为君，主养命以应天，无毒，多服久服不伤人，欲轻身益气，不老延年者，本《上经》。中药一百二十种为臣，主养性以应人，无毒有毒，斟酌其宜，欲遏病补虚羸者，本《中经》。下药一百二十五种为佐使，主治病以应地，多毒，不可久服，欲除寒热邪气、破积聚、愈疾者，本《下经》"。

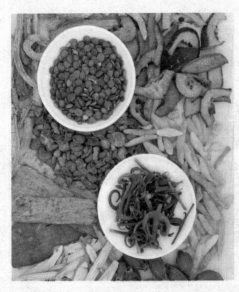

魏晋南北朝时期，药膳理论有了长足的发展，出现了一些专门著述。晋代葛洪的《肘后备急方》中，记载了许多食疗药膳性质的民间简便方。如海藻治瘿病、羊肝治雀盲等。梁代养生家陶弘景对药材和食材进行了分类。北魏崔浩的《食经》、梁代刘休的《食方》等著述对中国药膳理论的发展起到了承前启后的作用。

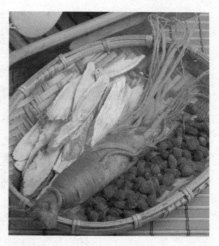

唐代，中国药膳不但在理论上得以系统发展，在应用方面也更为广泛。唐代名医孙思邈在其所著的《备急千金要方》中设有"食治"专篇，分果实、菜蔬、谷米、鸟兽并附虫鱼共五部分，共收载药用食物154种，载有药膳食疗方117首，并且明确指出"食能排邪而安脏腑，悦神爽志，以资血气"，并认为"若能用食平疴，释情遣疾者，可谓良工。长年饵老之奇法，极养生之术也"。至此，食疗已成为一门专门学问。

宋元时期为食疗药膳学全面发展时期。宋代官方修订的《太平圣惠方》专设"食治门"，记载药膳方剂160首，可以治疗28种病证，且药膳以粥、羹、饼、茶等剂形出现。元朝的统治者也重视医药理论，提倡蒙、汉医的进一步结合和吸收外域医学的成果，由饮膳太医忽思慧所编著的《饮膳正要》为我国最早的营养学专著，收载食物203种，除了谈到对疾病的治疗，首次从营养学的观点出发，强调了正常人应加强饮食、营养的摄取，用以预防疾病，并详细记载了饮食卫生、服用药食的禁忌及食物中毒的表现，颇有见解。

明清药膳著述更为丰富多彩，对各种食疗方剂、药材和食材的性味功用的研究都有很大发展，在应用上更加广泛和普及，特别是药膳的烹调和制作，达到了极高的水平。明代李时珍的药物学巨著《本草纲目》，突破了古代本草分类方法的约束，增列了水、火、土、服器部，收载了谷物73种、蔬菜105种、果品127种。所载444种动物药中，有许多可供药膳使用，且营养十分丰富，疗效也甚高。这个时期，对食疗学发展有价值的医药古书较多，卢和撰写的《食物本草》问世以后，另一本托名元代李杲编辑、明代李时珍参订的《食物本草》二十二卷本，成书于明末，广为流传。姚可成辑补的《食物本草》将食物列为1682条，叙述全面，有名称、产地、加工、制备、治疗功效等，是我国明代食物专著中较完善的版本。清代养生家曹慈山在《老老恒言》中，专为老年人编制了100种粥谱，可谓集药粥之大成。

近年来，由于人们的生活水平大幅度提高，医学发展的方向在原来临床医学的基础上逐步向预防医学和康复医学方向发展，食疗药膳愈来愈受到人们的重视。保健食品和食疗药膳逐步向社会化和商品化方向发展。广泛应用食疗的方法可使患者早日康复，健康也得到保健，老年人更加长寿，青少年增强体质，这对民族的兴旺及人们健康水平的提高，都具有重要意义。

药膳的基本特征

药膳是药材与食材的巧妙结合，它即可强身防病，又能对症治病。《黄帝内经》提出"药以祛之，食以随之"。食物疗法是疾病综合疗法中不可缺少的重要内容。药膳具有食品作用，也具有药品的作用，但又不同于食品与药品中的任何一种。要了解药膳，要对药膳的基本特征有所熟悉。药膳是以中医药理论为基础的，可根据症状辨证论治；药膳是以传统的烹调艺术为手段，以治病、保健和强身为目的。

• 以中医药理论为基础的辨证论治

药膳从其医疗意义来说，是中医学的一个组成部分。它是以中医学的阴阳五行、脏腑经络、辨证施治的理论为基础，按中医方剂学的组方原则和药材、食材的性能选配组合的。药膳的主要功能是以食材、药材的偏性来矫正脏腑功能的偏性，使之恢复正常。能减轻或消除热证的药材或食材一般属于寒性或凉性，如黄芩、板蓝根、紫菜、粟米、荞麦、绿豆、黄瓜、丝瓜、兔肉等；能够减轻或消除寒证的药材或食材，一般属于温性和热性，如附子、干姜、桂枝、葱、籼米、雀肉等。给温热病患者配食，应多用绿豆、扁豆、高粱、薏仁等食物，以偏凉之性，起到清热解毒的作用；给虚寒患者配膳，则应多用面粉、粳米、糯米等，以温中补虚。例如，"当归生姜羊肉汤"治血虚有寒的腹痛，方中选用甘温的当归为主药，补血止痛；配以辛温的生姜，温中散寒；因病属虚证，故重用羊肉血肉有情之品温中补虚，三者合用而共奏温中补血、祛寒止痛之功。

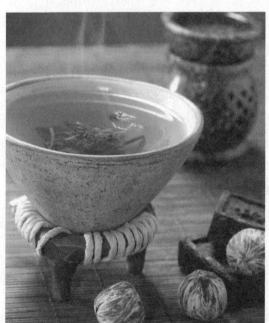

药膳的施用是以中医的整体观念和辨证施治的理论为根据，按治病求本、扶正祛邪、调整阴阳、因时因地因人而治的治疗原则运用的。在药材和

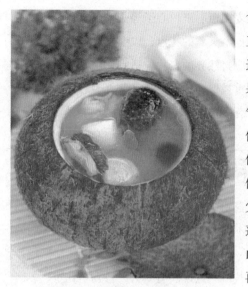

食材的选择上，必须依据辨证论治原则，在正确辨证的基础上，采取相应的治疗原则，选药组方或选食配膳，才能取得预期的效果。例如，当出现精神困倦、四肢软弱、短气懒言、头昏自汗、食欲不振、胃腹隐痛、便清腹泻、舌质淡、舌苔白、脉缓无力等证候时，中医辨证为脾气虚证，这时就要应用健脾益气药膳。健脾益气药膳选用的中药有党参、白术、山药、大枣、茯苓、薏苡仁、莲米、芡实之类，食用的药膳有参枣米饭、山药汤圆、茯苓包子、益脾饼、大枣粥等。再如，同为咳嗽，风寒咳嗽以食用葱白粥为宜；对肺阴虚燥热的干咳，则宜用百合杏仁粥；风热咳嗽则应服贝母桑叶梨汁。应仔细辨证，充分了解各种咳嗽的寒、热、虚、实。只有有了正确的诊断，治疗才不会出现差错。同为虚证，气虚者宜食用牛肉、糯米、山药、党参以补气；血虚者宜食龙眼肉、当归以补血。

在运用辨证论治原则的时候，还应注意四时气候、地理环境对人的生理、病理的影响，在不同的季节选用不同的药膳。春宜升补：春天阳气初生，天地复苏，万物生发向上，内应肝脏，应根据春季的特性，因势利导，应用升补之法，充分调动人体的阳气，使气血调和，适宜食用首乌肝片、妙香舌片等药膳。夏宜清补：夏日炎热，火邪炽盛，万物繁茂，内应心脏，应根据夏令之时，人体脏腑气血旺盛，采用清淡、清热之品调节人体阴阳气血，适宜食用西瓜盅、荷吉风脯等药膳。长夏宜淡补：长夏时值夏秋之际，天热下降，地湿上蒸，湿热相缠，内应脾脏，应根据长夏之时采用淡渗之品利湿健脾，以达到气血生化有源。秋宜平补：秋季阳气收敛，阴气滋长，气候干燥，内应肺脏，此时五脏刚从夏季旺盛的代谢中舒缓过来，应进行阴阳平衡的滋补，以调节

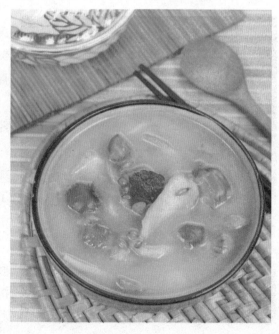

夏季脏腑功能的失调,适宜食用菊花肉片、参麦团鱼、玉竹心子等药膳。冬宜温补:冬季天气寒冷,阳气深藏,内应肾脏。此时应根据冬天藏的特点,以温热大补之品来滋补人体气血阴阳之不足,使脏腑的气血旺盛,适应自然界的变化,适宜食用归芪鸡、龙马童子鸡等药膳。一年四季,不论何时,都必须重视保养脾胃之气。脾胃为后天之本、气血生化之源。只有脾胃的消化吸收功能好,药膳才能充分吸收、转化。

• 以传统的烹调艺术为手段

药膳由药材、食材和调料三部分组成。取药材之性,用食材之味,食借药力,药助食威,两者相辅相成,相得益彰。因此药膳既不同于一般的中药方剂,又有别于普通的饮食,它是一种有药物功效和食品美味的,能治病、强身、抗老的特殊食品。

由于中药汤剂多有苦味,故民间有"良药苦口"之说。有些人,特别是儿童,多因其苦而拒绝服药。而药膳使用的多为药、食两用之品,且有食品的色、香、味等特性,即使加入了部分药材,由于注意了药材性味的选择,并通过与食材的调配及精细的烹调,仍可制成美味可口的药膳,故谓"良药可口,服食方便"。

药膳的主要原料是药材和食材。它必须寓药于食,寓性于味,融药物功效与食物美味于一体。因此,它也就必须以精湛的烹调艺术为手段,借助炖、焖、煨、蒸、煮、熬、炒、卤、烧等中国传统的烹调方法,同时按患者身体的需要进行中药的调补、选料。对所选用的中药应根据药材的不同,采用不同的炮制、加工方法及分离提取法,以保证制成的食物既具有一般美食的色、香、味、形,又可在享受美味的同时达到治病、保健和强身的目的。

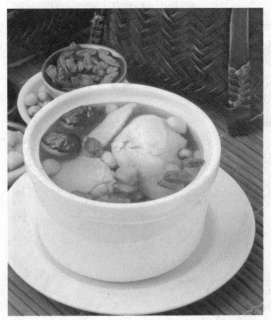

药膳在制作方面具有独特的方法。药膳是依照中医理论和用药要求,根据药物的性能,应用食品烹调和药物炮制加工技术制作而成的,因此在制作上除了要具备一般的烹调技术外,还应掌握中医药的基本理论和药物炮制方法。如"天麻鱼头"的制作,其方法是先将天麻用川芎、茯苓等药物炮制后,再用米泔水浸泡,然后放入米饭内蒸透,切片后置于鱼中,加入调料蒸制而成。

· 以治病、保健和强身为目的

自古以来，人们就很重视饮食对人体的作用。《黄帝内经》一书中强调 "人以水谷为本"，指出 "营者，水谷之精气也，和调于五脏，洒陈于六腑……卫者，水谷之悍气也"。唐代名医孙思邈指出："夫含气之类，未有不资食以存生""安生之本，必资于食，……不知食宜者，不足以生存也，……故食能排邪而安脏腑"（《千金要方》）。宋代陈直认为："主身者神，养气者精，益精者气，资气者食。食者生民之天，活人之本。故饮食进则谷气充，谷气充则气血盛，气血盛则筋力强。……若有疾患，且先食医之法，审其疾状，以食疗之，食疗未愈，然后命药，贵不伤其脏腑也"（《养老奉亲书》）。金代刘完素也强调："胃为水谷之海，喜谷而恶药、药之邪所人，不若谷气先达，故治病之法，必以谷气为先。……辨生死之候者，谓安谷则生。凡明胃气为本，以此知五味能养形也"（《素问病机气宜保命集》），等等。可见历代医家对饮食的作用已有较为清楚的认识。

药膳除了防病治病，较多地应用于中医扶正固本方面，所用的药材和食材如人参、黄芪、当归、阿胶，枸杞子、山药、大枣、鸡肉、鸭肉、猪肉、羊肉等，能滋养强壮身体、补气血阴阳、增强正气。经现代药理的初步研究证明，某些滋补品具有增强人体生理功能的作用，改善细胞的代谢和营养，对神经内分泌的调节功能和人体的各种自卫机制也有一定的作用，并能增强人体的自稳状态，提高抗病免疫力，改善心肺功能和造血系统的功能，促进血液循环。例如，黄芪可延长细胞的生长寿命；人参能促进核酸合成，并能加强大脑皮质的兴奋和抑制过程，提高大脑功能的灵活性、减少疲劳感，还能促进抗体的形成；黄芪、灵芝、山药等能增强吞噬细胞的功能，促进机体产生干扰素，且能提高白细胞的数量及吞噬功能。此外，药膳中还含有人体代谢所必需的营养素，能有效地补充人体能量和营养物质，调节人体内物质代谢，从而达到滋补强身，防病、治病、延寿的作用。但在用膳时，应本着 "因人施膳，因时施膳" 这一基本原则，才能使药膳更有效、更充分地发挥作用。

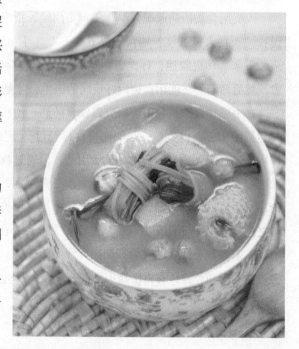

药膳的中医基础

中国传统医学向来重视饮食调养与健康长寿的辩证关系，药膳从来就不是独立存在的，它有一定的中医基础，结合了中医食疗学、人体阴阳五行与药膳的调理关系、藏象与药膳的调理等内容。简要地说，它包括了食材和药膳两个方面。食疗即用饮食调理达到养生防病治病的目的；药膳即用食材与药材配伍制成膳食起到养生、防治疾病的作用。中医学在长期的医疗实践中积累了宝贵的药膳食疗保健经验，形成了独特的理论体系。

食疗与中医食疗学

中国药膳，源于古代。饮食疗法，远在周秦时期就已经相当成熟。而在中医学中，也十分重视用药膳进行保健。这时的药膳即古代的食疗。而在现代，我们给食疗总结了一个定义，即食疗是在中医药理论指导下，利用药材、食材烹调加工而成的食物，进行防病、治病的治疗方法。食疗也可以指一种养生方法，又称"食治"，即根据食物的不同性味，作用于不同脏器，而达到调理和治疗的目的。它是养生学的一个重要分支，包括药膳等重要内容。

人类用食物治病起源甚早。《黄帝内经》指出："凡欲诊病，必问饮食居处。"还说："天食人以五气，地食人以五味。"《千金要方》中有"食治篇"，分果实、菜蔬、谷米、鸟兽叙述，孙氏曰："为医者，当晓病源，知其所犯，以食治之，食疗不愈，然后命药。"能用食物治好疾病的医生，才是高明的医生。

在中医学理论指导下，研究以饮食防病、治病或康复的方法，称为中医食疗学。主要包括两个方面内容：一是如何将食材经过一定的烹饪加工，充分发挥其治病、保健作用；二是配入适当的药材，虽然用药，但通过技术处理而以食物的形式疗疾与保健。我国有"药食同源"之说，谓安身之本必资于食，救疾之速必凭于药，将饮食与药物并论，认为可供饮食的动、植物及加工品，虽然种类繁多，但其五色、五味以及寒热、补泻之性、亦皆禀于阴阳五行，从这个意义上讲，食物与药物应用的道理并无二致。所以历代医家，对于饮食的宜忌，调剂方法亦颇究心，用饮食治病、防病、保健积累了许多宝贵的知识和经验，在古医籍中亦多有论及，具有专门论述。

藏象与药膳

藏象，藏是指藏于体内的内脏；象是指表现于外的生理、病理现象。藏象学说不仅与中医学有着密切联系，就是与药膳学也密切相关。

藏象学说的主要特点，是以五脏为中心的整体观。以脏腑分阴阳，一阴一阳相为表里，脏与腑是一整体。例如，心与小肠、肺与大肠、脾与胃、肝与胆、肾与膀胱以及心包与三焦相为表里。心，其华在面，其充在血脉，开窍于舌；肺，其华在毛，其充在皮，开窍于鼻；脾，其华在唇，其充在肌，开窍于口；肝，其华在爪，其充在筋，开窍于目；肾，其华在发，其充在骨，开窍于耳和二阴。由此可见，脏腑某一器官出现病变，与脏腑表里有关，如心出现病变，必然牵连小肠，肾出现病变与膀胱有牵连等。

藏象对药膳疗法十分重要，对诊断、药膳配方都有一定的影响。例如，有人患眼疾，若是肝上的病变，我们则用补肝明目的药膳，用沙苑子羊肝汤，其效果就很理想。我们在藏象学说的指导下，认真研究药膳对各个脏腑的治疗方法、保健方法，是非常有益的。

阴阳五行在药膳中的应用

阴阳学说贯穿在中医学理论体系的各个方面，同时也贯穿在中国药膳学理论体系的方方面面。中医用阴阳说明人体病理变化，虽然人体病变多种，但用阴阳失调进行概括，则一目了然。阳胜则热，阴胜则寒；阳虚则寒，阴虚则热。这一原则，直接指导药膳的应用。用药膳疗疾的原则是：调整阴阳，补其不足，泻其有余，恢复阴阳的相对平衡。

我国古代先人在长期的生活实践和生产实践中，认识到木、火、土、金、水是不可缺少的基本物质。五行学说，在中医学中主要是以五行的特性来分析研究人体的脏腑、经络等组织器官的五行属性；用五行的相生相克分析机体脏腑、经络之间和各个生理功能之间的相互关系等。在药膳学中，五行学说指导着"四季五补"用膳原则。一年四季分"春、夏、长夏、秋、冬"，五脏配五行：春，五脏属肝，配木；夏，五脏属心，配火；长夏，五脏属脾，配土；秋，五脏属肺，配金；冬，五脏属肾，配水。因而对药膳的施膳滋补方法是：春需要升补，宜补肝；夏需要清补，宜补心；长夏需要淡补，宜补脾；秋需要平补，宜补肺；冬需要滋补，宜补肾。由此可见，五行学说，对药膳在不同季节里的施膳方法不同。

药膳的治病原理

药膳与中医学有所关联，就像中医在药剂、组方时，各种病证所运用的药材是不同的，且会随着患者的症状和体质进行调整。药膳也是同样的道理，药膳在配伍组方时，均是依据中医方剂学的原则，针对患者的临床表现，根据其不同的症状、证型等因素，然后按照药材和食材的性味来进行选择、调配、组合而成，其宗旨是以药材、食材之偏性来矫正脏腑功能之失衡，使之恢复正常，或增加人体的抵抗力和免疫功能。

药膳与疾病

药膳是防病治病的美味食品，对各种不同病因引起的疾病，要用不同的药膳治疗与调养。导致疾病发生的原因，主要有六淫、疠气、七情、饮食、劳倦，以及外伤和虫兽伤等。所谓六淫，即风、寒、暑、湿、燥、火六种外感病邪的统称。在正常情况下，"六气"对于人体是无害的；但当气候变化异常，六气发生太过或不及，气候变化过于急骤，在人体的正气不足、抵抗力下降时，六气才能成为致病因素，此时称为"六淫"，又称"六邪"。所谓疠气，是一类具有强烈传染性的病邪。古称"瘟疫""毒气"等。所谓七情，即喜、怒、忧、思、悲、恐、惊七种情志变化，是人体的精神状态。七情是人体对客观事物的不同反应，在正常的情况下，一般不会致病，只有受到突然、强烈或长期持久的情志刺激，才引起人体致病。饮食、劳倦，即人们生存和保持健康的必要条件。但如果饮食不节、劳逸不能结合，休息不好，就会患病。此外，外伤和被虫兽伤害，都会致人患病。知道了以上致病的原因，人们除加强保护、预防疾病，还可以经常食用一些保健药膳，以增强抵抗能力，不受病疾困扰。常用的保健药膳有淮药芝麻糊，人参鹿肉汤，莲子锅蒸，天冬膏，黄精炖猪瘦肉，芡实煮老鸭，菊花鲈鱼块，人参枸杞酒等。

中医学十分强调未病先防。其一，调养身体，提高正气抗邪能力，包括调摄精神、加强锻炼，生活起居有规律，用药物、药膳预防及人工免疫；其二，防止病邪的侵害，若疾病已经发生，则应早治。只要加强对疾病的防范，注意饮食，用药膳保健，平时注意锻炼，增强机体对疾病的抵抗力，疾病就不会发生，若疾病已经发生，及时进行治疗，使身体早日康复。

药膳与气、血、津液

气、血、津液，是人体的基本物质，是脏腑、经络等组织器官进行生理活动的物质基础。气是维持人的生命活动的最基本物质，血则承担着运载营养、保障机体的作用，津液有滋润和濡养的生理功能。气、血、津液之间关系密切，三者构成人体和维持人体生命活动的最基本物质，但不能离开脾胃运化而生成的水谷精气。三者的生理功能，又存在着相互依存、相互制约和相互为用的关系。气和血之间存在着"气为血之帅""血为气之母"的关系，气能生血、行血、摄血；气还具有生津、行（化）津、摄津的作用，津能载气；血和津液也存在密切关系，血和津液的生成，来源于水谷精气，故有"津血同源"之谈。

由以上可以看出气、血、津液三者的关系，可以根据它们的各自作用和相互关系，进行药膳保健和治疗。例如，对气虚患者，我们可以运用补气药膳治疗，如人参菠饺、人参汤圆、芪参烧活鱼、清蒸人参鸡等；对血虚患者，我们可用当归羊肉汤、熟地黄炖鸡、阿胶炖乌鸡等药膳治疗；若气血亏损，我们可用气血双补药膳进行治疗，如十全火补汤、归芪蒸鸡、八宝鸡汤等。

药膳与四时所宜

春天，气候温和，万物以荣，宜早睡早起，散步、打太极拳、体操运动。春气温，宜食面粉制作的食物，应补肝，可食首乌肝片、猪肝粥，能使春季身体健康。夏天，气候炎热，万物华实，宜夜卧早起，呼吸新鲜空气，散步、走路运动。夏气热，宜食寒凉食物，如绿豆、苦瓜制作的菜肴；应补心，可食玉竹炒猪心、绿豆粥，能使身心凉爽、健康。秋天，天高气爽，气候逐渐变凉、燥热、万物枯黄，宜早睡早起，散步、太极拳、八段锦运动。秋季燥，宜食润燥的食物如芝麻、香油制作的食品；应补肺，可食萝卜炖猪肺、芝麻兔等食物，以滋润心肺。冬天，气候寒冷，万物闭藏，宜早卧晚起，待日出后进行运动，走路、太极拳均可。冬季宜食温性药膳，所谓冬季进补，多食用当归羊肉汤、附片狗肉汤，以暖其身，使身体强壮。

药膳对脏腑的治疗

脏腑是五脏六腑的总称，包括脏和腑两大类。所谓五脏即心、肝、脾、肺、肾，六腑即是胆、胃、小肠、大肠、膀胱和三焦。

脏腑辨证是中医辨证中的一个重要组成部分。它是运用脏腑的理论，对所收集的症状和体征进行分析、归纳，辨明疾病的具体病位——所属脏腑、组织、器官及其病因、性质、正邪斗争情况的一种辨证方法。掌握各脏腑的生理功能，熟悉各脏腑的病变规律，是掌握脏腑辨证的基本方法，也是脏腑辨证施膳的理论根据和具体实施的体现。脏腑是人体的主要器官，是人体发生疾病的主要部位，也是治疗和施膳的主要对象。脏腑的功能是复杂的，在病变过程中脏腑之间又相互影响，因此，脏腑证候也是复杂的，这里仅介绍脏腑病变较为单一的、常见的基本证候及其施用药膳。

心：心主血脉，为人体血液运行动力，又主神志，开窍于舌，其华在面。

心气虚，治法是补心气，药膳用莲子龙眼汤；心阳虚，治法是温补心阳，药膳用参杞羊头；心血虚，治法是补心血、安心神，药膳用当归猪心汤；心阴虚，治法是养心阴、安心神，药膳用心枣汤等；心火上炎，治法是清心泻火，药膳用灌藕方。

肝：肝居肋部，主藏血，主疏泄，主筋，开窍于目，其华在爪。

肝血不足，治法是补养肝血，药膳用红杞田七鸡等；肝火上炎，治法是清肝泻火，药膳用两瓜汁、芹菜粥、菊花粥等；肝气郁结，治法是疏肝、解郁，药膳用金橘饮等；肝阳上亢，治法是滋阴潜阳，药膳用菊楂决明饮等。

脾：脾居中焦，脾的生理功能是主运化，统血，主肌肉及四肢，开窍于口，其华在唇。

脾气虚，治法是益气健脾，药膳用山药肉麻丸等；脾气下陷，治法是益气升阳，药膳用黄芪蒸鸡等；脾不统血，治法是补脾摄血，药膳用归脾汤或归脾鸡汤等；脾阳虚，治法是温中健脾，药膳用壮阳狗肉汤等；寒湿困脾，治法是温中化湿，药膳用砂仁粥；脾胃湿热，治法是清热利湿。药膳用茅根猪肉羹等。

肺：肺位于胸中，上连咽喉，开窍于鼻，主要功能是司呼吸、主一身之气，有宣发与肃降的作用，外合成毛，通调水道。

肺气虚，治法是补益肺气，药膳用百合冰糖饮；肺阴虚，治法是滋阴润肺止咳，药膳用百合蜂糖饮；风寒犯肺，治法是宣肺散寒、化痰止咳，药膳用姜糖饮等；风热犯肺，治法是辛凉宣肺、止咳化痰，药膳用丝瓜花蜜饮等；燥热伤肺，治法是清热润肺止咳，药膳用饴糖豆浆等。

肾：肾位于腰部，左右各一，所以有"腰者肾之府"之说。肾的生理功能是藏精、主水、纳气，主骨生髓通脑，其华在发，开窍于耳及二阴。

肾阳虚，治法是温补肾阳，药膳用雀卵虾仁汤、双鞭壮阳汤等；肾阴虚，治法是滋补肾阴，药膳用女贞鳖鱼汤等；肾不纳气，治法是温肾纳气，药膳用核桃五味炖蜜糖等；肾气不固，治法是固摄肾气，药膳用羊脊粥等。

药膳的应用原则

　　药物是祛病救疾的，见效快，重在治病，但大部分中药汤剂味道都比较苦涩；而加入了食材的药膳，多以养生防病为目的，见效虽慢，但胜在其整体的味道。药膳重在"养"与"防"，因此，药膳在保健、养生、康复中有很重要的地位，但不能代替药物治病。同时，虽然药膳具有保健养生、防病治病等多方面的作用，其应用也很广泛，但不能乱用、滥用，在应用时须遵循一定的原则。

辨证用膳

　　辨证论治是中医学的特点之一，它不同于一般的"对症治疗"，也不同于现代医学的"辨证治疗"，而是以证为基础的普遍应用的一种诊治方法。药膳在治疗、补益方面，以中医学理论为依据，根据不同人的体质、症状、健康，药膳的施法应用上也有所区别，这就叫"因证施膳"。

　　从中医学的角度来看，辨证选用药膳是人们合理使用药膳的基本原则，就药膳与病症性质而言，则当采用寒者热之、热者寒之、虚者补之、实者泻之的总原则，结合脏腑辨证的特点，选择相应的药材和食材配制药膳。

　　虚证即正气不足，可分为气、血、阴、阳虚弱四大类型。气虚的人宜多选用补脾益气的食材和药材，如母鸡、莲子、大枣、西洋参等。血虚的人宜多选用补养心血的食材和药材，如乌骨鸡、猪肝、当归、阿胶、夜交藤、合欢花、柏子仁、酸枣仁等。阴虚的人宜多选用滋养肺阴、心阴的食材和药材，如梨子、冰糖、枸杞子、麦冬、沙参、玉竹等。阳虚的人宜多选用温振心阳、温补脾阳、温肾壮阳的食材和药材，如桑葚、葡萄、桂枝、炙甘草、干姜、白术、附片、肉桂等。常见的慢性病不仅仅是正气不足，也还挟有实邪，常见有气滞、血瘀、痰湿、虚火等。配制药膳时在一定阶段也必须选用行气、化瘀、消痰、降火诸品，不可一味用补。如气滞证兼见脘腹胀满疼痛、呕吐、嗳气、呃逆、矢气（放屁），为脾胃气滞，可选用佛手柑、陈皮等制作药膳理气健脾止痛。如血瘀兼见阵发性心前区疼痛或刺痛，或牵引肩痛，舌尖有瘀斑，脉结代，为心脉瘀阻，可选用桃仁、生地、葛根等制作药膳通脉活血。

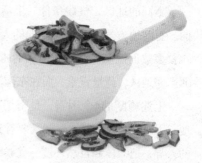

• 因人用膳

人的年龄不同，其生理状况有明显的差异。人体的结构、功能和代谢随着年龄增长而改变，选择药膳养生也应区别对待。小儿体质娇嫩，选用原料不宜大寒大热；少年儿童的生理特点是生机旺盛、脏腑娇嫩，选用原料应少温补，注意多样化、富有营养、易于消化，尤其应注意时时呵护脾胃，以补后天之本。中年人脏腑功能旺盛，各器官组织都处于鼎盛时期。通过补养不但能强壮身体，也可防治早衰。药膳选料宜补肾、健脾、疏肝。老人多肝肾不足，用药不宜温燥；孕妇恐动胎气，不宜用活血滑利之品。这些都是在药膳选用过程中应注意的。同时还需注意，人的年龄不同，人的体质不同，用药膳时也应有所差异。

• 因时用膳

中医学认为，人与日月相应，人的脏腑气血的运行和自然界的气候变化密切相关。"用寒远寒，用热远热"，意思就是说在采用性质寒凉的药物时，应避开寒冷的冬天；而采用性质温热的药物时，应避开炎热的夏天。这一观点同样适用于药膳。

四季气候变化，对人体生理、病理变化均产生一定的影响，在组方施膳时必须注意。如长夏阳热下降，湿热熏蒸，水气上腾，湿气充斥，为一年之中湿气最盛的季节，故在此季节中，感受湿邪者较多。湿为阴邪，其性趋下，重浊黏滞，容易阻遏气机，损伤阳气，药膳用解暑汤为宜。冬天气温较低，或由于气温骤降，人们不注意防寒保暖，就易感受寒邪，容易损伤阳气。所谓"阴盛则阳病"就是阴寒偏盛、阳气损伤，或失去正常的温煦气化作用，故出现一系列功能减退的证候，如恶寒、肢体欠温、脘腹冷痛等。药膳用天雄羊腿等最宜。

• 因地而异

不同的地区，气候条件、生活习惯均有一定差异，人体生理活动和病理变化也会不同。有的地方气候潮湿，此地的人们饮食多温燥辛辣；有的地方天气寒冷，此地的人们饮食多热而滋腻。在制作药膳时也应遵循同样的道理。例如，同是温里回阳药膳，在西北严寒地区，药量宜重，而在东南温热地区，药量就宜轻。

上述施膳的4个因素，是密切联系不可分割的。"辨证施膳"主要辨明证候，而因地、因时、因人施膳，强调既要看到人的体质、性别、年龄的不同，又要注意地理和气候的差异，把人体和自然环境、气候结合起来，进行全面分析、组方施膳。

药膳材料的四性五味

药膳养生是按药材和食材的性、味、功效进行选择、调配、组合，用药材、食材之偏性来矫正脏腑机能之偏性，使体质恢复正常平和。中医将药材和食材分成"四性""五味"，"四性"即寒、热、温、凉四种不同的性质，也是指人体食用后的身体反应。如食后能减轻体内热毒的食物属寒凉之性，食后能减轻或消除寒证的食物属温热性。"五味"为酸、苦、甘、辛、咸五种味道，分别对应人体五脏，酸对应肝、苦对应心、甘对应脾、辛对应肺、咸对应肾。

• 中药材的"四性"

"四性"又称为"四气"，即温、热、寒、凉。温性和热性中药材一般都具有温里散寒的特性，适用于寒性病证。寒性和凉性药材多具有清热、泻火、解毒的作用，适用于热性病证。"四性"外，还有性质平和的"平性"。

温热性质的中药包含了"温"和"热"两性，从属性上来讲，都是阳性的。温热性质的药材有抵御寒冷、温中补虚、暖胃的功效，可以消除或减轻寒证，适合体质偏寒，如怕冷、手脚冰冷、喜欢热饮的人食用，典型中药材有黄芪、五味子、当归、何首乌、大枣、桂圆肉、鸡血藤、鹿茸、杜仲、淫羊藿、锁阳、肉桂、补骨脂等。

寒凉性质的中药包含了"寒"和"凉"两性，从属性上来讲，都是阴性的。寒凉性质的药材和食材均有清热、泻火、解暑、解毒的功效，能解除或减轻热证，适合体质偏热，如易口渴、喜冷饮、怕热、小便黄、易便秘的人，或一般人在夏季食用。如金银花可治热毒疔疮，夏季食用西瓜可解口渴、利尿等。寒与凉只在程度上有差异，凉次于寒，典型中药材有金银花、石膏、知母、黄连、黄芩、栀子、菊花、桑叶、板蓝根、蒲公英、鱼腥草、淡竹叶、马齿苋、葛根等。

平性的药食材介于寒凉和温热性药食材之间，具有开胃健脾、强壮补虚的功效并容易消化，各种体质的人都适合食用，典型中药材有党参、太子参、灵芝、蜂蜜、莲子、甘草、白芍、银耳、黑芝麻、玉竹、郁金、茯苓、桑寄生、麦芽、乌梅等。

• 中药材的"五味"

"五味"的本义是指药材和食材的真实滋味。辛、甘、酸、苦、咸是五种最基本的滋味。此外，还有淡味、涩味。由于长期以来将涩附于酸，淡附于甘，以合五行配属关系，故习称"五味"。

"酸"能收敛固涩、帮助消化、改善腹泻。多食易伤筋骨，感冒者勿食。典型中药材有乌梅、五倍子、五味子、山楂、山茱萸等。

"苦"能清热泻火、降火气、解毒、除烦、通泄大便，还能治疗咳喘、呕恶等。多食易致消化不良、便秘、干咳等，体热者不宜多食。典型中药材有黄连、白果、杏仁、大黄、枇杷叶、黄芩、厚朴、白芍、青果等。

"甘"能滋补、和中、缓急。多食易发胖、伤齿，上腹胀闷、糖尿病患者应少食。典型中药材有人参、甘草、红枣、黄芪、山药、薏苡仁、熟地等。

"辛"发散风寒、行气活血，治疗风寒表证，如感冒发热、头痛身重。辛散热燥，食用过多易耗费体力，损伤津液，从而导致便秘、火气过大、痔疮等，阴虚火旺者忌用。典型中药材有薄荷、木香、川芎、茴香、紫苏、白芷、花椒、肉桂等。

"咸"泻下通便、软坚散结、消肿，用于大便干结，还可消除肿瘤、结核等。多食易致血压升高、血液凝滞，心血管疾病、中风患者忌食。典型中药材有芒硝、鳖甲、牡蛎、龙骨、决明子、玉米须等。

·食材的"四性"

不管是食材还是药材，其"四性"皆为寒、热、温、凉四种。凉性和寒性，温性和热性，在作用上有一定同性，只是在作用大小方面稍有差别。此外，有些食材其食性平和，称为平性。能减轻或消除热证的食材，属寒凉性；能减轻和消除寒证的食材属温热性。

温热食材：温热性的食材多具有温补散寒、壮阳暖胃的作用，适宜寒证或阳气不足之人服食。常见的温热食材有生姜、葱白、大蒜、姜、韭菜、南瓜、羊肉、狗肉、荔枝、龙眼、栗子、大枣、核桃仁、鳝鱼、鲢鱼、虾、海参等。

寒凉食材：寒凉性的食材具有清热泻火、滋阴生津的功效，适宜热证或阳气旺盛者食用。常见的寒凉食材有西瓜、木瓜、梨、甘蔗、荸荠、菱角、绿豆、莲藕、芹菜、冬瓜、黄瓜、苦瓜、丝瓜、白萝卜、海带、鸭肉等。

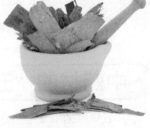

平性食材：平性食材大多具有营养保健作用，适宜日常营养保健或者大病初愈后的营养补充。常见的平性食材有大米、玉米、红薯、芝麻、莲子、花生、黄豆、扁豆、猪肉、鸡蛋、牛奶、胡萝卜、白菜等。

· 食材的"五味"

"五味"与"四气"一样，也具有阴阳五行的属性。《黄帝内经》中说："辛甘淡属阳，酸苦咸属阴。"《素问·脏气法时论》指出："辛散、酸收、甘缓、苦坚、咸软。"这是对五味作用的最早概括。

辛：能散、能行，即具有发散、行气、活血的作用。多用来治疗表证及气血阻滞之证。《黄帝内经》中说"辛以润之"，意思是说，辛味药还有润养的作用。

甘：能补、能缓、能和，即具有补益、和中、缓急止痛、调和药性的作用。多用来治疗虚证、身体诸痛，调和药性和中毒解救。

酸：能收、能涩，即具有收敛、固涩的作用。多用于治疗虚汗、泄泻、肺虚久咳、遗精滑精、遗尿尿频、崩漏带下等证。

苦：能泄、能燥、能坚。"能泄"的含义有三：一指苦能通泄；二指苦能降泄；三指苦能清泄。"能燥"指苦燥。"能坚"的含义有二：一指苦能坚阴，即泻火存阴；二指坚厚肠胃。有泻火解毒和化湿的作用，多用于治疗热证、火证、喘咳、呕恶、便秘、湿证、阴虚火旺等。

咸：能软、能下，即具有软坚散结、泻下通便的作用。多用来治疗大便秘结、瘰疬、痰核、瘿瘤、肿瘤包块等证。

《黄帝内经》明确指出："谨和五味，骨正筋柔，气血以流，腠理以密。如是则骨气以精，谨道如法，长有天命。"说明五味调和得当是身体健康、延年益寿的重要条件。酸味食物有收敛、固涩的作用，可用于治疗虚汗、泄泻、小便频多、滑精、咳嗽经久不止及各种出血病。但酸味容易敛邪，如感冒出汗、咳嗽初起、急性肠火泄泻，均当慎食。常见的酸性食物有醋、番茄、橄榄、山楂等。苦味食物有清热、泻火、燥湿、解毒的作用，可用于治疗热证、湿证。但过量食用易引起腹泻，所以脾胃虚弱者宜审慎食用。常见的苦味食物有苦瓜、茶叶、百合、白果、猪肝等。辛即辣味，辛味食物有发散、行气、活血等作用，可用于治疗感冒表证及寒凝疼痛病证。但过多食用辛辣的食物伤津液，积热上火。常用的辛味食物有姜、葱、辣椒、芹菜、豆豉、韭菜、酒等。甘即甜，甘味食物有补益、和中、缓和拘急的作用，可用于治疗虚证。但过量食用会导致气滞、血压升高。常见的有红糖、白糖、胡萝卜、牛奶、猪肉、牛肉、燕窝等。咸味食物有软坚、散结、泻下、补益阴血的作用，可用于治疗瘰瘤（大脖子病）、痰核、痞块、热结便秘、血亏虚等病证。但过量食用会导致血行不畅。盐、猪心、猪腰、紫菜、海带等都属于咸性食物。

药膳的治疗方法

药膳是在中医学、烹饪学和营养学理论指导下，严格按药膳配方，将中药与某些具有药用价值的食材配伍，采用我国独特的饮食烹调技术和现代科学方法制作而成的具有一定色、香、味、形的美味食品。简言之，药膳即药材与食材相配伍而做成的美食。根据历代食疗治则和近年兴起的滋补药膳在"辨证施膳"过程中总结出来的经验，药膳治疗方法可分为汗法、清法、温法、补法、理气法、消食法、祛湿法。

· 汗法药膳

汗法即解表法，是一种疏散外邪、解除表证的方法，主要适用于外感初起、病邪侵犯肤表所表现出的一系列病证。由于表证主要有表寒、表热两型，故解表法又分辛温解表和辛凉解表两种。

辛温解表药膳：适用于外感风寒表证。常用民间验方姜糖饮，由生姜、红糖两味组成，可治疗感冒风寒初起，发热、头痛、体痛、无汗或食欲不振和恶心等症。服后，最好睡卧盖被取汗。

辛凉解表药膳：适用于外感风热或温病初起。常用桑菊竹叶饮，可治外感风热初起，身热头痛，微恶风寒，有汗、口渴、咽痛、目赤等。

· 下法药膳

下法是指通下大便，以排除肠内积滞，荡涤实热等，药膳所用的下法一般多用润下，而在润下中又分阴虚润下和血虚润下。

血虚润下：由于阴液亏耗过度，引起内热、津枯肠燥、便秘，常用桑葚糖。白糖50克、桑葚末200克，先将白糖放在锅内，加少许水，文火煎熬至较稠，加干桑葚碎末调匀，再继续煎熬至用铲挑起成丝状，而不粘手时，停火。将糖倒在表面涂过食油的搪瓷盘中，待稍冷，将糖分割成条，再将其分割约100块即可，本品有补肝益肾滋液之功效。经常食用，除治阴血亏虚、便秘外，还可治疗肝肾阴虚、视弱、耳鸣等症。

老人便秘润下：老人体虚，真阴亏乏，易生内热，肠燥、津枯，往往出现大便艰难，常用润下方有桑葚膏。做法是取鲜桑葚1000克（干品500克），洗净，加水适量熬煮，每30分钟取煎液1次，加水再煎，共取煎液2次，合并煎液，再以文火煎，熬浓缩至较黏稠时，加蜂蜜300克至沸，停火，待冷装瓶备用。每次服一汤匙，以沸水冲化饮用，每日2次，可滋补肝肾，聪耳明目，除治老年肠燥便秘外，还治神经衰弱失眠、健忘、目暗、耳鸣、烦渴及须发早白等症。

温法药膳

温法是温中祛寒的方法。适用于治疗脾胃虚寒证，如肢体倦怠、饮食不振、腹痛吐泻、四肢不温等症。常用砂仁牛肉方：牛肉1500克，砂仁5克，陈皮5克，生姜25克，桂皮5克，胡椒10克，葱、盐各适量。用水将药材食材洗净，同煮，先用武火烧开后，改用文火慢煮，牛肉熟后取出，切片食肉。

消食法药膳

消食法是消除食滞的方法。适用于饮食太过，以致脾胃失运、消化呆滞引起的嗳腐吞酸、痞胀恶食等症。常用二消饮：麦芽10克（炒），谷芽10克（炒），焦山楂10克，白糖30克。将三药洗净，加适量水煎熬，约15分钟，取药汁，用纱布过滤，下白糖趁热顿服。治食积停滞，胸脘痞满，嗳气吞酸，消化不良，腹胀时痛。

补法药膳

补法是一种增强体质，改善机体虚弱状态的方法。适用于虚证。在辨证施膳时，还应辨清证候的性质，分别采用不同的补法，气虚补气，血虚补血，阴虚滋阴，阳虚补阳等。

理气法药膳

理气法是舒畅气机、调理气分的治疗方法。适用于治疗气机阻滞或气机逆乱的证候，人体一切活动，无不依赖于气的推动。人体正气源出于中焦，为肺所主，外护于表，内行千里，升降出入，周流全身，一旦运行失常，就会产生各种疾病。概括起来是气滞、气逆、气虚下陷几种情况。气虚下陷的益气举陷法已在"食补"中提及，气滞应行气，气逆应降气。

行气法：行气主要用于气机郁滞，如胸痞、脘痛、胁胀、腹满等症。常用陈皮鸡块。本品能理气和中，用于气机郁滞所致的胸腹胀满、不思饮食等症。

降气法：主要用于因气逆所致的呃逆、呕吐、喘急等症。胃气上逆用和胃降逆法，常用五香槟榔：槟榔200克，陈皮10克，丁香、豆蔻、砂仁各10克，食盐10克。将上诸味同放锅内，加水适量，以文火煎熬至药液干涸，停火，待冷却将槟榔用刀剁成如黄豆大小的碎块即可。本品有健脾、宽胸、降逆、顺气、消滞之功。饭后口含少许，可助消化和消除胃酸、腹胀等症。肺气不降、咳逆作喘，用降气平喘法，常用蜜饯双仁：甜杏仁（炒）250克、核桃仁250克、蜂蜜500克。先将甜杏仁放在锅中，加水适量，煮1小时，加核桃仁，待汁将干时，加蜂蜜，拌匀至沸即可。本品补肾益肺，止咳平喘，润燥。经常食用，可治疗肺肾两虚、久咳、久喘等症。

祛湿法药膳

祛湿法是一种祛除湿邪的治疗方法。湿邪为患，有外湿和内湿之分，外湿多因久居潮湿之处，或淋雨涉水，以致体表感受湿邪而引起，临床常见寒热起伏、头痛重胀如裹、肢体疼痛、沉重或身面水肿等。内湿多因长期嗜酒好茶，或过食生冷，以致中阳不振所致，证见胸痞、腹痛、食不消化、泻痢癃闭，甚至水肿。药膳常用燥湿化浊、清热除湿、利水渗湿法。

燥湿化浊法：适用于湿滞中焦、胸脘痞闷、食欲不振等，常用陈皮鸡，本品能理气和中，燥湿化痰，治胸腹胀满。

清热除湿法：清热除湿法适用于湿热两盛，或湿从热化，以及湿热下注所引起的病症，常用薏米土茯苓粥，可清热利湿，用于湿热引起的疾病。

利水渗湿法：适用于水湿壅盛，小便不利，或水肿、心腹胀满等症，常用薏苡仁粥，可利水祛湿消水肿。

清法药膳

清法药膳是消除热邪的方法。清法的应用范围较广，常用有清气分热、清营凉血、清脏腑热、清虚热等。

清气分热法：主要用以治疗热在气分的病证。常用西瓜汁。制法：西瓜1个，去瓤、去子，用洁净纱布挤出汁液，饮用。可用于高热、口渴、烦躁、神昏、尿少等症。

清营凉血法：主要用于温热病，病邪深入营血的证候。热极津伤，常用甘寒清热法，药膳有西瓜西红柿汁，可治发热口渴、烦躁、小便赤热等。

清脏腑热：主要用于热邪盛于某一脏腑的病证，如清膀胱热用冬瓜薏米汤，可祛膀胱湿热，治小便黄少、热痛及口干、烦渴。

药膳的分类

　　我们的食材主要是植物和动物，且需加工处理。由于人们的饮食习惯与爱好及特殊需要，经过不同的配制和加工，制成形态、风格、营养价值不同的加工品。药膳的传统制作是以中医辨证理论为指导，将中药与食材相配伍，经过加工，制成色、香、味、形俱佳的具有保健和治疗作用的特殊食品。纵观古代医籍文献中分类方法的记载，结合现代药膳加工、烹调技术引入药膳后所产生的影响，按药膳食品的治疗作用、制作方法和应用及药膳食品原料等方面进行如下分类。

按药膳的食品形态分类

　　流体类：①汁类：由新鲜并含有丰富汁液的植物果实、茎、叶和块根，经捣烂、压榨后所得到的汁液。制作时常用鲜品。②饮类：将作为药膳原料的药材或食材经粉碎加工制成粗末，以沸水冲泡即可。制作特点是不用煎煮，省时方便，有时可加入茶叶一起冲泡而制成茶饮。③汤类：将要做药膳的药材或食材经过一定的炮制加工，放入锅内，加清水用文火煎煮，取汁而成。这是药膳应用中最广泛的一种剂型。食用汤液多是一煎而成，所煮的食料亦可食用。④酒类：将药材加入一定量的白酒，经过一定时间的浸泡而成。⑤羹类：以肉、蛋、奶或海产品等为主要原料加入药材而制成的较为稠厚的汤液。

　　半流体类：①膏类：亦称"膏滋"。将药材和食材加水一同煎煮，去渣，浓缩后加糖或炼蜜制成半流体状的稠膏。具有滋补、润燥之功，适用于久病体虚、病后调养、养生保健者长期调制服用。②粥类：是以大米、小米、秫米、大麦、小麦等淀粉性的粮食，加入一些具有保健和医疗作用的食材或药材，再加入水一同熬煮而成的半液体食品。中医历来就有"糜粥自养"之说，故尤其适用于年老体弱、病后、产后等脾胃虚弱之人。③糊类：由富含淀粉的食料细粉，或配以可药食两用的药材，经炒、炙、蒸、煮等处理水解加工后制成的干燥品。内含糊精和糖类成分较多，开水冲调成糊状即可食用。

　　固体类：①饭食类：是以稻米、糯米、小麦面粉等为基本材料，加入具有补益且性味平和的药材制成的米饭和面食类食品。分为米饭、糕、卷、饼等种类。②糖果类：以糖为原料，加入药粉或药汁，兑水熬制成固态或半固态的食品。③粉散类：是将作为药膳的中药细粉加入米粉或面粉之中，用温水冲开即可食用。

按制作方法分类

炖类：此类药膳是将药材和食材同时下锅，加水适量置于武火上，烧沸去浮沫，再置文火上炖烂。

焖类：此类药膳是将药材和食材同时放入锅内，加适量的调味品和汤汁，盖紧锅盖，用文火焖熟。

煨类：此类药膳是将药材与食材置于文火上或余热的柴草灰内，煨制而成。

蒸类：此类药膳是将药膳原料和调料拌好，装入碗中，置蒸笼内，用蒸气蒸熟。

煮类：此类药膳是将药材与食材放在锅内，加入水和调料，置武火上烧沸，再用文火煮熟。

熬类：此类药膳是将药材与食材倒入锅内，加入水和调料，置武火上烧沸，再用文火烧至汁稠、味浓、熟烂。

炒类：此类药膳是先用武火将油锅烧热，再下油，然后下药膳原料炒熟。

熘类：这是一种与炒相似的药膳，主要区别是需放淀粉勾芡。

卤类：此类药膳是将药膳原料加工后，放入卤汁中，用中火逐步加热烹制，使其渗透卤汁。

烧类：此类药膳是将食材经煸、煎等方法处理后，再调味、调色，然后加入药材、汤汁，用武火烧滚，文火焖至卤汁稠浓。

炸类：此类药膳是将药膳原料放入油锅中炸熟。

按药膳的功效分类

养生保健延寿类：①补益气血药膳：适用于平素体质素虚或病后气血亏虚之人，如十全大补汤、八珍糕等。②调补阴阳药膳：适用于身体阴阳失衡之人，如具有补阴作用的桑葚膏、补阳作用的冬虫夏草鸭等。③调理五脏药膳：适用于心、肝、脾、肺、肾五脏虚弱、功能低下之人，用酸、苦、甘、辛、咸来补养肝、心、脾、肺、肾五脏，如健脾膏、补肾膏。④益智药膳：适用于老年智力低下，以及各种原因所导致的记忆力减退之人，如酸枣仁粥、柏子仁炖猪心等。⑤明目药膳：适用于视力低下、视物昏花之人，如黄连羊肝丸、决明子鸡肝汤等。⑥聪耳药膳：适用于老年耳聋、耳鸣，以及各种原因所导致的听力减退之人，如磁石粥、清肝聪耳李实脯等。⑦延年益寿药膳：适用于老年平素调养，以及需强身健体、养生防病之人，如清宫寿桃丸、茯苓夹饼等。

美容美发类：①增白祛斑药膳：适用于皮肤上有黑点、黑斑、色素沉着之人，如白芷茯苓粥、珍珠拌平菇等，以美容增白。②润肤美颜药膳：适用于皮肤老化、松弛，面色无华之人，具有美容抗衰功效，如沙苑甲鱼汤、笋烧海参等。③减肥瘦身药膳：适用于肥胖之人，如荷叶减肥茶、参芪鸡丝冬瓜汤等。④乌发生发药膳：适用于脱发、白发及头发稀少之人，如黑芝麻山药米糕、《积善堂经验方》中的乌发蜜膏等。⑤固齿药膳：适用于老年体虚、牙齿松动、掉牙之人，如滋肾固齿八宝鸭、金髓煎等。

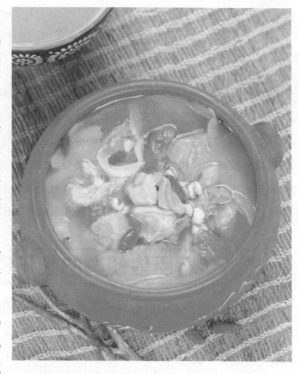

祛邪治病类：①解表药膳：具有发汗、解肌透邪的功效，适用于感冒及外感病的初期。如葱豉汤、香薷饮等。②清热药膳：具有清热解毒、生津止渴的功效，适用于热毒内蕴，或余热未清之证，如白虎汤、清暑益气汤等。③祛寒药膳：具有温阳散寒的功效，适用于外寒入侵或虚寒内生的病证，如当归生姜羊肉汤、五加皮酒等。④消导药膳：具有健脾开胃、消食化积的功效，适用于消化不良、食积内停、腹胀等症，如山楂糕、五香槟榔等。⑤通便药膳：具有润畅通畅的功效，适用于大便干燥之症，如麻仁润肠丸、蜂蜜香油汤等。⑥利水药膳：具有利水祛湿、通利小便的功效，适用于尿少水肿、小便不利等症。如赤小豆鲤鱼汤、茯苓包子等。⑦活血药膳：具有活血化瘀、消肿止痛之功效，适用于瘀血内停、跌打损伤等症，如益母草膏、当归鸡等。⑧理气药膳：具有行气、理气、止痛功效，适用于肝气郁结、胀痛不舒及气滞血瘀等证，如陈皮饮、佛手酒等。⑨祛痰药膳：具有祛痰止咳之功效，适用于咳嗽痰多、喉中痰鸣等症，如梨膏糖、瓜蒌饼等。⑩止咳药膳：具有宣肺止咳之功效，适用于咳嗽等症，如川贝蒸白梨、糖橘饼等。⑪平喘药膳：具有止咳平喘之功效，适用于哮喘等，如丝瓜花蜜饮、柿霜糖等。⑫息风药膳：具有平肝、息风定惊之功效，适用于肝经风热，或虚风内动之症，如菊花茶、天麻鱼头等。⑬安神药膳：具有养血补心、镇静安神的功效，适用于失眠多梦、心悸怔忡等症，如柏仁粥、酸枣仁汤等。⑭排毒药膳：具有调节机体状况，改善机体功能，排出体内毒素的作用，适用机体不适，痤疮等平素火毒易盛之症，如黄芪苏麻粥、鲜笋拌芹菜等。

药膳的配伍原则与配药方法

"君臣佐使"是中医方剂学术语，也是中药方剂配伍组成的基本原则。方剂一般由君药、臣药、佐药、使药四部分组成，即"君臣佐使"的配伍方法。药膳组方原则一般按主、辅、佐、使的要求进行。主药针对主病、主证起主要作用；辅药是配合主药加强疗效起协同作用的药物；佐药是协助主药治疗兼证或缓解、消除主药的烈性、毒性的药物；使药为引经调味、赋形之用的药物。

药膳"君臣佐使"的配伍原则

"君臣佐使"是中医方剂学术语，是方药配伍组成的基本原则。方剂一般由君药、臣药、佐药、使药四部分组成，即"君臣佐使"的配伍方法。"君臣佐使"的提法最早见于《内经》，在《素问·至真要大论》中有："主病之为君，佐君之谓臣，应臣之谓使"的记载。由于"君臣佐使"为封建政体名称，现多改称"主辅佐使"或"主辅佐引"。

君药：是方剂中针对主证起主要治疗作用的药物，是必不可少的，其药味较少，药量根据药力相对较其他药大，居方中之首。

臣药：有两种意义，一是辅助君药加强治疗主病或主证的药物，以增强治疗作用；二是针对兼病或兼证起治疗作用的药物，其药力小于君药。

佐药：有三种意义，一是协助君药治疗兼证或次要症状；二是抑制君、臣药的毒性和峻烈性；三是反佐药，即根据病情需要，用于君药性味相反而又能在治疗中起相成作用的药物。

使药：有两种意义，一是引方中诸药直达病症所在；二是调和方中诸药作用。

如何理解君臣佐使的组方原则呢？例如，《伤寒论》的麻黄汤，是由麻黄、桂枝、杏仁、甘草四味药组成，主治风寒表实证。方中麻黄辛温解表，宣肺平喘，针对主证为君药，用量最重；桂枝辛温解表，通达营卫，助麻黄峻发其汗为臣药，用量较麻黄轻；杏仁肃肺降气，助麻黄以平喘为佐药；甘草调和麻黄、桂枝峻烈发汗之性为使药。

《神农本草经》中所载的365种中药，根据药材性能和使用目的的不同而分为上、中、下三品，其中"上药一百二十种为君，主养命以应天，无毒，多服久服不伤人，欲轻身益气，不老延年者，本《上经》。中药一百二十种为臣，主养性以应人，无毒有毒，斟酌其宜，欲遏病补虚羸者，本《中经》。下药一百二十五种为佐使，主治病以应地，多毒，不可久服，欲除寒热邪气、破积聚、愈疾者，本《下经》。"上品药中的大枣、人参、枸杞子、五味子、地黄、薏苡仁、茯苓、沙参，中品药中的生姜、葱白、当归、贝母、杏仁、乌梅、鹿茸，下品药中的附子等，均常用于制作药膳。

• 药膳配药的方法

药膳的配药简单来讲就是"膳"配"药"，这需要根据中医的生理、病理特点，来指导认识病证、组方治疗施膳。

药膳组方原则一般按主、辅、佐、使的要求进行。主药针对主病、主证起主要作用；辅药配合主药加强疗效起协同作用；佐药协助主药治疗兼证或缓解、消除主药的烈性、毒性，此外还有"反佐"作用；使药引经调味、赋形之用。药膳组方中的主药或主食，辅药或辅食，可能是一味、两味，也可能是多味，无一定数量限制，但总以药味少而精、疗效高、安全为宜。例如，大建中汤，由干姜、人参、川椒、饴糖组成，方中的人参、干姜为主，川椒、饴糖为辅。干姜走胃肠，止呕、止泻，川椒走关节，利尿止痛，二药合用激发脾胃。人参强壮，饴糖滋补，两者合用能补益强身。主治中阳衰弱，阴寒内盛，脘腹剧痛手不可近，腹满呕吐，不能饮食，或腹中咕噜有声。

药膳组方虽有一定原则，但也不是一成不变的。根据阴阳偏性、病性变化、体质强弱、年龄的大小，以及方组方习惯的不同，灵活地予以加减运用。组方的变化主要表现以下有3个方面。

药味加减的变化：药膳方剂常因药味的加减而变化、改变其功效和适应范围。

药材配伍的变化：主要药材配伍变化时，会直接影响该方的主要作用。

药量加减变化：组方药材、食材不变，但用量不同、配比互换、主辅药的位置改变，可使方剂的性能受到影响，其所主治的证候亦不同。

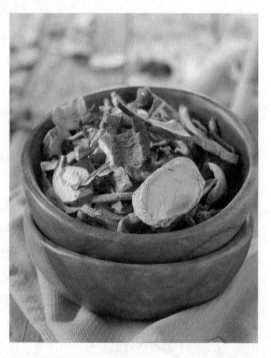

药膳的烹调要求与保存方法

药膳的烹调不同于中药方剂简单的煎煮，药膳烹调的方法相对较多。由于药膳与药材、食材一样，具有其独特的四性、五味，所以我们在烹调药膳时，不仅要考虑到药膳的功效，同时也要兼顾药膳的口味，这也是药膳区别于中药方剂的主要特点之一。需要注意的是，要让药膳的药效更好，药膳中所用药材也要是良好的，要保证药材没有被污染，营养成分不被破坏。所以，药膳原料的保存得当与否对药膳疗效的发挥有极大的影响。

• 药膳的烹调要求

药膳与药材、食材一样，具有"四性"（寒、热、温、凉）和"五味"（酸、辛、甘、苦、咸）的特点，所以在制作药膳时，在考虑其功效的前提下，也要兼顾味道的可口。要炮制精美可口、功效显著的药膳其实没那么简单，除了要讲究烹饪技术之外，制作人员的中医药知识、药膳烹调的制作工艺、烹饪过程的清洁卫生等对药膳的功效和味道都有至关 重要的影响。

（1）药膳制作人员除了要精于烹调技术外，还必须懂得中医、中药的知识，只有这样，才能制作出美味可口、功效显著的药膳。

（2）药膳的烹调制作必须建立在药膳调药师和药膳炮制师配制合格的药食基础上，按照既定的制作工艺进行烹调制作，保证药膳制成之后，质量达到要求，色香味俱全。

（3）药膳烹调过程中的清洁卫生很重要，因为药膳是为民众的健康长寿服务的，清洁卫生工作的好坏直接关系到药膳的质量和功效。

（4）药膳的烹调制作，提倡节约的原则。在药膳的烹调制作中，取材用料十分严格。动物的头、爪、蹄、膀和内脏，植物的根、茎、叶、花和果实，在药膳中的运用都是泾渭分明的。在取用了主要部分后，剩余较多的副产物，如鸡内金、鳖甲、龟板等，不要随意扔掉，可清理干净留待下次使用，这样就相应地降低了药膳的成本。

（5）药膳的烹调制作，应时刻牢记"辨证施膳"的原则。由于每个人的身体状况、所在的地区各不相同，所以药膳烹调师应严格按照医生的处方抓药，然后让药膳炮制师对药材进行炮制，最后才能进行药膳烹调。

（6）对于名贵药材如人参、西洋参、虫草、燕窝、雪蛤等可与食材共烹，让食客能见着药材；对一些坚硬价廉药材可单独煮后滤渣提取药液与食材共烹。

（7）药膳烹调师在制作药膳前，要对药膳的制作有完整的设想，计划周密。是让全鸡、全鸭入膳，还是将食材切成块入膳；是炒还是炖，都要先考虑好，然后按计划制作。

（8）药膳装盘上桌时要讲究造型美观。盛装药膳的餐具要适当，一般来说，条、丝用条盘，丁、块用圆盘，再配以适当的雕刻花朵和说明药膳功效的药材，一款精美的药膳就可以上桌了。

药膳材料的保存方法

药膳之所以能发挥疗效，是因为药膳中的药材与食材新鲜、不被污染，营养成分不被破坏。因此，药膳原料的保存得当与否对药膳疗效的发挥有极大的影响。如果药膳材料保存不当，其发挥疗效的成分就会大大减少，从而失去其价值。

人参：有红参与白参（糖参）之分。高丽参，含水量降到14%以下，真空包装，常温下保存期为10年。人参受潮后可用石灰干燥法或木炭干燥法处理。①石灰干燥法：将人参包好后置石灰箱、石灰缸中或石灰吸潮袋上面，所放石灰占石灰缸容量高度的1/6～1/5。②木炭干燥法：先将木炭烘干或暴晒，然后用牛皮纸包好，夹在受潮的药材中。木炭一般每一个月暴晒或烘干一次，之后可继续使用。

西洋参：少量西洋参，可放在宽口玻璃瓶内，盖严，置冰箱冷藏，随用随取。量稍多、需存放较长时间的，可装于保鲜盒内，置冰箱冷冻室内存放。

虫草：易虫蛀、发霉、变色，用纸袋或塑料袋包装，再装入木箱内，密封，置阴凉干燥处。在装箱时放入一些牡丹皮碎片，不易虫蛀。如果量很少，而且储藏时间很短的话，只需将其与花椒放在密闭的玻璃瓶中，置于冰箱中冷藏。也可喷洒少量95%药用酒精或50度左右的白酒密封贮存。虫草保存不宜过久，否则药效会降低。

燕窝：干燥后的燕窝可放入冰箱，优质干身的燕窝应放在阴凉及不被阳光直射的地方，需贮存于干燥处，防止压碎。保存燕窝最好不超过1年。

鹿茸：鹿茸要放在一个通风的地方，然后用布包一些花椒放在旁边。也可喷洒少量95%药用酒精或50度左右的白酒密封贮存。如果保存得当，3~5年内鹿茸的药效是不会发生变化的。

胶类药材：包括阿胶、鹿角胶、龟板胶等，这些药材受热、受潮容易软化，可将其用油纸包好，埋入谷糠内可防止软化或碎裂。也可装入双层塑料袋内封口，置阴凉干燥处保存。夏季最好存放于密封的生石灰缸中。

麝香：密闭，置阴凉干燥处，避光，防潮防蛀。最常见的保存方法就是把它们晒干后，分别用干净的塑料袋或玻璃瓶密封，并放入冰箱冷藏室储存。

藏红花：是著名的活血中药，它的贮存要注意经常保持油润，因此宜将它放入密封的小瓷缸内，置于阴凉处保存。

枸杞子：含糖较多，极易吸潮泛油、发霉和虫蛀，而且其成分的色质也极不稳定，容易变色，是中药材中较难保养的品种。可将枸杞子用乙醇喷雾拌匀，然后用无毒性的塑料袋装好，排除空气，封口存放，随用随取。此种方法既可防止虫蛀，又可以使其色泽鲜艳如鲜品。或将枸杞子置于冰箱中0~4℃保存。

天麻：易生虫、霉变，应贮存在密闭、干燥的容器内。放置干燥通风处，以防回潮霉变。同时，在每年虫蛀季节前（3~4月份），应取出反复暴晒，以防虫蛀。

麦冬：含有黏性糖质，易吸潮泛油，若需长时间保存，应放置在密闭容器中，冷藏避光保存。

田七：易生虫发霉，贮藏过程中要勤检查，发现受潮，应取出在太阳下晾晒，及时将虫蛀部分剔除干净，装入布袋置木盒内，或装入纸袋、纸盒内，置石灰缸中密封，阴凉处贮存。

花类药材：包括菊花、金银花等，含有挥发油类成分，且易变色、生虫，长时间保存，要贮存在密闭的容器中，放置在阴凉干燥处，避光保存。

蛤蚧油：易虫蛀、发霉、泛油，密闭，置冰箱中冷藏或冷冻保存，现用现取。

牛黄：用保鲜膜包好，或装入干燥的玻璃瓶中，应置阴凉干燥处，避光，密闭保存，防潮，防压。

熊胆：装瓶或小盒内，置石灰缸内，防黏结生霉或置阴凉干燥处。

蛤蚧：易虫蛀、发霉、泛油，用铁盒或木箱严密封装。箱内放花椒拌存防虫蛀。应置阴凉干燥处保存，少量药材可放于石灰缸内保存。

海龙、海马：极易虫蛀，用纸包好，包内放一些花椒防虫蛀，然后放木箱或纸箱内，置阴凉干燥处保存。

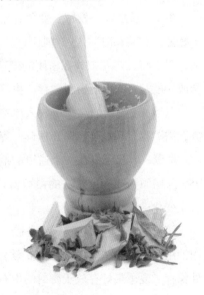

另外，有一些患者从医院取回调剂好的汤剂，因各种原因短期内没有服用完，为保证汤剂质量，一定要将其冷藏保存，避免药材发霉、生虫。一旦发现汤剂中的药材已有变质现象，一定不要服用，以防药性发生变化损害服用者身体。

药膳的烹调工艺与增味技巧

所谓药膳的烹饪工艺是指药膳的烹调手法，主要有炖、焖、煨、蒸、煮、熬、炒七种。在烹调药膳时可根据药膳的作用及个人口味来选择烹调手法。药膳的制作除了要遵循相关医学理论，要符合食材、药材的宜忌搭配之外，还有一定的窍门可以让药膳吃起来更加美味。我们可以通过添加一些甘味的药材，又可以增加菜肴的甜味，如汤里加一些枸杞子，不仅能起到滋补肝肾、益精明目的作用，还能让汤更加香甜美味。

药膳的烹调工艺

药膳的烹饪方法可分为炖、焖、煨、蒸、煮、熬、炒七种。可根据药膳原料的不同及个人口味选择适合的烹饪方法。

炖：先将食材放入沸水锅里汆去血污和腥膻味，然后放入炖锅内（选用砂锅、陶器锅为佳）；药材用纱布包好，用清水浸泡几分钟后放入锅内，再加入适量清水，大火烧沸后撇去浮沫，再改小火炖至熟烂。炖的时间一般在2~3小时。特点：以喝汤为主，原料烂熟易入味，质地软烂，滋味鲜浓。

焖：食材冲洗干净，切成小块，锅内放油烧至六七成热，加入食材炒至变色，再加入药材和适量清水，盖紧锅盖，用小火焖熟即成。特点：食材酥烂、汁浓、味厚，以柔软酥嫩的口感为主要特色。

煨：煨分两种，第一种是将炮制后的药材和食材置于容器中，加入适量清水慢慢地将其煨至软烂；第二种是将所要烹制的药材和食材用一定的方法处理后，再用阔菜叶或湿草纸包裹好，埋入刚烧完的草木灰中，用余热将其煨熟。特点：加热时间长，食材酥软，口味肥厚，无须勾芡。

蒸：将原料和调料拌好，装入容器，置于蒸笼内，用蒸气蒸熟。"蒸"又可细分为以下五种：①粉蒸，药食拌好调料

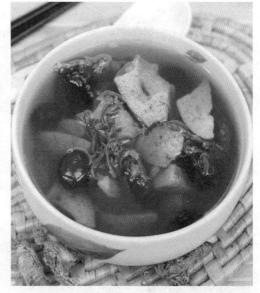

后，再用米粉包好上蒸笼，如粉蒸丁香牛肉。②包蒸，药食拌好调料后，用菜叶或荷叶包好再上笼蒸制的方法，如荷叶凤脯。③封蒸，药食拌好调料后，装在容器中，用湿棉纸封闭好，然后再上笼蒸制的方法。④扣蒸，把药食整齐不乱地排放在合适的特制容器内，上笼蒸制的方法。⑤清蒸，把药食放在特制的容器中，加入调料和少许白汤，然后上笼蒸制的方法。特点：营养成分不受损失，菜肴形状完整，质地细嫩，口感软滑。

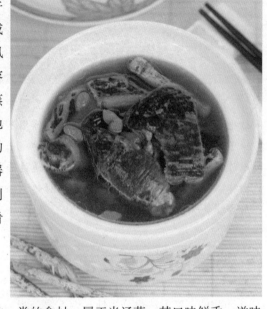

煮：将药材与食材洗净后放在锅内，加入适量清水或汤汁，先用大火烧沸，再用小火煮至熟。特点：适于体小、质软一类的食材，属于半汤菜，其口味鲜香，滋味浓厚。

熬：将药材与食材用水泡发后，去其杂质，冲洗干净，切碎或撕成小块，放入已注入清水的锅内，用大火烧沸，撇去浮沫，再用小火烧至汁稠、味浓即可。特点：汤汁浓稠、食材质软。

炒：是先用大火将炒锅烧热，再下油，然后下原料炒熟。炒又可细分为以下四种：①生炒，原料不上浆，先将食材和药材放入热油锅中炒至五六成熟，再加入辅料一起炒至八成熟，加入调味品，迅速颠翻，断生即成。②熟炒，将加工成半生不熟或全熟的食材切成片，放入热油煸炒，依次加入药材、辅料、调味品和汤汁，翻炒均匀即成。③滑炒，将原料加工成丝、丁、片、条，用盐、淀粉、鸡蛋清上浆后，放入热油锅里迅速滑散翻炒，加入辅料，用大火炒熟。④干炒，将原料洗净切好之后，先用调味料腌制（不用上浆），再放入八成热的油锅中翻炒，待水气炒干，原料变微黄时，加入调料同炒，炒至汁干即成。特点：加热时间短，味道、口感均较好。

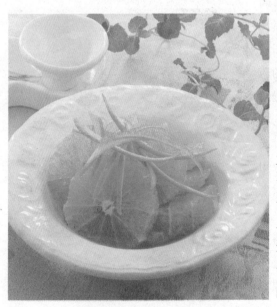

辨清体质，用对药膳

所谓体质，是指在人的生命过程中，在先天禀赋和后天获得的基础上逐渐形成的，在形态结构、生理功能、物质代谢和性格心理方面综合的、固有的一些特质。

体质的变化决定健康的变化。每个人的体质都具有相对的稳定性，但是也具有一定范围的动态可变性、可调性，才使体质养生具有应用价值，通过调养，使体质向好的方面转化。体质养生就是顺应体质的稳定性，优化体质的特点，改善体质不好的变化和明显的偏颇。

一个人爱不爱生病、身体状况如何，不仅取决于平时生活中对自己的照顾和天气变化等各种因素，更多时候也取决于个人的体质。体质分先天和后天，先天的体质是父母赋予我们的，我们无法改变，但后天体质却是由我们自己掌握的。因此，我们要注重后天的体质养生。但并不是所有的人都适用于同一种养生方法，养生还需分体质。

人的形体有胖瘦、体质有强弱、脏腑有偏寒偏热的不同。所受的病邪，也都根据每人的体质、脏腑之寒热而各不相同。或成为虚证，或成为实证，或成为寒证，或成为热证。就好比水与火，水多了火就会灭，火盛了则水就会干涸，事物总是根据充盛一方的转化而变化。也就是说，不同的体质偏爱不同的疾病。养生要因人而异，有的放矢，体现个人差异，绝不能所有的人都按照相同的方法养生保健。

• 平和体质

平和体质是一种健康的体质，其主要特征为：阴阳气血调和，体型匀称健壮，面色、肤色润泽，头发稠密有光泽，目光有神，鼻色明润，嗅觉通利，唇色红润，不易疲劳，不易生病，生活规律，精力充沛，耐受寒热，睡眠良好，饮食较佳，二便正常。此外，性格开朗随和，对于环境和气候的变化适应能力较强。平和体质者饮食应有节制，营养要均匀，粗细搭配要合理，少吃过冷或过热的食物。

• 气虚体质

气虚体质由于一身之气不足，是以气虚体弱、脏腑功能状态低下为主要特征的体质状态。其主要特征为：元气不足，肌肉松软不实，平素语音低弱，气短懒言，容易疲乏，精神不振，易出汗，舌淡红，舌边有齿痕，脉弱，易患感冒、内脏下垂等病。此外，性格内向，不喜冒险，不耐受风、寒、暑、湿邪。气虚体质者平时应多食用具有益气健脾作用的食物，如白扁豆、红薯、山药等。不吃或少吃荞麦、柚子、菊花等。

阳虚体质

阳虚体质是指人体的阳气不足，人的身体出现一系列的阳虚症状。其主要特征为：畏寒怕冷，手足不温，肌肉松软不实，喜热饮食，精神不振，舌淡胖嫩，脉沉迟，易患痰饮、肿胀、泄泻等病，感邪易从寒化。此外，性格多沉静、内向，耐夏不耐冬，易感风、寒、湿邪。阳虚体质者平时可多食牛肉、羊肉等温阳之品，少吃或不吃生冷、冰冻之品。

阴虚体质

阴虚体质是指人的精血或津液亏损的状态。其主要特征为：口燥咽干，手足心热，体形偏瘦，鼻微干，喜冷饮，大便干燥，舌红少津，脉细数，易患虚劳、遗精、不寐等病，感邪易从热化。此外，性情急躁，外向好动、活泼，耐冬不耐夏，不耐受暑、热、燥邪。阴虚体质者平时应多食鸭肉、绿豆、冬瓜等甘凉滋润之品，少食羊肉、韭菜、辣椒等性温燥烈之品。

血瘀体质

血瘀体质的人血脉运行不通畅，不能及时排出和消散离经之血，久之，就会淤积于脏腑器官组织之中，而产生疼痛。其主要特征为：肤色晦暗，色素沉着，容易出现瘀斑，口唇黯淡，舌暗或有瘀点，舌下络脉紫暗或增粗，脉涩，易患症瘕及痛证、血证等。此外，血瘀体质者易烦、健忘，不耐受寒邪。血瘀体质者应多食山楂、红糖、玫瑰等，不吃收涩、寒凉、冰冻的东西。

痰湿体质

痰湿体质者脾胃功能相对较弱，气血津液运行失调，导致水湿在体内聚积成痰。其主要特征为：体形肥胖，腹部肥满，面部皮肤油脂较多，多汗且黏，胸闷，痰多，口黏腻或甜，喜食肥甘甜黏，苔腻，脉滑，易患消渴、中风、胸痹等病。此外，性格偏温和、稳重，多善于忍耐，对梅雨季节及湿重环境适应能力差。痰湿体质者饮食以清淡为主，多食粗粮，夏多食姜，冬少进补。

• 湿热体质

湿热体质是以湿热内蕴为主要特征的体质状态。常表现为：面垢油光，易生痤疮，口苦口干，身重困倦，大便黏滞不畅或燥结，小便短黄，男性易阴囊潮湿，女性易带下增多，舌质偏红，苔黄腻，脉滑数，易患疮疖、黄疸、热淋等病。此外，容易心烦急躁，对夏末秋初湿热气候，湿重或气温偏高环境较难适应。湿热体质者饮食以清淡为主，可多食红豆，不宜食用冬虫夏草等补药。

• 气郁体质

气郁体质者大都性格内向不稳定，敏感多虑。常表现为：神情抑郁，忧虑脆弱，形体瘦弱，烦闷不乐，舌淡红，苔薄白，脉弦，易患脏躁、梅核气、百合病及抑郁症等。此外，气郁体质者对精神刺激适应能力较差，不适应阴雨天气。气郁体质者宜多食一些行气解郁的食物，如佛手、橙子、柑皮等，忌食辛辣、咖啡、浓茶等刺激品。

• 特禀体质

特禀体质也就是过敏体质，属于一种偏颇的体质类型，过敏后会给人带来各种不适。其主要特征为：常见哮喘、风疹、咽痒、鼻塞、喷嚏等；患遗传性疾病者有垂直遗传、先天性、家族性特征；先天性禀赋异常者或有畸形，或有生理缺陷；患胎传性疾病者具有母体影响胎儿个体生长发育及相关疾病特征。此外，特禀体质者对外界环境适应能力差。特禀体质者饮食宜益气固表，起居避免过敏原，加强体育锻炼。

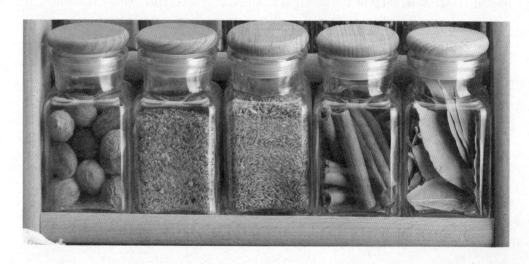

药膳的食用须知

在食用药膳时我们也需要知道，在理念上，药膳讲究的是"辨体施食，对症下药"，虽然药膳有很多优点，但它毕竟只有一定的治疗作用。同时，食用药膳时还应该科学忌口。俗话说"吃药不忌口，跑断医生腿"，这充分说明了忌口的重要性，不少中医文献中都有忌口的记载。但是，目前民间的忌口方式太过于苛刻而且盲目，所以我们都需要了解科学忌口的道理。

• 食用药膳宜合理饮食

人的体质可能因为遗传、生活环境、饮食、生活习惯等因素不同而有所不同，不同的体质在生理、病理上会有不同的表现。随着中医养生风潮的兴起，越来越多的人已经懂得"正确吃法"的重要性，也开始懂得从饮食方面来改善体质，从而达到养生的目的。

《素问·生气通天论》中："谨和五味，骨正筋柔，气血以流，腠理以密，如是则骨气以精，谨道以法，长有天命。"说明了五味合理搭配的重要性。

粗细搭配：粗粮和细粮搭配既能提高食物蛋白质的生理利用率，又可增进食欲，经常进食少量粗粮，还能提高消化系统的功能。

干稀搭配：单吃过干食品，如米、馍，或单喝稀汤，都不符合营养要求，应该干、稀搭配，这样才可使蛋白质得到互补。

荤素搭配：素食主要是指粗粮、蔬菜等植物性食品，荤食主要指动物性食品。荤素搭配并且以素为主，可获得丰富的维生素、无机盐，并能提高蛋白质的生理利用率，保证人体对各种营养物质需要的满足。从现代科学的观点来看，单纯吃素对人体可能并无益处。僧侣们大都长寿并非全部得益于素食，而是与其他因素，如环境、生活规律、清静无为等有关。

此外，中医学还反对暴饮暴食，提倡少食多餐。如孙思邈指出："不欲极饥而食，不欲顿而多，食不欲急，急则损脾，法当熟嚼令细。"

常见食物保健功效：

（1）聪耳作用：莲子、山药、荸荠、蜂蜜。

（2）明目作用：猪肝、羊肝、青鱼、枸杞子、蚌。

（3）生发作用：芝麻、韭菜子、核桃仁。

（4）乌须作用：黑芝麻、核桃仁、大麦。

（5）益智功能：五味子、核桃仁、荔枝、龙眼、大枣、百合、山药、粳米。

（6）强化筋骨：栗子、酸枣、鳝鱼、盐、牛膝、杜仲。

（7）提神解乏：茶叶、荞麦、核桃仁。

（8）补肾壮阳：韭菜、花椒、狗肉、羊肉、鹿肉、海参、鳗鱼。

（9）轻身利尿：荷叶、荷梗、燕麦、高粱米、冬瓜皮、茯苓、泽泻、玉米须。

（10）协助消化：山楂、萝卜、胡椒、葱、姜、蒜。

（11）安神作用：酸枣仁、莲子、百合、龙眼、鸽肉、牡蛎肉。

食用药膳需要科学忌口

（1）认识"发物"：患病需要忌口，如感冒应以清淡饮食为主，肝癌忌食油炸食物和酒等。但忌口要讲究科学，不能忌得太过，否则反而会影响病体康复。例如，慢性肾脏病患者，需以低蛋白清淡饮食为主，不能大补，但这并不是意味着什么肉都不能吃，有些人因为忌得太过，到最后营养不良，反而给治疗和康复带来很大障碍。民间说法中有很多"发物"，多指泥鳅、虾、蟹、海参、羊肉、牛肉、香椿等一些高蛋白质和高营养的食物。人们认为，凡患病就要忌食一切"发物"，否则会引起疾病复发或加重疾病，这样的观点是完全没有科学根据的。营养学家认为，这些"发物"甚至可以刺激机体产生激发反应，唤醒人体免疫力，促进生理功能的恢复和提高。例如，泥鳅富含蛋白质、脂肪、钙、铁及多种维生素，是保肝护肝佳品，急、慢性肝炎患者应多食之；香椿有涩肠止血、燥湿、固精等功效，故适用于便血、痔疮、肠炎、痢疾、妇女赤白带下、男子遗精等疾病。

（2）服药后忌口：即服药后摄取哪些食物会增强或降低药物功效。例如，患者正在服用健脾和胃、温中益气的中药，却又摄取一些凉性滑肠的食物，就削弱了药物的作用，起不到预期的进补和治疗效果。这时候就要注意食物与药物的相克关系，正确忌口或正确进补，如服含荆芥汤剂后应忌鱼、蟹；服用白术的汤剂后要忌桃、李、大蒜；服有土茯苓的汤剂忌蜂蜜等。

（3）中医辨证施食：中医的特点是"辨证施治"，药膳也要依据这一理论，进行"辨证施食"，即根据患者的病情、病性决定忌口。对患者食物的选择要依据食物的性味，结合疾病情况及天时气候、地理环境、生活习惯等诸多因素实行辨证施食。总结起来，忌口的原则有四点："因病忌口""因药忌口""因时忌口""因体型忌口"。

中药材的使用须知

药膳用中药材大部分取自野生植物药，小部分取自野生动物药，极少部分取自矿物质。在使用中药材前对中药有一个大致的了解能更好地帮助我们认识药材，这里我们从中药材的来源和命名、中药材炮制的目的和意义、中药材的配伍禁忌、中药材的妊娠禁忌和服药禁忌及中药材的用量和用法等五个方面来介绍这些相关的知识。值得注意的是，在药膳的搭配时，需严格遵守中药材的配伍禁忌（即十八反、十九畏）来进行搭配。

中药材的来源和命名

随着社会和医药行业的进步发展，药用植物、动物的栽培和饲养能力越来越强，药材来源也越来越丰富了。

药膳用野生植物药材有：甘草、麻黄、桔梗、柴胡等。

药膳用栽培植物药材有：人参、党参、川芎、山药、当归、菊花、天麻等。

药膳用野生动物药材有：猴枣、九香虫等。

药膳用饲养动物药材有：麝香、牛黄、鸡内金、蜂蜜、鹿茸、全蝎、珍珠等。

除从上述几方面得到的药材外，我国还从国外引进一些药材，如胡桃、砂仁、白豆蔻等。

药膳用药材命名方法丰富多彩。有的按产地命名，如川贝母产于四川，党参产于山西上党等；有的是根据药材性状命名，如人参其形态像人形，牛膝长得像牛的膝关节；有的是按颜色命名，如红花、黑豆、绿豆等；有的是根据药物的气味命名，如麝香、五味子等；有的是根据生长特点命名，如冬虫夏草、月季花等；有的是按用药部位命名，如葛根，药用其根，韭菜籽，莱菔子，因药用其子，荷叶、桑叶，因药用其叶；有的按其功效命名，如何首乌，因能令人头发乌黑，是何家祖宗三代吃此药，使头发乌黑，故叫此名。

中药材炮制的目的和意义

为了使药材保持清洁纯净，首先必须除去药物的泥沙、杂质、瘀血、毛桩和非药用部分。如杏仁去皮、麻黄分开根茎等。

矫正药材的不良气味，消除腥味或减轻臭味，有利于提高药膳食品香味。如椿白皮用麸炒，可以除去臭味，提高药物疗效，增强补益和治疗作用。如奶制茯苓、人参等。降低或消除药材和食材的毒性或副作用，转变药材和食物的性能，保持特定的营养。如生半夏用生姜汁制过，不致刺激喉咙，使人中毒；巴豆去油，可减低毒性；首乌制后，不致泻下；生地清热凉血，酒蒸成为熟地，就变为性温而补血；常山用醋制，催吐的作用加强，用酒制可减弱其催吐的作用。

便于制剂、服用和保存。如为了切片或碾碎，用泡炒各法；代赭石、磁石、牡蛎、鳖甲等矿物、介壳药，用醋处理后质地松脆，既便于粉碎和减少煎煮时间，也有助于煎出有效成分；为了使药物干燥，便于保存，用烘、晒、阴干等法。

中药材的配伍禁忌

目前，中医学界共同认可的配伍禁忌为"十八反"和"十九畏"。

十八反：

本草明言十八反，半蒌贝蔹及攻乌，藻戟遂芫俱战草，诸参辛芍叛藜芦。

其意思即甘草反甘遂、大戟、海藻、芫花，乌头反贝母、瓜蒌、半夏、白蔹、白及，藜芦反人参、沙参、丹参、玄参、苦参、细辛、芍药。

十九畏：

硫黄原是火中精，朴硝一见便相争。水银莫与砒霜见，狼毒最怕密陀僧。

巴豆性烈最为上，偏与牵牛不顺情。丁香莫与郁金见，牙硝难合京三棱。

川乌草乌不顺犀，人参最怕五灵脂。官桂善能调冷气，若逢石脂便相欺。

大凡修合看顺逆，炮爁炙煿莫相依。

其意思即硫黄畏朴硝，水银畏砒霜，狼毒畏密陀僧，巴豆畏牵牛，丁香畏郁金，川乌、草乌畏犀角，牙硝畏三棱，官桂畏石脂，人参畏五灵脂。

中药材的妊娠禁忌和服药禁忌

妊娠用药禁忌：妊娠禁忌药物是指妇女在妊娠期，除了要中断妊娠或引产外，禁用或必须慎用的药物。根据临床实践，将妊娠禁忌药物分为"禁用药"和"慎用药"两大类。禁用的药物多属剧毒药或药性峻猛的药，以及堕胎作用较强的药；慎用药主要是大辛大热药、破血活血药、破气行气药、攻下滑利药及温里药中的部分药。

禁用药：水银、砒霜、雄黄、轻粉、甘遂、大戟、芫花、牵牛子、商陆、马钱子、蟾蜍、川乌、草乌、藜芦、胆矾、瓜蒂、巴豆、麝香、干漆、水蛭、三棱、莪术、斑蝥。

慎用药:桃仁、红花、牛膝、川芎、姜黄、大黄、番泻叶、牡丹皮、枳实、芦荟、附子、肉桂、芒硝等。

服药时的饮食禁忌:饮食禁忌简称食忌,也就是通常所说的忌口。在古代文献上有常山忌葱,地黄、何首乌忌葱、蒜、萝卜,薄荷忌鳖肉,茯苓忌醋,鳖甲忌苋菜,以及蜜忌葱等记载。这说明服用某些药时不可同吃某些食物。另外,由于疾病的关系,在服药期间,凡属生冷、黏腻、腥臭等不易消化及有特殊刺激性的食物,都应根据需要予以避免。高热患者还应忌油。

• 中药材的用量和用法

服用中药的时间都有讲究,特殊疾病需要同时服用中药和西药时,也需要区分服用中药和西药的时间间隔。对大多数药物来说,如果医生无特别嘱咐,一般在饭后2小时左右服用,通常需一天口服2次。

中药与西药:服用间隔1～2小时为好,因西药容易同中药里的鞣质发生化学变化失去药效。

散寒解表药:应趁热温服,服后可喝少量热粥,以助药力,随即上床休息,盖上被子,捂至全身微微出汗为宜。

清热解表药:则宜放至稍温凉后服用。

温阳补益类药物:(如补中益气汤)宜于清晨至午前服用,中医学认为,这"使人阳气易达故也"。

驱虫药:应在睡前空腹服用,不宜在饭后服用。

安神药:应在晚上睡前服用,不宜白天服用。

口服是临床使用中药的主要给药途径。服用方法是否得当,对药物疗效有一定影响。

汤剂:宜温服,寒证用热药宜热服,热证用寒药宜冷服,此即《内经》所谓"治热以寒,温以行之;治寒以热,凉以行之"的服药方法。

丸剂:颗粒较小者,可直接用温开水送服;大蜜丸者,可以分成小粒吞服;若水丸质硬者,可用开水溶化后服。

散剂、粉剂:可用蜂蜜加以调和送服,或装入胶囊中吞服,避免直接吞服,刺激咽喉。

膏剂:宜用开水冲服,避免直接倒入口中吞咽,以免粘喉引起恶心、呕吐。

冲剂、糖浆剂:冲剂宜用开水冲服,糖浆剂可用少量开水冲服,也可以直接吞服。

正确煎煮中药

明朝医学家李时珍曾说过："凡物汤药虽品物专精，修治如法，而煎煮者，鲁莽造次，水火不良，火候失度，则药以无功。"可见，只有正确煎煮中药，才能真正发挥出汤剂的疗效。要做到正确的煎煮这些中药，需要注意几个方面，包括煎煮中药的用具、用水、火候、时间及煎煮方法。中药材的煎煮方法很重要，一般药物可以同时煎，但部分药物需做特殊处理。有的需要先煎，有的需要后下，有的需要包煎，还有一些需要在煎煮前烊化等。

• 煎煮中药的用具

煎药用具的选择、使用历来很受人们的重视，正确选用煎药用具可避免中药变性，保持药物的有效成分及保温等。煎药用具一般以瓦罐、砂锅为好，搪瓷器皿或铝制品也可，忌用铁器、铜器，因为有些药物与铜、铁一起加热之后，会起化学变化，或降低溶解度。煎具的容量应该大些，以利于药物的翻动，也可避免药液外溢，煎药时要加盖，以防水分蒸发过快、药物有效成分损失过多。

• 煎煮中药的用水

一般情况下，煎煮中药时使用洁净的冷水，如自来水、井水、蒸馏水均可。前人常用流水、泉水、米泔水等。根据药材的特点和疾病的性质，也有用酒或水酒合煎。用水量可视药量、药材质地及煎药时间而定，一般以漫过药面3～5厘米为宜。目前，每剂药多煎2次，有的煎煮3次，第一煎水量可适当多一些，第二三煎则可略少。每次煎得量为100～150毫升即可。

• 煎煮中药的火候

煎煮一般药宜先用大火后用小火，也就是前人所说先用武火（急火）后用文火（慢火）。同一药材因煎煮时间不同，其性能与临床应用也存在差异，煎煮解表药及其他芳香性药材、泻下药时，时间宜短，其火宜急，水量宜少。煎煮补益药时，其火宜慢、煎煮时间宜长，水量略多。有效成分不易煎出的矿物类、骨角类、贝壳类、甲壳类药，宜用小火久煎，以使有效成分更充分地溶出。如果将药煎煮焦枯，则应丢弃不用，以免发生不良反应。

煎煮中药的时间

药性不同，煎煮时间不一。一般来讲，解表药类宜用快煎，头煎10～15分钟，二煎10分钟；滋补类药物用慢煎，头煎30～40分钟，二煎25～30分钟；一般药物20～25分钟，二煎沸后15～20分钟；有先煎药时需先煎10～30分钟，后下药应在最后5～10分钟入锅。

煎煮中药的方法

中药材的煎煮方法很重要，一般药材可以同时煎，但部分药材需做特殊处理。所以，煎制中药汤剂时应特别注意以下几点。

先煎：如制川乌、制附片等药材，应先煎半小时后再放入其他药同煎。生用时煎煮时间应加长，以确保用药安全。川乌、附子等药材，无论生用还是制用，因久煎可以降低其毒性、烈性，所以都应先煎。磁石、牡蛎等矿物、贝壳类药材，因其有效成分不易煎出，也应先煎30分钟左右再放入其他药材同煎。

后下：如薄荷、白豆蔻、大黄、番泻叶等药材，因其有效成分煎煮时容易挥散或分解破坏而不耐长时间煎煮者，煎煮时宜后下，待其他药材煎煮将成时投入，煎沸几分钟即可。

包煎：如车前子、葶苈子等较细的药材，由于其所含的淀粉、黏液质较多，所以需要包煎，而又如辛夷、旋覆花等有毛的药材，也需要在煎煮时用纱布包裹好后才入水煎煮。

另煎：如人参、西洋参等贵重药材宜另煎，以免煎出的有效成分被其他药渣吸附，造成浪费。

烊化：如阿胶、鹿角胶、龟胶等胶类药，由于其黏性比较大，煎煮时容易熬焦，宜另行烊化，再与其他药汁兑服。

冲服：如芒硝等入水即化的药材及竹沥等汁液性药材，宜用煎好的其他药液或开水冲服。

泡服：即可以像泡茶一样用开水直接冲泡，如菊花、胖大海等。

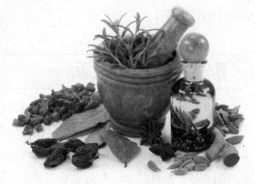

食材的使用须知

　　食物对疾病有食疗作用，但如运用不当，也可以引发疾病或加重病情。因此，在使用药膳食疗的过程中，一定要掌握一些食材的使用禁忌知识，才能安全有效地避开这些误区，从而让养生更具有科学性和安全性。同时，食材与中药材的搭配也需注意，这些知识都是前人在日常生活中总结出来的经验，值得我们重视。所以，我们在烹调药膳时应特别注意中药与食材的配伍禁忌，只有了解了这些禁忌，才能更好地规避这些问题。

• 食材的食用禁忌

（1）不适合某些人吃的食材

白萝卜：身体虚弱的人不宜食。

茶：空腹时不要喝，失眠、身体偏瘦的人要尽量少喝。

胡椒：咳嗽、吐血、喉干、口臭、齿浮、流鼻血、痔漏的人不宜食。

麦芽：孕妇不宜食。

薏苡仁：孕妇不宜食。

杏仁：小孩多食会产生疮痈膈热，孕妇也不宜多食。

西瓜：胃弱的人不宜食。

桃子：产后腹痛、经闭、便秘的人忌食。

绿豆：脾胃虚寒的人不宜食。

枇杷：脾胃寒的人不宜食。

香蕉：胃溃疡的人不宜食。

（2）不宜搭配在一起食用的食物

牛奶和菠菜一起吃会中毒。

柿子和螃蟹一起吃会腹泻。

羊肉和奶酪一起吃会伤五脏。

蜂蜜与葱、蒜、豆花、鲜鱼、酒一起吃会导致腹泻或中毒。

李子和白蜜一起吃会破坏五脏的功能。

芥菜和兔肉一起吃会引发疾病。

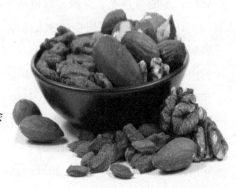

（3）不宜多食的食物

木瓜多食会损筋骨，使腰部和膝盖没有力气。

杏仁多食会引起宿疾，使人目盲发落。

醋多食会伤筋骨、损牙齿。

乌梅多食会损牙齿、伤筋骨。

生枣多食，令人热渴气胀。

李子多食，会使人虚弱。

胡瓜多食，动寒热、积瘀血热。

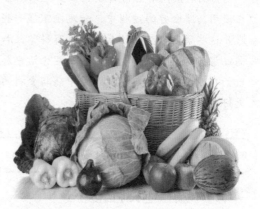

酒喝得太多会伤肠胃、损筋骨、麻醉神经、影响神智和寿命。

盐吃得太多，伤肺喜咳，令人皮肤变黑、损筋力。

糖吃得太多，会生蛀牙，使人情绪不稳定、脾气暴躁。

菱角吃得太多，伤人肺脏、损阳气。

肉类吃得太多，会让血管硬化、导致心脏病等。

食材与药材的搭配禁忌

猪肉：不能和乌梅、桔梗、黄连、苍术、荞麦、鸽肉、黄豆、鲫鱼同食。猪肉与苍术同食，令人动风；猪肉与荞麦同食，令人毛发落、患风病；猪肉与鸽肉、鲫鱼、黄豆同食，令人滞气。

猪心：不能与吴茱萸同食。

猪血：不能与地黄、何首乌、黄豆同食。

猪肝：不能与荞麦、豆酱、鲤鱼肠子、鱼肉同食。猪肝与荞麦、豆酱同食，令人发痼疾；猪肝与鲤鱼肠同食，令人伤神；猪肝与鱼肉同食，令人生痈疽。

鸭蛋：不能与李子、桑葚同食。

狗肉：不能与商陆、杏仁同食。

羊肉：不能与半夏、菖蒲、铜、丹砂、醋同食。

鲫鱼：不能与厚朴、麦冬、芥菜、猪肝同食。

龟肉：不能与酒、果、苋菜同食。

雀肉：不能与白术、李子、猪肝同食。

第二章
446种药膳
原料面面观

现如今，中药已成为人们瞩目的焦点，在对抗疾病的过程中起到了很大的作用，并取得了人们的认可。而在日常生活中，一日三餐总是离不开蔬果、杂粮、鱼、肉及各种调味品，这些天然食物，总是"与时俱进"，不被淘汰。不同的药材和食材，在中医学、烹饪学和营养学的理论指导下，严格按照药膳配方组合应用，就形成了各种美味的具有不同功效的药膳。巧妙搭配能使食材和药材的功效得到最大的发挥，达到强身、保健、治病的目的，让健康永远伴随着您。

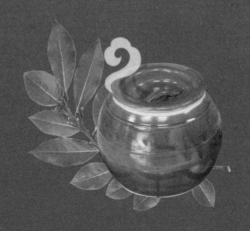

202种药膳常用食材功能表

中国人独具饮食智慧，讲究"药食同源"的养生之道。所谓"药食相配，药借食力，食助药威"指的是在中华医药理论和饮食文化的指导下，将药材和食材完美搭配，通过烹调加工，制成形、色、香、味俱佳的医疗保健食品——药膳。它不同于一般的中药方剂，也有别于普通的饮食，是取药之性，用食之味，两者相辅相成，相得益彰，具有十分鲜明的中华特色。药膳的制作自然离不开各式各样的食材，这里收集整理了202种药膳中常用的食材，对其性味归经、功效、食用须知进行了介绍，方便读者查阅。

大米 （谷物粮豆类）

【别名】稻米、米。

【性味归经】味甘，性平。归脾、胃、肺经。

【营养成分】含有蛋白质、糖类、钙、铁、葡萄糖、麦芽糖、维生素B₁、维生素B₂。

【功效主治】有补中益气、健脾养胃、通血脉、聪耳明目、止烦、止渴、止泻的功效。

【食用须知】熬米粥时一定不要加碱，会破坏大米中最为宝贵的营养素，喝粥忌温度过高或过低，过高会伤害黏膜，过低会影响滋补效果。

粳米 （谷物粮豆类）

【别名】大米、硬米。

【性味归经】性平，味甘。归脾、胃经。

【营养成分】含有蛋白质、脂肪、钙、磷、铁及B族维生素。

【功效主治】具有养阴生津、除烦止渴、健脾胃、补中气、固肠止泻的功效。

【食用须知】以颗粒整齐，富有光泽，比较干燥，无米虫，无沙粒，米灰极少，碎米极少，闻之有股清香味，无霉变味为佳。糖尿病、干燥综合征、更年期综合征属阴虚火旺和痈肿疔疮热毒炽盛者忌食。

糙米 （谷物粮豆类）

【别名】胚芽菜、玄米。

【性味归经】性温，味甘。归脾、胃经。

【营养成分】糙米含有糖类、脂肪、粗纤维、维生素A、维生素B₁、维生素B₂、维生素B₆、叶酸。

【功效主治】具有提高人体免疫力、加速血液循环、消除烦躁、促进肠道有益菌繁殖、加速肠道蠕动、软化粪便等功效。

【食用须知】放在干燥、密封的容器内，置于阴凉处保存。在盛有糙米的容器内放几瓣大蒜，可防止糙米因久存而生虫。

小米 （谷物粮豆类）

【别名】粟米、谷子、黏米。

【性味归经】性凉，味甘。归脾、肾经。

【营养成分】含有淀粉、蛋白质、脂肪、钙、磷、铁、维生素B₁、维生素B₂及胡萝卜素等。

【功效主治】有健脾、和胃、安眠等功效。对缓解精神压力、紧张、乏力等有很大的作用。

【食用须知】宜购买米粒大小、颜色均匀，无虫，无杂质的小米。贮存于低温干燥避光处。小米不宜与杏仁同食。

黑米 （谷物粮豆类）

【别名】血糯米。

【性味归经】性平，味甘。归脾、胃经。

【营养成分】黑米含蛋白质、脂肪、糖类、B族维生素、维生素E、钙、磷、钾、镁、铁、锌等。

【功效主治】具有健脾开胃、补肝明目、滋阴补肾、益气强身的功效。

【食用须知】黑米要保存在通风、阴凉处。散装黑米需要放入保鲜袋或不锈钢容器内，密封后置于阴冷通风处保存。火盛热燥者忌食。

糯米 （谷物粮豆类）

【别名】元米、江米。

【性味归经】性温，味甘。归脾、肺经。

【营养成分】含有蛋白质、脂肪、糖类、钙、磷、铁、维生素B₁、维生素B₂等。

【功效主治】具有补养体气、温补脾胃的功效，还能够缓解气虚所导致的盗汗、妊娠后腰腹坠胀等症状。

【食用须知】糯米以放了三四个月的为最好，因为新鲜糯米不太容易煮烂；将几颗大蒜头放米袋内，可防止长虫。不适宜腹胀、咳嗽、痰黄、发热患者食用。

西谷米 （谷物粮豆类）

【别名】西国米、西米。

【性味归经】性温，味甘。归脾、胃、肺经。

【营养成分】含有糖类、蛋白质、少量脂肪及微量B族维生素。

【功效主治】具有清热解毒、健脾益气、消食化积、滋阴补肺、止咳化痰的功效。

【食用须知】选购西谷米以白净、表面光滑圆润，质硬而不碎，煮熟之后不糊，透明度好，嚼之有韧性者为佳。患有糖尿病者忌食。

高粱 （谷物粮豆类）

【别名】蜀秫、芦粟。

【性味归经】性温，味甘、微涩。归脾、胃经。

【营养成分】高粱米含有糖类、钙、蛋白质、脂肪、磷、铁等。

【功效主治】具有凉血、解毒、和胃、健脾、止泻的功效，可治疗消化不良、积食、小便不利等。

【食用须知】大便燥结者忌食。加葱、盐、羊肉汤等煮粥食用，对于阳虚盗汗有很好的食疗效果。

大麦 （谷物粮豆类）

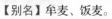

【别名】牟麦、饭麦。

【性味归经】性凉，味甘。归脾、胃经。

【营养成分】含淀粉、蛋白质、钙、磷、尿囊素等成分。

【功效主治】具有和胃、宽肠、利水的功效。对食滞泄泻、小便淋痛、水肿、烫火伤等病症有食疗作用。

【食用须知】大麦以颗粒饱满、无虫蛀者为佳。置阴凉干燥处，防霉防蛀。因大麦芽可回乳或减少乳汁分泌，故妇女在怀孕期间和哺乳期内应忌食大麦。

小麦 （谷物粮豆类）

【别名】麦子。

【性味归经】性凉，味甘。归心经。

【营养成分】含糖类、粗纤维、蛋白质、脂肪、钙、磷、铁、维生素。

【功效主治】具有养心神、敛虚汗、生津止汗、养心益肾、镇静益气、健脾厚肠、除热止渴的功效。

【食用须知】应选择干净、无霉变、无虫蛀、无发芽的优质小麦，小麦的子粒要饱满、圆润。慢性肝病、糖尿病等病患者忌食。

燕麦 （谷物粮豆类）

【别名】野麦、雀麦。

【性味归经】性温，味甘。归脾、心经。

【营养成分】含有亚油酸、蛋白质、脂肪、人体必需的8种氨基酸、维生素E及钙、磷、铁等微量元素。

【功效主治】具有健脾、益气、补虚、止汗、养胃、润肠的功效。可改善血液循环、缓解生活工作带来的压力。

【食用须知】应挑选大小均匀、质实饱满、有光泽的燕麦粒。密封后存放在阴凉干燥处。

荞麦 （谷物粮豆类）

【别名】净肠草。

【性味归经】性平，味甘。入脾、胃、大肠经。

【营养成分】富含蛋白质、脂肪、维生素及多种矿物质等营养成分。

【功效主治】具有健胃、消积、止汗的功效，能辅助治疗胃痛胃胀、消化不良、食欲不振、肠胃积滞、慢性泄泻等病。

【食用须知】体虚气弱，癌症、肿瘤患者，脾胃虚寒者不宜食用，忌与野鸡肉、猪肉等一同食用。

绿豆 （谷物粮豆类）

【别名】青小豆。

【性味归经】性凉，味甘。归心、胃经。

【营养成分】富含蛋白质、脂肪、糖类及蛋氨酸、色氨酸、赖氨酸等球蛋白类。

【功效主治】具有降血压、降血脂、滋补强壮、调和五脏、保肝、清热解毒、消暑止渴、利水消肿的功效。

【食用须知】绿豆呈褐色或表面有白点者，都不宜再食用。脾胃虚寒、肾气不足、易泻、体质虚弱和正在吃中药者忌食。

黄豆 （谷物粮豆类）

【别名】大豆、黄大豆。

【性味归经】性平，味甘。归脾经。

【营养成分】富含蛋白质及矿物元素铁、镁、钼、锰、铜、锌、硒等。

【功效主治】具有健脾、益气、润燥、补血、降低胆固醇、利水、抗癌之功效。对缺铁性贫血有益。

【食用须知】颗粒饱满、大小颜色一致的是好黄豆。消化功能不良、胃脘胀痛、腹胀等慢性消化道疾病的患者应尽量少食黄豆。

扁豆 （谷物粮豆类）

【别名】菜豆、季豆。

【性味归经】性平，味甘。归脾、胃经。

【营养成分】含有B族维生素、维生素C及烟酸等。

【功效主治】能健脾和中、消暑清热、解毒消肿，适用于脾胃虚弱、便溏、体倦乏力、水肿等病。

【食用须知】优质扁豆应新鲜、干净、挺实、脆嫩，扁豆用水稍焯后，用保鲜膜封好，放入冰箱中冷冻，可长期保存。患寒热病者、疟疾者、腹胀者忌食。

毛豆 （谷物粮豆类）

【别名】菜用大豆。

【性味归经】性平，味甘。无毒。归脾、大肠经。

【营养成分】含有不饱和脂肪酸、卵磷脂、丰富的食物纤维、丰富的钾和铁。

【功效主治】具有降血脂、抗癌、润肺、强筋健骨、降低胆固醇等功效。

【食用须知】若想长时间保存，将毛豆用油煸好，盛出来，拌点盐，冷了之后放袋，进冰箱冷冻室，这样可保存很久。幼儿、尿毒症、对黄豆过敏者忌食。

蚕豆 （谷物粮豆类）

【别名】胡豆、大豌豆。

【性味归经】性平，味甘。归脾、胃经。

【营养成分】含蛋白质、糖类、粗纤维、磷脂、胆碱、维生素B2等。

【功效主治】具有健脾益气、祛湿、抗癌等功效。

【食用须知】要挑选蚕豆上的筋是绿色的，那种蚕豆是新鲜的。脾胃虚弱者、有遗传性红细胞6－磷酸葡萄糖脱氢酶缺乏者、患有痔疮出血、消化不良者忌食。

豇豆 （谷物粮豆类）

【别名】豆角、江豆。

【性味归经】性平，味甘。归脾、胃经。

【营养成分】含有易于消化吸收的优质蛋白质、适量的糖类及多种维生素、微量元素等。

【功效主治】具有健脾养胃、理中益气、补肾、降血糖、促消化、增食欲、提高免疫力等功效。

【食用须知】在选购豆角时，一般以豆条粗细均匀、色泽鲜艳、子粒饱满的为佳。气滞便结之人应慎食。

黑豆 （谷物粮豆类）

【别名】乌豆、黑大豆。

【性味归经】性平，味甘。归心、肾经。

【营养成分】含有丰富的蛋白质、维生素、矿物质。

【功效主治】具有祛风除湿、调中下气、活血、解毒、利尿、明目等功效。

【食用须知】黑豆表面有天然的蜡质，但易随时间脱落，因此表面有研磨般光泽的黑豆不要选购。黑豆宜存放在密封罐中，置于阴凉处保存，不要让阳光直射。因豆类食品容易生虫，购回后最好尽早食用。

芸豆 （谷物粮豆类）

【别名】菜豆、四季豆。

【性味归经】性平，味甘。入脾、胃经。

【营养成分】芸豆富含蛋白质、氨基酸、维生素、粗纤维等营养成分及钙、铁等多种微量元素。

【功效主治】具有温中下气、利肠胃、益肾、补元气等功效。能提高人体自身的免疫能力，增强抗病能力。

【食用须知】在选购时，应挑选豆荚饱满匀称，表皮平滑无虫痕的。有消化功能不良、慢性消化道疾病者忌食。

芝麻 （谷物粮豆类）

【别名】胡麻、黑芝麻。

【性味归经】性平，味甘。归肝、肾、肺、脾经。

【营养成分】芝麻含脂肪、蛋白质、膳食纤维、维生素B1、维生素B2、维生素E、卵磷脂、钙、铁、镁等。

【功效主治】具有润肠、通乳、补肝、益肾、养发、强身体、抗衰老等食疗作用。

【食用须知】优质芝麻色泽鲜亮、纯净，大而饱满，皮薄。患有慢性肠炎、便溏、阳痿、遗精等病的人不宜多食。

腐竹 （谷物粮豆类）

【别名】豆筋。

【性味归经】性平，味甘。入肺经。

【营养成分】腐竹中含有丰富蛋白质、卵磷脂、多种矿物质、丰富的铁，营养价值较高。

【功效主治】具有良好的健脑作用，能预防老年痴呆症、降低血液中胆固醇的含量。

【食用须知】质量好的腐竹呈淡黄色，有光泽。患有肾炎、肾功能不全、糖尿病酮症酸中毒、痛风者忌食。

豆腐　（谷物粮豆类）

【别名】水豆腐、老豆腐。

【性味归经】性凉，味甘。归脾、胃、大肠经。

【营养成分】富含蛋白质、8种人体必需氨基酸、不饱和脂肪酸、卵磷脂。

【功效主治】能益气宽中、生津润燥、清热解毒、和脾胃、抗癌，还可以降低血铅浓度、保护肝脏、促进机体代谢。

【食用须知】优质豆腐切面比较整齐，无杂质。豆腐买回后，应浸泡于清凉水中，并置于冰箱中冷藏，待烹调前再取出。

豆腐皮　（谷物粮豆类）

【别名】豆油皮。

【性味归经】性平，味甘。归肺、脾、胃经。

【营养成分】含有蛋白质、氨基酸、铁、钙、钼等人体所必需的18种微量元素。

【功效主治】有清热润肺、止咳消痰、养胃、解毒、止汗、防止血管硬化、保护心脏、滋润肺部、提神健脑的功效。

【食用须知】上等的豆腐皮，皮薄透明，半圆而不破、黄色有光泽。痛风、肾病、缺铁性贫血、腹泻患者忌食。

豆腐干　（谷物粮豆类）

【别名】香干。

【性味归经】性平，味咸、香。归肺、脾、胃经。

【营养成分】含有大量蛋白质、脂肪、糖类，还含有钙、磷、铁等。

【功效主治】有很好的健脑功效，可增强人体免疫力，可抗氧化、降血压。

【食用须知】不宜大量囤货。此外，当天剩下的豆干，应用保鲜袋扎紧放置冰箱内，尽快吃完，如发现袋内有异味或豆干制品表面发黏，请不要食用。

刀豆　（谷物粮豆类）

【别名】葛豆，刀豆角。

【性味归经】性温，味甘，无毒。归胃、肾经。

【营养成分】含有尿毒酶、血细胞凝集素、刀豆氨酸等。

【功效主治】具有温中下气、利肠胃、止呕吐、益肾补元气的功效。

【食用须知】如果烹调刀豆火候不够，会引起食物中毒。常食刀豆对虚寒呃逆、头风痛、胃寒呕吐、疝气、腰痛、老年咳喘、小儿百日咳等病有一定的改善作用。

猪肉　（肉禽类）

【别名】豕肉、豚肉。

【性味归经】性温，味甘。归脾、肾经。

【营养成分】含蛋白质、脂肪、糖类、磷、钙、铁、维生素B_1、维生素B_2。

【功效主治】具有滋阴润燥、补虚养血的功效，对消渴羸瘦、热病伤津、便秘等有很好食疗效果。

【食用须知】新鲜猪肉有光泽、红色均匀，用手指压肌肉后凹陷部分能立即恢复。买回的猪肉先用水洗净，然后分割成小块，装入保鲜袋，再放入冰箱保存。

猪蹄　（肉禽类）

【别名】猪脚、猪手。

【性味归经】性平，味甘。归肾、胃经。

【营养成分】含有蛋白质、脂肪和糖类，并含有钙、磷、镁、铁及维生素A、维生素D等。

【功效主治】有补虚弱、填肾精等功效。

【食用须知】选购猪蹄时要求色泽红润，肉质透明，质地紧密，富有弹性，用手轻轻按压一下能够很快地复原，并有一种特殊的猪肉鲜味。动脉硬化、高血压患者应少食。

猪腰 （肉禽类）

【别名】猪肾。

【性味归经】性平，味甘、咸。归肾经。

【营养成分】含有蛋白质、脂肪、糖类、钙、磷、铁和维生素等。

【功效主治】具有滋补肾脏、健肾补腰、和肾理气、补肾益精、利水等功效。

【食用须知】挑选猪腰首先看表面有无出血点，若有，则不正常。其次看形体是否比一般猪腰大和厚，如果是又大又厚，应仔细检查是否有肾红肿。高血压、高血脂患者忌食。猪腰不宜与茶树菇同食。

猪肝 （肉禽类）

【别名】血肝。

【性味归经】性温，味甘、苦。归肝经。

【营养成分】含蛋白质、脂肪、维生素等。

【功效主治】可预防眼睛干涩、疲劳，可调节和改善贫血患者造血系统的生理功能，还能增强免疫力。

【食用须知】新鲜的猪肝呈褐色或紫色，有弹性，有光泽，无腥臭异味。切好的肝一时吃不完，可用豆油将其涂抹搅拌，然后放入冰箱内，会延长保鲜期。高血压、肥胖症、冠心病及高血脂患者忌食。

猪肚 （肉禽类）

【别名】猪胃。

【性味归经】味甘，性温。归脾、胃经。

【营养成分】富含蛋白质、脂肪、维生素A、维生素E及钙、钾、镁、铁等元素。

【功效主治】有补虚损、健脾胃的功效，多用于脾虚腹泻、虚劳瘦弱、消渴、小儿疳积、尿频或遗尿。

【食用须知】新鲜猪肚黄白色，手摸劲挺、黏液多，肚内无块和硬粒，弹性足。湿热痰滞内蕴者及感冒者忌食。猪肚不宜与白糖、樱桃、杨梅、芦荟、豆腐同食。

猪肺 （肉禽类）

【别名】豕肺，豚肺。

【性味归经】性平，味甘。归肺经。

【营养成分】含有蛋白质、脂肪、钙、磷、铁、烟酸及维生素B_1、维生素B_2。

【功效主治】具有补肺、止咳、止血的功效，主治肺虚咳嗽、咯血等症。

【食用须知】将猪肺管套在水龙头上，充满水后再倒出，反复几次便可冲洗干净，最后把它倒入锅中烧开浸出肺管内的残物，再洗一遍，另换水煮至酥烂即可。感冒发热者忌食。

猪脑 （肉禽类）

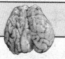

【别名】天花。

【性味归经】性寒，味甘。归心、肾经。

【营养成分】含有钙、磷、铁、胆固醇。

【功效主治】有补骨髓、益虚劳、滋肾补脑之功效。主要用于治疗头晕、头痛、目眩、偏正头风、神经衰弱等症。

【食用须知】以形状完整，新鲜有光泽，没有异味的为佳。高胆固醇、冠心病、高血压、动脉硬化所致的头晕头痛者及性功能障碍者忌食。猪脑不宜搭配茶叶，否则容易引起便秘。

猪肠 （肉禽类）

【别名】猪大肠。

【性味归经】性微温，味甘。归大肠经。

【营养成分】含有钠、硫胺素、钙、蛋白质、核黄素、镁等。

【功效主治】有润肠、祛风、解毒、止血的功效，能去下焦风热、止小便数，主治肠风便血、血痢、痔漏、脱肛等症。

【食用须知】新鲜猪肠呈乳白色，稍软、有韧性、黏液。感冒患者、脾虚滑泻者忌食。猪肠不宜搭配甘草食用。

猪骨 （肉禽类）

【别名】猪排骨、猪大骨。

【性味归经】性温，味甘、咸。归脾、胃经。

【营养成分】除含蛋白质、脂肪、维生素外，还含有大量磷酸钙、骨胶原、骨黏蛋白等。

【功效主治】有补脾、润肠、生津、丰肌、泽肤、补中益气、养血健骨的功效。

【食用须知】急性肠炎、感冒者忌食。

猪心 （肉禽类）

【别名】豚心，豕心。

【性味归经】性平，味甘、咸。归心经。

【营养成分】含有蛋白质、脂肪、钙、磷、铁、维生素B1、维生素B2、维生素C及烟酸等。

【功效主治】具有补虚、安神定惊、养心补血的功效。

【食用须知】新鲜的猪心呈淡红色，组织结实有弹性，湿润，用力挤压时有鲜红的血液或血块排出。高胆固醇血症者忌食。不与吴茱萸合食。

猪胰 （肉禽类）

【别名】豕胰、豚胰。

【性味归经】性平，味甘。入脾、肺经。

【营养成分】含有蛋白质、脂肪。

【功效主治】有健脾胃、助消化、养肺润燥的功效，对肺虚咳嗽、咯血、糖尿病、脾胃虚弱、消化不良、乳汁不通、痢疾等疾病有食疗作用。

【食用须知】适用于肺虚咳嗽、咯血、消渴、脾胃虚弱、消化不良、乳汁不通、手足皲裂、下痢者。猪胰多服损阳，故男子不宜多服。

猪血 （肉禽类）

【别名】血豆腐。

【性味归经】性平，味咸。归肝、脾经。

【营养成分】富含维生素B2、维生素C、维生素K、蛋白质、铁、磷、钙、钴等营养成分。

【功效主治】有清血化瘀、止血、利大肠之功效，对贫血、中腹胀满、肠胃嘈杂、宫颈糜烂等症有一定的食疗作用。

【食用须知】一般呈暗红色，较硬、易碎。放入冰箱冷藏保存。高胆固醇、肝病、高血压和冠心病患者忌食。

牛肚 （肉禽类）

【别名】百叶、牛胃、毛肚。

【性味归经】性平，味甘。归脾、胃经。

【营养成分】含蛋白质、脂肪、钙、磷、铁、维生素B1、维生素B2、烟酸等。

【功效主治】具有补益脾胃，补气养血，补虚益精、消渴、除头晕目眩之功效。

【食用须知】好的牛肚组织坚实、有弹性、黏液较多，色泽略带浅黄。适宜病后虚弱、气血不足、营养不良、脾胃薄弱者。牛肚不宜与芦荟搭配，否则不利于营养的吸收。

牛肉 （肉禽类）

【别名】黄牛肉。

【性味归经】性平，味甘。归脾、胃经。

【营养成分】含蛋白质、脂肪、维生素B1、维生素B2、钙、磷、铁等。

【功效主治】补脾胃、益气血、强筋骨。对虚损羸瘦、消渴、脾弱不运、癖积、水肿、腰膝酸软、久病体虚、面色萎黄、头晕目眩等症有食疗作用。

【食用须知】新鲜牛肉有光泽，红色均匀外表微干或有风干膜，不粘手，弹性好。内热者及皮肤病、肝病、肾病患者忌食。

牛肝 （肉禽类）

【别名】无。

【性味归经】性平，味甘、微苦。归肝经。

【营养成分】富含优质蛋白、维生素A、B族维生素、维生素C以及铁、铜等矿物元素。

【功效主治】具有补肝、养血、明目的功效。对面色萎黄、头晕眼花、肌肉消瘦、病后或产后血虚也有很好的食疗效果。

【食用须知】颜色鲜亮，湿润的牛肝为好。放入冰箱冷藏，不宜超过一个星期。高血压、动脉粥样硬化、心脑血管疾病、痛风等患者忌食。

牛筋 （肉禽类）

【别名】牛筋巴。

【性味归经】性平，味甘。归肝经。

【营养成分】含有丰富的胶原蛋白。

【功效主治】具有补肝强筋，补气益血，温中暖中的功效。主治虚劳羸瘦、腰膝酸软、产后虚冷、腹痛寒疝、中虚反胃。

【食用须知】选购牛筋以新鲜、富有韧劲和嚼头者为佳。购买后宜放入冰箱中冷藏。干牛筋需用凉水或碱水发制，刚买来的已发制好的牛筋应反复用清水过洗几遍。用火碱等工业碱发制的牛筋不要吃。

羊肉 （肉禽类）

【别名】羝肉、羯肉。

【性味归经】性热，味甘。归脾、胃、肾、心经。

【营养成分】含有丰富的蛋白质和纤维素。

【功效主治】可益气补虚、促进血液循环、使皮肤红润、增强御寒能力、帮助消化、补肾壮阳。

【食用须知】感冒发热、高血压、肝病、急性肠炎和其他感染疾病患者应忌食。不宜与乳酪、荞麦、豆瓣酱、南瓜、食醋、竹笋搭配食用。

羊肝 （肉禽类）

【别名】无。

【性味归经】性寒，味苦。归肝经。

【营养成分】含蛋白质、脂肪、糖类、维生素A、维生素B_1、维生素C、烟酸及钙、磷、铁等营养成分。

【功效主治】具有养肝明目、补血、清虚热的食疗作用，可防止夜盲症和视力减退。

【食用须知】如果需补益，以选购青色山羊肝为最佳。高血脂者禁食。羊肝不宜与红豆、竹笋、辣椒、西红柿、毛豆、白萝卜、香椿同食。

羊肾 （肉禽类）

【别名】羊腰子。

【性味归经】性温，味甘、咸。归肾经。

【营养成分】含有蛋白质、脂肪、糖类、胆固醇及维生素A、钾、磷、镁、锰、铁、铜等微量元素。

【功效主治】具有补肾气、益精髓的功效。用于肾虚劳损、腰脊酸痛、足膝软弱、耳聋、阳痿、尿频等症。

【食用须知】适宜腰酸腰痛、头晕耳鸣、消渴、尿频、遗精、阳痿者食用。感冒发热者慎食。

羊肚 （肉禽类）

【别名】羊胃。

【性味归经】性温，味甘。归脾、胃经。

【营养成分】含蛋白质、脂肪、糖类、维生素B_1、维生素B_2、烟酸及钙、磷、铁等矿物元素。

【功效主治】具有健脾补虚、益气健胃、固表止汗之功效；用于虚劳羸瘦、不能饮食、消渴、盗汗、尿频等症。

【食用须知】羊肚不适宜长时间存放，应随买随吃。一般人均可食用，尤其适宜身体羸瘦、虚劳衰弱之人食用。

驴肉 （肉禽类）

【别名】毛驴肉。

【性味归经】性凉，味甘、酸。归心、肝经。

【营养成分】含有氨基酸、亚油酸、亚麻酸、蛋白质。

【功效主治】具有安神养血的功效。

【食用须知】驴肉的熟肉制品应在0～4℃的条件下冷藏保存，否则容易变质。不要挑选色泽太艳的食品，因为可能是人为加入合成色素造成的。慢性肠炎、腹泻、瘙痒性皮肤病患者及孕妇忌食。

兔肉 （肉禽类）

【别名】菜兔肉、野兔肉。

【性味归经】性凉，味甘。归肝、脾、大肠经。

【营养成分】含有多种维生素、赖氨酸、色氨酸。

【功效主治】具有滋阴凉血、益气润肤、解毒祛热的功效，还可以提高记忆力，防止脑功能衰退。

【食用须知】孕妇、阳虚者忌食兔肉。兔肉不宜与小白菜、芥菜、橘子、生姜、鸡肉、鳖肉、鸡蛋同食。

鸡肉 （肉禽类）

【别名】家鸡肉、母鸡肉。

【性味归经】性平、温，味甘。归脾、胃经。

【营养成分】富含蛋白质、脂肪、糖类、维生素B₁、维生素B₂、烟酸、钙、磷、铁。

【功效主治】具有温中益气、补精添髓、益五脏、补虚损、健脾胃、强筋骨的功效，可提高自身免疫力。

【食用须知】鸡肉较容易变质，购买后要马上放进冰箱。内火偏旺、痰湿偏重、感冒发热、胆囊炎者忌食。

鸡肝 （肉禽类）

【别名】无。

【性味归经】味苦，性微温。归肝、肾经。

【营养成分】含有丰富的蛋白质、钙、磷、铁、锌、维生素A、B族维生素。

【功效主治】补血、保护眼睛，维持正常视力，防止眼睛干涩、疲劳，维持健康的肤色。

【食用须知】新鲜鸡肝有扑鼻的肉香，外形上自然充满弹性；健康的熟鸡肝有淡红色、土黄色、灰色，都属于正常颜色，不宜与麻雀、山鸡、芥菜等同食。

野鸡肉 （肉禽类）

【别名】雉肉、七彩山鸡肉。

【性味归经】味甘、酸，性温。归心、胃经。

【营养成分】富含B族维生素和维生素E、蛋白质及多种氨基酸、蛋氨酸、赖氨酸等。

【功效主治】具有抑喘补气、止痰化瘀、清肺止咳、益肝活血之功效，是治疗痰气上喘和消渴的良药。对于防止心脑血管的硬化，延缓记忆力衰退有显著的食疗作用。

【食用须知】冬季野鸡肉脂肪蓄积，皮下脂肪增多，此阶段购买的野鸡肉最肥嫩。痔疮与皮肤疔疮患者忌食。

乌鸡 （肉禽类）

【别名】黑脚鸡、乌骨鸡。

【性味归经】性平，味甘。归肝、肾经。

【营养成分】含有10种氨基酸，铁、磷、钙、锌、镁、维生素B₁、烟酸、维生素E。

【功效主治】具有滋阴、补肾、养血、填精、益肝、退热、补虚作用，能调节人体免疫功能，抗衰老。

【食用须知】新鲜的乌鸡鸡嘴干燥，富有光泽，口腔黏液呈灰白色，洁净没有异味。保存乌鸡的温度越低，其保存的时间就越长。

鹅肉 （肉禽类）

【别名】家雁肉。

【性味归经】性平，味甘。归脾、肺经。

【营养成分】含蛋白质、脂肪、维生素A、B族维生素、烟酸、糖。

【功效主治】具有暖胃生津、补虚益气、和胃止渴、祛风湿、防衰老之功效。用于治疗中气不足、消瘦乏力、食少及气阴不足的口渴、气短、咳嗽等

【食用须知】感冒发热、咳嗽多痰、湿热内蕴、腹胀、急性菌痢、肠炎、皮肤疾病患者不宜食用。

鸭肉 （肉禽类）

【别名】鹜肉、家凫肉、扁嘴娘肉、白鸭肉。

【性味归经】性寒，味甘、咸。归脾、胃、肺、肾经。

【营养成分】富含蛋白质、B族维生素、维生素E及铁、铜、锌等微量元素。

【功效主治】具有养胃滋阴、清肺解热、大补虚劳、利水消肿之功效。

【食用须知】要选择肉质新鲜、脂肪有光泽的鸭肉。阳虚脾弱、外感未清、腹泻肠风者忌食。

狗肉 （肉禽类）

【别名】犬肉、地羊肉。

【性味归经】性温，味咸、酸。归胃、肾经。

【营养成分】富含蛋白质和脂肪，还含有维生素A、维生素B₂、维生素E、氨基酸和铁、锌、钙等矿物元素。

【功效主治】有补肾、益精、温补、壮阳等功效。还可用于老年人的虚弱症，如尿溺不尽、四肢厥冷、精神不振等。

【食用须知】色泽鲜红、发亮且水分充足者，冷藏可延长保质期。咳嗽、感冒、发热、腹泻和阴虚火旺者忌食。

鸽肉 （肉禽类）

【别名】家鸽肉。

【性味归经】性平，味咸。归肝、肾经。

【营养成分】含有蛋白质、维生素A、维生素B₁、维生素B₂、维生素E。

【功效主治】具有补肾、益气、养血之功效，可调补气血、提高性欲等。

【食用须知】选购时以无鸽痘，皮肤无红色充血痕迹，肉质有弹性，表皮和肉切面有光泽，具有鸽肉固有色泽和气味，无异味者为佳。食积胃热、先兆流产、尿毒症、体虚乏力患者忌食。

麻雀肉 （肉禽类）

【别名】宾雀肉、家雀肉。

【性味归经】性温，味甘。归肾经。

【营养成分】富含蛋白质、脂肪、糖类、无机盐及维生素B₁、维生素B₂等营养成分。

【功效主治】具有补肾壮阳、益精固涩的功效，主治肾虚阳痿、早泄、遗精、腰膝酸软、疝气、小便频数等症。

【食用须知】冷冻储存。阴虚火旺、血热崩漏、高血压患者及孕妇忌食。麻雀肉不宜与李子、猪肉、动物肝脏同食。

鹌鹑（养殖） （肉禽类）

【别名】鹑鸟肉、赤喉鹑肉。

【性味归经】性平，味甘。归大肠、脾、肺、肾经。

【营养成分】含有多种无机盐、卵磷脂、激素和多种人体必需的氨基酸。

【功效主治】具有补五脏、益精血、温肾助阳之功效，男子经常食用鹌鹑，可增强性功能，并增气力，壮筋骨。

【食用须知】重症肝炎晚期、肝功能极度低下、感冒患者忌食。鹌鹑不宜与黑木耳、香菇、蘑菇、猪肝、黄花菜同食。

火腿 （肉禽类）

【别名】熏蹄、南腿、兰熏。

【性味归经】性温，味甘、咸。归脾、胃、肾经。

【营养成分】富含各种矿物质和氨基酸等。

【功效主治】能提高机体免疫力，具有养胃生津、益肾壮阳、愈创口等作用。

【食用须知】急慢性肾炎、水肿、腹水、感冒未愈、湿热泻痢、积滞未尽、腹胀痞满者忌食。火腿不宜与菊花、杨梅同食。

鸡蛋 （蛋类）

【别名】鸡卵、鸡子。

【性味归经】性平，味甘。归心、脾经。

【营养成分】富含大量蛋白质、脂肪、胆固醇、钙、磷、铁、无机盐等。

【功效主治】具有益精补气、润肺利咽、清热解毒、护肤美肤、延缓衰老、滋阴润燥、养血息风的功效。

【食用须知】炒鸡蛋时，将鸡蛋顺着一个方向搅打，并加入少量水，可使鸡蛋更加鲜嫩。鸡蛋不宜与豆浆、葱、大蒜、红薯、味精、兔肉、甲鱼、茶搭配食用。

鸭蛋 （蛋类）

【别名】鸭卵。

【性味归经】性微寒，味甘、咸。归肺、大肠经。

【营养成分】富含蛋白质、脂肪、维生素B₂、铁、钙等。

【功效主治】具有清热解毒、滋阴清肺、凉血止痢的功效，可辅助治疗喉痛、牙痛、热咳、胸闷等。

【食用须知】鸭蛋要在开水中至少煮15分钟才可食用。鸭蛋不宜与李子、桑葚、甲鱼同食。

鹅蛋 （蛋类）

【别名】鹅卵。

【性味归经】性微温，味甘。归脾、胃经。

【营养成分】富含蛋白质和人体所需的8种氨基酸，还含有维生素A、维生素B₁、维生素B₂。

【功效主治】补中益气、补脑益智、温中散寒，适合脑力劳动者、记忆衰退者、气虚者、怕冷者及体虚贫血者食用。

【食用须知】鹅蛋含有一种碱性物质，对内脏有损害，每天食用鹅蛋的数量不能超过2个。鹅蛋不宜与鸡蛋、海带搭配食用。

鸽子蛋 （蛋类）

【别名】鸽子卵。

【性味归经】性平，味甘、咸。归心、肝经。

【营养成分】富含优质蛋白质、磷脂、维生素A、维生素B₁、维生素B₂、维生素D及铁、钙等营养成分。

【功效主治】益气养血、美颜润肤、补脑益智、疏肝除烦，可辅助治疗贫血、月经不调等病。

【食用须知】贫血、月经不调、气血不足的女性可常吃鸽子蛋，能美颜润肤。食积胃热者、性欲旺盛者及孕妇忌食。

鹌鹑蛋 （蛋类）

【别名】鹑鸟蛋、鹌鹑卵。

【性味归经】性平，味甘。归心、肾经。

【营养成分】富含蛋白质、维生素P、维生素B₁、维生素B₂、铁和卵磷脂等。

【功效主治】具有强筋壮骨、补气益气、祛风湿的功效。对胆怯健忘、头晕目眩、久病或老弱体衰、气血不足、心悸失眠等病有食疗作用。

【食用须知】鹌鹑蛋为滋补食疗佳品，脑血管疾病患者不宜多食鹌鹑蛋。鹌鹑蛋不宜与香菇、猪肝同食。

松花蛋 （蛋类）

【别名】皮蛋、变蛋、灰包蛋。

【性味归经】性寒，味辛、涩、甘、咸。归胃经。

【营养成分】含丰富的氨基酸、矿物质。

【功效主治】增进食欲，促进营养的消化吸收，中和胃酸，具有润肺、养阴止血、止泻、降血压的功效，对急性肠炎、高血压、动脉硬化等病有很好的食疗作用。

【食用须知】松花蛋虽然营养丰富，味道鲜美，但是其碱性过大，所以不宜多吃。松花蛋不宜与甲鱼、李子、红糖同食。

黑木耳 （菌菇类）

【别名】木耳、光木耳。

【性味归经】性平，味甘。归胃、大肠经。

【营养成分】含有蛋白质、脂肪、铁、胡萝卜素、钙等。

【功效主治】有益气、充饥、轻身强智、止血止痛、补血活血等功效。

【食用须知】新鲜黑木耳中含有一种化学名称为"卟啉"的特殊物质，因为这种物质的存在，人吃了新鲜木耳后，经阳光照射会发生植物日光性皮炎，引起皮肤瘙痒。木耳不宜与田螺同食，不利于消化。

银耳 （菌菇类）

【别名】白木耳、雪耳。

【性味归经】性平，味甘。归心、肺经。

【营养成分】含蛋白质、脂肪、糖类、粗纤维、钙、磷、铁、维生素B_1等。

【功效主治】具有滋补生津、润肺养胃的功效。主治虚劳咳嗽、痰中带血、津少口渴、病后体虚、气短乏力。

【食用须知】优质的银耳比较干燥，色泽洁白，肉相对厚，而且花朵齐全完整，有圆形的伞盖，直径一般都在3厘米以上。银耳富含维生素D，能防止钙的流失。

草菇 （菌菇类）

【别名】稻草菇、脚苞菇。

【性味归经】性平，味甘。归脾、胃经。

【营养成分】富含维生素C、蛋白质及8种人体必需氨基酸。

【功效主治】具有清热解暑、养阴生津、降血压、降血脂、滋阴壮阳、增加乳汁等功效，可预防维生素C缺乏病，促进创口愈合，护肝健胃，提高人体免疫力。

【食用须知】草菇适于做汤或素炒，无论鲜品还是干品都不宜浸泡时间过长。草菇不宜与鹌鹑、蒜同食。

香菇 （菌菇类）

【别名】香菌、香蕈、平庄菇。

【性味归经】性平，味甘。归胃、肝经。

【营养成分】富含B族维生素、铁、钾、维生素D。

【功效主治】主治食欲减退，少气乏力。

【食用须知】常食香菇对婴儿因缺乏维生素D而引起的佝偻病有益，可预防皮肤病。香菇为动风食物，顽固性皮肤瘙痒症患者忌食。脾胃寒湿气滞忌食。香菇不宜与河蟹同食，易引起结石。

平菇 （菌菇类）

【别名】侧耳、糙皮侧耳。

【性味归经】性微温，味甘。归脾、胃经。

【营养成分】平菇含有多种氨基酸、丰富的维生素及钙、磷、铁等矿物质。

【功效主治】具有补虚抗癌之功效，能改善人体新陈代谢、增强体质、调节神经，对降低血液中的胆固醇含量、预防尿道结石也有一定的食疗作用。

【食用须知】平菇可以炒、烩、烧，口感好，营养价值高，不抢味。平菇不宜与野鸡、鹌鹑、驴肉同食。

茶树菇 （菌菇类）

【别名】茶薪菇。

【性味归经】性平，味甘。归脾、胃、肾经。

【营养成分】富含氨基酸、葡聚糖、菌蛋白、糖类、B族维生素及多种矿物质。

【功效主治】可有降血糖、降血压、补肾缩尿、益气补虚、增强免疫力、防癌抗癌、抗衰老。

【食用须知】肾虚、水肿及风湿病患者可常食茶树菇。不宜与酒同食，易引起中毒；不宜与鹌鹑肉同食，会降低营养。

元蘑 （菌菇类）

【别名】洋蘑菇、洋草菇。

【性味归经】性凉，味甘。归肝、胃经。

【营养成分】含蛋白质、脂肪、糖类、粗纤维等。

【功效主治】有降血糖、降血脂、预防动脉硬化和肝硬化的作用，对高血压、心血管病、肝病、糖尿病等有一定的食疗作用，此外还能增强人体免疫力。

【食用须知】高血压、糖尿病患者可常食平菇以缓解病情；便溏者不宜食用平菇。平菇不宜与野鸡、驴肉同食。

金针菇 （菌菇类）

【别名】冬蘑、金菇。

【性味归经】性凉，味甘。归脾、大肠经。

【营养成分】富含蛋白质、糖类、粗纤维。

【功效主治】具有补肝、益肠胃、抗癌之功效，对肝病、胃肠道炎症、溃疡、肿瘤等病有食疗作用。金针菇含锌较高，对预防男性前列腺疾病较有助益。

【食用须知】气血不足、营养不良的老人或儿童可常食金针菇，但脾胃虚寒者不适合食用。金针菇不宜与驴肉同食。

竹荪 （菌菇类）

【别名】长裙竹荪、竹参。

【性味归经】性凉，味甘。入肺、胃经。

【营养成分】蛋白质、胡萝卜素、钾、钙、磷、铁等。

【功效主治】具有滋补强壮、益气补脑、宁神健体的功效。

【食用须知】采收后洗净孢子，剔除菌托和泥土，晒干或烘干便成商品。色白、体大，无虫蛀者为上品。竹荪有"竹参"之称，是一种非常珍贵的野生食用菌，并有"白妃"之美誉。

猴头菇 （菌菇类）

【别名】猴头菌、刺猬菌。

【性味归经】味甘，性平。归脾、胃经。

【营养成分】含有蛋白质、氨基酸、维生素、无机盐。

【功效主治】有补脾益气，助消化的功效。

【食用须知】猴头菇以个头均匀，色泽艳黄，质嫩肉厚，干燥无虫蛀的为好。干猴头菇适宜用水泡发而不宜用醋泡发，泡发时先将猴头菇洗净，然后放在冷水中浸泡一会儿，再加沸水入笼蒸制或入锅焖煮。

鸡腿蘑 （菌菇类）

【别名】毛头鬼伞。

【性味归经】味苦，性平。归心、胃经。

【营养成分】含有蛋白质、纤维、钙、钠、镁等。

【功效主治】具有调节体内糖代谢、降低血糖的作用，并能调节血脂，对糖尿病和高血脂患者有保健作用。

【食用须知】适宜炒食、炖食、煲汤，均久煮不烂，滑嫩清香，且适合与肉菜搭配食用。但少数人食后有轻微中毒反应，与酒或啤酒同食时易引起中毒。

口蘑 （菌菇类）

【别名】白蘑、蒙古口蘑。

【性味归经】味甘，性平。归肺、心经。

【营养成分】含有叶酸、铁、钾、硒、铜、核黄素、维生素D等。

【功效主治】具有宣肺解表，益气安神的功效，用于小儿麻疹、心神不安、失眠等。

【食用须知】富含微量元素硒的口蘑是良好的补硒食品，喝下口蘑汤数小时后，血液中的硒含量和血红蛋白数量就会增加。吃法上以做汤为好，口蘑本身味道鲜美，吃时不用再放鸡精和味精。

草鱼 （水产类）

【别名】混子、鲩鱼。

【性味归经】性温，味甘。归肝、胃经。

【营养成分】富含蛋白质、脂肪、钙、磷、铁、维生素B1、维生素B2、烟酸等。

【功效主治】具有暖胃、平肝、祛风、活效、截疟、降血压、祛痰及轻度镇咳等功能，是温中补虚的养生食品。

【食用须知】草鱼游在水底层，且鳃盖起伏均匀呼吸的为鲜活草鱼。多吃草鱼可以预防乳腺癌，而且对增强体质、延缓衰老有食疗作用。但女子在月经期不宜食用草鱼。

鲢鱼 （水产类）

【别名】鲢、鲢子、边鱼。

【性味归经】性温，味甘。归脾、胃经。

【营养成分】富含蛋白质及氨基酸、脂肪、烟酸、钙、磷、铁、糖类、维生素A、维生素B1、维生素B2、维生素D。

【功效主治】具有健脾、利水、温中、益气、通乳、化湿之功效。能促进智力发育。

【食用须知】选购鲢鱼头时，以头型浑圆者为佳，要选黑鲢鱼头。甲亢、感冒、发热、痈疽疔疮、无名肿毒等病患者慎食。

鲇鱼 （水产类）

【别名】鲶鱼、胡子鲢、黏鱼。

【性味归经】性温，味甘。归胃、膀胱经。

【营养成分】富含蛋白质、多种矿物质和微量元素。

【功效主治】具有滋阴开胃、催乳利尿的功效。

【食用须知】尽量不要选黑色的鲶鱼。鲶鱼的卵有毒，误食会导致呕吐、腹痛、腹泻、呼吸困难，情况严重的会造成瘫痪。活鲶鱼直接放在水盆里即可，在水里滴上几滴油更好。痼疾、疮疡者禁食。

鲤鱼 （水产类）

【别名】白鲤、黄鲤、赤鲤。

【性味归经】味甘，性平。归脾、肾、肺经

【营养成分】富含蛋白质、糖类、脂肪、多种维生素等。

【功效主治】具有健胃、滋补、催乳、利水之功效。男性吃雄鲤鱼，有健脾益肾、止咳平喘之功效。

【食用须知】在鲤鱼的鼻孔滴一两滴白酒，然后把鱼放在通气的篮子里，上面盖一层湿布，可保鲜。荨麻疹、支气管哮喘、小儿腮腺炎、血栓闭塞性脉管炎等病患者忌食。

鳝鱼 （水产类）

【别名】黄鳝、长鱼。

【性味归经】性温，味甘。归肝、脾、肾经。

【营养成分】富含蛋白质、钙、磷、铁、烟酸、维生素B1、维生素B2及少量脂肪。

【功效主治】具有补气养血、祛风湿、强筋骨、壮阳等功效，对降低血液中胆固醇的浓度有显著的食疗作用。

【食用须知】鳝鱼最好现杀现烹，不要吃死鳝鱼。瘙痒性皮肤病、痼疾宿病、支气管哮喘、淋巴结核、癌症、红斑狼疮等患者禁食。

带鱼 （水产类）

【别名】裙带鱼、海刀鱼。

【性味归经】性温，味甘。归肝、脾经。

【营养成分】含脂肪、钙、镁等。

【功效主治】具有暖胃、泽肤、补气、养血、健美及强心补肾、舒筋活血、消炎化痰之功效。

【食用须知】将带鱼洗净，剁成大块，抹上一些盐和料酒，再放到冰箱冷冻，可长时间保存。有疥疮、湿疹等皮肤病，皮肤过敏、支气管哮喘等病者、肥胖者禁食。

青鱼 （水产类）

【别名】螺狮鱼、乌青鱼。

【性味归经】性平、味甘。归脾、胃经。

【营养成分】富含蛋白质、脂肪、灰分、钙、磷、铁等。

【功效主治】具有补气、健脾、养胃、化湿、祛风、利水等功效。

【食用须知】青鱼鳃盖紧闭，不易打开，鳃片鲜红，鳃丝清晰，表明鱼质量新鲜。青鱼的存储在活鱼嘴里滴些白酒，放在阴凉黑暗的地方，盖上透气的东西，即使在夏天也能存放3~5天。

鱿鱼 （水产类）

【别名】柔鱼、枪乌贼。

【性味归经】性温，味甘。归肝、肾经。

【营养成分】富含蛋白质、钙、磷、牛磺酸、维生素B$_1$。

【功效主治】具有补虚养气、滋阴养颜等功效，有降低血液中胆固醇的浓度、调节血压、保护神经纤维、活化细胞等作用。

【食用须知】优质鱿鱼体形完整，呈粉红色，有光泽，体表略现白霜，肉质肥厚，半透明，背部不红。内分泌失调、甲亢、皮肤病、脾胃虚寒、过敏性体质患者忌食。

鳗鱼 （水产类）

【别名】鳗鲡、河鳗。

【性味归经】性平，味甘。归肝、肾经。

【营养成分】富含蛋白质、脂肪、钙、磷、维生素、多糖。

【功效主治】具有补虚壮阳、除风湿、强筋骨、调节血糖等功效，对性功能减退、糖尿病、虚劳阳痿、风湿痹痛、筋骨软弱等病均有食疗效果。

【食用须知】患慢性病、脾肾虚弱、痰多、风寒感冒发热、高脂血症支气管哮喘等病者以及孕妇和肥胖者忌食。

鳙鱼 （水产类）

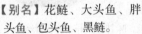

【别名】花鲢、大头鱼、胖头鱼、包头鱼、黑鲢。

【性味归经】味甘，性温。归胃经。

【营养成分】富含糖类、钙、磷、钾、钠、铜等及多种维生素。

【功效主治】具有补虚弱、暖脾胃、祛头眩、益脑髓、疏肝解郁、健脾利肺、祛风寒、益筋骨之功效。

【食用须知】鳙鱼其头大而肥，肉质雪白细嫩。疮疖、肥胖、肾衰竭、肝性脑病、脑卒中、大病初愈者忌食。

鲫鱼 （水产类）

【别名】鲋鱼。

【性味归经】性平，味甘。归脾、胃、大肠经。

【营养成分】富含蛋白质、脂肪、钙、铁、锌、磷等矿物质及多种维生素。

【功效主治】可补阴血、通血脉、补体虚，还有益气健脾、利水消肿、清热解毒、通络下乳、祛风湿病痛之功效。

【食用须知】用浸湿的纸贴在鱼眼上，可以延长鱼的寿命，从而保鲜。感冒者、高脂血症患者忌食。

甲鱼 （水产类）

【别名】鳖、团鱼、元鱼。

【性味归经】性平，味甘。归肝经。

【营养成分】富含蛋白质、无机盐、维生素A、维生素B₁、维生素B₂、烟酸、糖类、脂肪。

【功效主治】具有益气补虚、滋阴壮阳、益肾健体、净血散结等功效。

【食用须知】甲鱼要选背部呈橄榄色，上有黑斑，腹部为乳白色的。孕妇、产后泄泻、脾胃阳虚、失眠者，以及肠胃炎、胃溃疡、胆囊炎等消化系统疾病患者忌食。

干贝 （水产类）

【别名】马甲柱、江珧柱。

【性味归经】性平，味甘、咸。归脾经。

【营养成分】富含蛋白质、无机盐、维生素A等。

【功效主治】具有滋阴、补肾、调中、下气、利五脏之功效；治疗头晕目眩、咽干口渴、虚劳咯血、脾胃虚弱等病。

【食用须知】不要食用未熟透的贝类，以免传染上肝炎等疾病。鲜活的扇贝不适合放在冰箱长时间保存，最好用清水盛放，待扇贝吐尽泥沙后，尽快烹饪。

虾 （水产类）

【别名】虾米、开洋。

【性味归经】性温，味甘、咸。归脾、肾经。

【营养成分】富含蛋白质、脂肪、糖类及钙、磷、铁、硒等。

【功效主治】具有补肾、壮阳、通乳之功效。可治阳痿体倦、腰痛、腿软、筋骨疼痛、失眠不寐。

【食用须知】新鲜的虾体形完整，呈青绿色，外壳硬实、发亮，肉质细嫩，有弹性、有光泽。高脂血症、动脉硬化、心血管疾病、皮肤疥癣等病者忌食。

泥鳅 （水产类）

【别名】鳅鱼、黄鳅。

【性味归经】性平，味甘。归脾、肝经。

【营养成分】富含蛋白质、不饱和脂肪酸。

【功效主治】具有暖脾胃、祛湿、壮阳、止虚汗、补中益气、强精补血之功效，可辅助治疗急慢性肝病、阳痿、痔疮等症。

【食用须知】泥鳅皮肤中分泌的黏液即所谓的"泥鳅滑液"，有较好的抗菌、消炎作用。泥鳅不宜与茼蒿、黄瓜、蟹、狗血、鲜荷叶搭配食用。

螃蟹 （水产类）

【别名】螯毛蟹、青蟹。

【性味归经】性寒，味咸。归肝、胃经。

【营养成分】富含维生素A、维生素C、维生素B₁、维生素B₂、钙、磷、铁等。

【功效主治】具有舒筋益气、理胃消食、通经络、散诸热、滋阴之功效。

【食用须知】螃蟹体内常含有沙门菌，烹制时一定要彻底加热，否则容易导致急性胃肠炎或食物中毒，甚至危及人的生命。在煮食螃蟹时，宜加入一些紫苏叶、鲜生姜，以解蟹毒，减其寒性。

田螺 （水产类）

【别名】黄螺、田中螺。

【性味归经】性寒，味甘。归脾、胃、肝、大肠经。

【营养成分】富含氨基酸、糖类、矿物质等。

【功效主治】具有清热、明目、解暑、止渴、醒酒、利尿通淋等功效。

【食用须知】食用田螺前应该烧煮10分钟以上，以防止病菌和寄生虫感染。脾胃虚寒、风寒感冒、便溏腹泻、胃寒病等病者、产妇及经期中的女性忌食。

黄鱼 （水产类）

【别名】石首鱼、黄花鱼。

【性味归经】性平，味咸。归肝、肾经。

【营养成分】富含蛋白质、脂肪、磷、铁、维生素B_1、维生素B_2、烟酸。

【功效主治】具有开胃益气、调中止痢、明目安神的功效。

【食用须知】黄鱼含有多种氨基酸，其提取物可作为癌症患者的康复剂和治疗剂。患哮喘、过敏等病者都忌食黄鱼。黄鱼也不宜与荞麦面、牛油、羊油、洋葱搭配食用。

鳜鱼 （水产类）

【别名】桂鱼。

【性味归经】性平，味甘。归脾、胃经。

【营养成分】含有蛋白质、脂肪、少量维生素、钙、钾、镁、硒等。

【功效主治】具有补气血、健脾胃、益精血的食疗作用，可强身健体、延缓衰老。

【食用须知】优质的鳜鱼眼角膜透明，鱼鳃色泽鲜红，腮丝清晰。鳜鱼肉的热量不高，富含抗氧化成分，对于贪恋美味、减肥的女士是极佳的选择。患有肾功能不全、哮喘、咯血的患者忌食。

银鱼 （水产类）

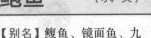

【别名】面条鱼、大银鱼。

【性味归经】味甘，性平。归脾、胃经。

【营养成分】富含蛋白质、钙、磷、铁、糖类、多种维生素及多种氨基酸。

【功效主治】具有益脾、润肺、补肾、壮阳的功效，对脾胃虚弱、肺虚咳嗽、虚劳诸疾有食疗作用。

【食用须知】银鱼可不去鳍、骨，属"整体性食物"，营养完全，有利于提高人体免疫力。银鱼属一种高蛋白低脂肪食品，适合高脂血症患者食用。

章鱼 （水产类）

【别名】小八梢鱼、真蛸、望潮。

【性味归经】性寒，味甘、咸。归脾、胃经

【营养成分】含有丰富的蛋白质、脂肪、糖类、钙、磷、铁、锌、硒等。

【功效主治】能调节血压，对于气血虚弱、高血压、低血压有食疗的功效。

【食用须知】注意章鱼吸盘有没有吸附力，且外皮是否明亮。若足部的皮剥落或者皮肤呈现浑浊黯淡的颜色，便不新鲜。过敏、荨麻疹、慢性顽固湿疹等瘙痒皮肤病患者忌食。

鲍鱼 （水产类）

【别名】鳆鱼、镜面鱼、九孔螺、明目鱼。

【性味归经】味甘、咸，性温。归肝经。

【营养成分】富含蛋白质和8种人体必需氨基酸。

【功效主治】具有调经止痛、清热润燥、利肠通便等功效。

【食用须知】鲍鱼的贝壳也是一味中药，叫石决明，具有清肝、明目等功效，对高血压和目赤肿痛等有食疗作用。痛风、感冒、发热、喉咙痛者忌食鲍鱼。

鲈鱼 （水产类）

【别名】花鲈、鲈板。

【性味归经】性平、淡，味甘。归肝、脾、肾经。

【营养成分】富含蛋白质、维生素A、B族维生素、钙、镁、锌、硒等。

【功效主治】具有健脾益肾、补气安胎、健身补血等功效。

【食用须知】新鲜鲈鱼鱼身青色，鱼鳞光泽透亮无脱落，翻开鳃呈鲜红色，鱼眼清澈透明，无损伤痕迹。皮肤病、疮肿患者忌食。鲈鱼不宜与奶酪、蛤蜊搭配食用。

三文鱼　（水产类）

【别名】撒蒙鱼、萨门鱼。

【性味归经】性平，味甘。归脾、胃经。

【营养成分】含有丰富的不饱和脂肪酸、维生素D等。

【功效主治】有防治老年痴呆和预防视力减退的功效，有助于生长发育。

【食用须知】鱼肉有光泽，有弹性，颜色是鲜明的橘红色。三文鱼的颜色和其营养价值成正比，橘红色越深，价值越高，也越新鲜。因为颜色越深其含有的虾青素含量越高。过敏体质、痛风、高血压患者忌食。

海带　（水产类）

【别名】昆布、江白菜。

【性味归经】性寒，味咸。归肝、胃、肾三经。

【营养成分】富含蛋白质、碘、钾、钙、钠、镁、铁、铜、硒等。

【功效主治】能化痰、软坚、清热、降血压、防治夜盲症、维持甲状腺功能。

【食用须知】食用前，应先将海带洗净之后，再浸泡，然后将浸泡的水和海带一起下锅做汤食用。孕妇、甲状腺功能亢进患者忌食。

紫菜　（水产类）

【别名】紫英、索菜。

【性味归经】性寒，味甘、咸。归肺经。

【营养成分】富含蛋白质、维生素A、维生素C、维生素B$_1$、维生素B$_2$、碘、钙、铁、磷、锌、锰、铜等。

【功效主治】有利水消肿、乌发明目、软坚散结的食疗作用，紫菜中含有较多的碘，可以防治单纯性甲状腺肿大。

【食用须知】关节炎、结石、甲状腺功能亢进者忌食。

蛤蜊　（水产类）

【别名】海蛤、文蛤、沙蛤。

【性味归经】性寒，味咸。归胃经。

【营养成分】富含蛋白质、脂肪、糖类、碘、钙、磷、铁及多种维生素。

【功效主治】有滋阴、软坚、化痰的作用，可滋阴润燥。

【食用须知】在冷水中放入蛤蜊，以中小火煮至汤汁略为泛白，可完全释放蛤蜊的鲜味。蛤蜊含蛋白质多而含脂肪少，适合血脂偏高或高胆固醇患者食用。受凉感冒、体质阳虚、脾胃虚寒、腹泻便溏者忌食。

平鱼　（水产类）

【别名】鲳鱼。

【性味归经】性平，味甘。归胃经。

【营养成分】平鱼含有不饱和脂肪酸、丰富的微量元素硒、镁和蛋白质等。

【功效主治】具有益气养血、柔筋利骨之功效，对贫血、血虚、神疲乏力、四肢麻木、脾虚泄泻、消化不良、筋骨酸痛等症有食疗作用。

【食用须知】慢性疾病和过敏性皮肤病患者忌食。平鱼忌与羊肉同食，否则不利于身体健康。

白鱼　（水产类）

【别名】翘嘴红铂。

【性味归经】性平，味甘。归脾、胃、肝经。

【营养成分】含有蛋白质、脂肪、灰分、钙、磷、铁、维生素B$_2$、烟酸。

【功效主治】具有健脾开胃、补肾益脑、开窍利尿等作用。

【食用须知】烹制白鱼时可清蒸、红烧，用白鱼制成鱼丸，则味道更佳。但支气管哮喘、红斑狼疮、荨麻疹、淋巴结结核、癌症等患者忌食。白鱼不宜与红枣同食，否则不利于身体健康。

鳕鱼 （水产类）

【别名】大头青、大口鱼、大头鱼、鳘鱼。

【性味归经】性平，味甘。归肝、胃经。

【营养成分】含丰富蛋白质、维生素A、维生素D、钙、镁、硒等。

【功效主治】对于跌打损伤、脚气、咯血、便秘、褥疮、烧伤、外伤的创面及阴道、子宫颈炎等有一定的食疗效果。

【食用须知】新鲜鳕鱼的鱼肉略带粉红色，冰冻鳕鱼的肉则为白色。幼儿、处于生育年龄的女性、哺乳期女性忌食。

武昌鱼 （水产类）

【别名】团头鲂。

【性味归经】性温，味甘。归脾、胃经。

【营养成分】富含维生素A、维生素C、维生素E、蛋白质、脂肪、钙、镁等。

【功效主治】有调治脏腑、开胃健脾、增进食欲之功效，对于贫血、低血糖、高血压和动脉血管硬化等疾病有食疗作用。

【食用须知】武昌鱼肉质细嫩，清蒸、红烧、油焖、花酿、油煎均可，尤以清蒸为佳。武昌鱼与香菇搭配可促进钙的吸收。

海蜇 （水产类）

【别名】水母。

【性味归经】性平，味咸。归肝、肾经。

【营养成分】含蛋白质、糖类、钙、碘及多种维生素。

【功效主治】具有清热解毒、化痰软坚、降压消肿等食疗作用。

【食用须知】生拌海蜇丝时务必要注意卫生，最好是切丝之后再用凉开水反复冲洗干净，晾干，以预防食物中毒。肝性脑病、急性肝炎、肾衰竭、甲状腺功能亢进、慢性肠炎患者忌食。

乌贼 （水产类）

【别名】花枝、墨斗鱼、墨鱼。

【性味归经】性温，味微咸。归肝、肾经。

【营养成分】含有丰富的蛋白质，其壳含碳酸钙及少量氯化钠、磷酸钙、镁盐等。

【功效主治】具有补益精气、健脾利水、养血滋阴、制酸、温经通络、通调月经、收敛止血、美肤乌发的功效。

【食用须知】新鲜的墨鱼是柔软有弹性的，墨鱼肉是浅褐色的，如果非常白，则有可能是经过漂白的。痛风、尿酸过多、过敏体质、湿疹患者忌食。

龟 （水产类）

【别名】泥龟、山龟、金龟、草龟。

【性味归经】性温，味甘、咸。归心、肝、脾、肾经。

【营养成分】富含蛋白质、脂肪酸、肌醇、钙、磷、钾、钠等营养成分。

【功效主治】具有滋阴补血、益肾健骨、强肾补心、壮阳之功效。

【食用须知】健康的龟背甲硬且完整无缺，体厚，背甲明亮呈浅绿色，眼睛明亮睁大。脾胃阳虚的患者忌食。

蛏子 （水产类）

【别名】缢蛏。

【性味归经】味甘、咸，性寒。归心、肝、肾经。

【营养成分】含丰富蛋白质、钙、铁、硒、维生素A等。

【功效主治】具有益气滋阴、生津止渴、软坚散结、健脑益智的食疗作用。

【食用须知】肺炎、支气管炎等呼吸系统疾病患者，遗尿、肝性脑病、急性肾炎及肾衰竭、甲状腺功能亢进患者忌食。蛏子忌与白葡萄酒搭配，易引发痛风。

白菜 （蔬菜类）

【别名】大白菜、黄芽菜。

【性味归经】性平，味苦、辛、甘。归大肠、胃经。

【营养成分】含蛋白质、脂肪、多种维生素、粗纤维、钙、磷、铁、锌等。

【功效主治】具有通利肠胃、清热解毒、止咳化痰、利尿养胃的功效。

【食用须知】切白菜时，宜顺丝切，这样白菜易熟；宜用大火快炒；白菜的做法有熘、炝、烧、炒、拌、做馅、腌等，胃寒者、腹泻者、肺热咳嗽者忌食。

小白菜 （蔬菜类）

【别名】不结球白菜、青菜。

【性味归经】性凉，味甘。归肺、胃、大肠经。

【营养成分】含有蛋白质、脂肪、糖类、膳食纤维、钙、磷、铁、胡萝卜素等。

【功效主治】具有清热除烦、行气祛瘀、消肿散结、通利胃肠的功效。

【食用须知】小白菜炒、煮的时间不宜过长，以免损失营养。脾胃虚寒、大便溏薄者忌食。小白菜与兔肉搭配易引起腹泻和呕吐，与醋搭配会导致营养流失。

包菜 （蔬菜类）

【别名】圆白菜、卷心菜。

【性味归经】性平，味甘。归脾、胃经。

【营养成分】膳食纤维、维生素A、胡萝卜素、维生素C、维生素E、钙、磷、钠等。

【功效主治】有补骨髓、润脏腑、益心力、壮筋骨、祛结气、清热止痛、增强食欲、促进消化、预防便秘的功效。

【食用须知】无老帮、焦边、侧芽萌发，无病虫害损伤的包菜为佳。皮肤瘙痒性疾病、咽部充血患者忌食。

菠菜 （蔬菜类）

【别名】赤根菜、鹦鹉菜。

【性味归经】性凉，味甘、辛。归大肠、胃经。

【营养成分】含蛋白质、脂肪、糖类、维生素、铁、钾、胡萝卜素、叶酸、草酸、磷脂等。

【功效主治】具有促进肠道蠕动的作用，利于排便，对于痔疮、慢性胰腺炎、便秘、肛裂等病有食疗作用。

【食用须知】肾炎、肾结石、脾虚便溏者忌食。

油菜 （蔬菜类）

【别名】青江菜、上海青。

【性味归经】性温，味辛。归肝、肺、脾经。

【营养成分】蛋白质、脂肪、糖类、维生素、钙等。

【功效主治】具有活血化瘀、消肿解毒、促进血液循环、润肠通便、美容养颜、强身健体的功效。

【食用须知】挑选叶色较青、新鲜、无虫害的油菜为宜。孕早期妇女、小儿麻疹后期、患有疥疮和狐臭的人忌食。油菜不宜与螃蟹、黄瓜、南瓜同食。

空心菜 （蔬菜类）

【别名】蕹菜、藤藤菜、通心菜。

【性味归经】性味甘、平。归肝、心、小肠经。

【营养成分】含蛋白质、脂肪、糖类、胡萝卜素、维生素C等。

【功效主治】具有促进肠道蠕动、通便解毒、清热凉血、利尿的功效。

【食用须知】选购以茎粗、叶绿、质脆的空心菜为佳，冬天可用无毒塑料袋保存。根朝下戳在地上即可。体质虚弱、脾胃虚寒、大便溏泄者忌食。

苋菜 （蔬菜类）

【别名】长寿菜、刺苋菜。

【性味归经】性凉，味甘。归肺、大肠经。

【营养成分】含有蛋白质、脂肪、糖类、粗纤维、灰分、胡萝卜素、维生素C、钙、磷、铁等。

【功效主治】具有清热利湿、凉血止血、止痢的功效。

【食用须知】消化不良者，腹满、肠鸣、大便溏泄等脾胃虚寒者忌食。不宜与菠菜、牛奶、甲鱼同食。

芹菜 （蔬菜类）

【别名】蒲芹、香芹。

【性味归经】性凉，味甘、辛。归肺、胃经。

【营养成分】含蛋白质、甘露醇、食物纤维，含有丰富的维生素A、维生素C等。

【功效主治】具有清热除烦、平肝、利水消肿、凉血止血的作用。

【食用须知】烹饪时先将芹菜放入沸水中焯烫，焯水后马上过凉，可使成菜颜色翠绿，还可减少炒菜时间。脾胃虚寒者、肠滑不固者忌食。

生菜 （蔬菜类）

【别名】叶用莴笋、鹅仔菜、莴仔菜。

【性味归经】性凉，味甘。归心、肝经。

【营养成分】糖类、蛋白质、膳食纤维、莴苣素和丰富的矿物质，尤以维生素A、维生素C、钙、磷的含量较高。

【功效主治】具有清热安神、清肝利胆、养胃的功效。

【食用须知】生菜含膳食纤维较多，有助于消化多余脂肪，肥胖者宜常食。尿频者、胃寒者忌食。

芥蓝 （蔬菜类）

【别名】白花芥蓝。

【性味归经】性平，味甘。归肝、胃经。

【营养成分】富含有维生素C，还含有钙、镁、磷、钾、纤维素、糖类。

【功效主治】具有利尿化痰、解毒祛风、清心明目、降低胆固醇、软化血管、预防心脏病的作用。

【食用须知】以柔嫩、鲜脆、无虫害的芥蓝为佳。芥蓝应以炒食最佳，稍有苦涩味，炒时要放少量豉油、糖调味，味道更清甜、鲜美。

西红柿 （蔬菜类）

【别名】番茄、洋柿子。

【性味归经】性凉，味甘、酸。归肺、肝、胃经。

【营养成分】富含有机碱、番茄红素和维生素A、维生素B、维生素C等。

【功效主治】具有止血降压、利尿、健胃消食、生津止渴、清热解毒、凉血平肝的功效。

【食用须知】急性肠炎、菌痢及溃疡活动期患者忌食。西红柿不宜与南瓜、红薯、猕猴桃、鱼肉、虾、螃蟹同食。

西葫芦 （蔬菜类）

【别名】菱瓜、白瓜。

【性味归经】性寒，味甘。归肺、肾经。

【营养成分】含有蛋白质、脂肪、纤维素、胡萝卜素、维生素C等。

【功效主治】具有除烦止渴、润肺止咳、清热利尿、消肿散结的功效。

【食用须知】西葫芦以新鲜、表皮光亮、脆嫩、无虫蛀的为佳。冷藏保存较佳。炒西葫芦时，将西葫芦放入炒锅后，立即滴几滴醋，再加点番茄酱，可使西葫芦片脆嫩爽口。脾胃虚寒者忌食。

菜薹 （蔬菜类）

【别名】菜心。

【性味归经】性辛、凉，味甘。归肺、胃、大肠经。

【营养成分】含粗纤维、维生素C、胡萝卜素、蛋白质及钙、磷、铁等。

【功效主治】具有补血顺气、化痰下气、祛瘀止带、解毒消肿、活血降压的功效。

【食用须知】麻疹后、疮疥、目疾、脾胃虚寒者忌食。菜薹不宜与醋搭配，会破坏营养价值。不宜与碱搭配，会破坏维生素C。

竹笋 （蔬菜类）

【别名】笋、闽笋。

【性味归经】性微寒，味甘。归肺、大肠经。

【营养成分】含有丰富的蛋白质、氨基酸、脂肪、糖类、钙、磷、铁等。

【功效主治】具有清热化痰、益气和胃、治消渴、利水道、利膈养胃、帮助消化、去食积、防便秘等功效。

【食用须知】竹笋以节之间的距离越近的竹笋越嫩，以外壳色泽鲜黄或淡黄略带粉红，笋壳完整且饱满光洁者为佳。慢性肾炎、泌尿系结石、寒性疾病患者忌食。

芦笋 （蔬菜类）

【别名】青芦笋。

【性味归经】性凉，味苦、甘。归肺经。

【营养成分】含有人体所必需的各种氨基酸，较多的硒、钼、镁、锰等微量元素。

【功效主治】具有清凉降火、消暑止渴、降压降脂、抗癌的作用。

【食用须知】选购芦笋，以全株形状正直、笋尖花苞紧密，没有水伤腐臭味，表皮鲜亮不萎缩，细嫩粗大者为佳。痛风者忌食。芦笋不宜与羊肉同食，易导致腹痛。不宜与羊肝同食，会降低营养价值。

莴笋 （蔬菜类）

【别名】莴苣、白苣、莴菜。

【性味归经】性凉，味甘、苦。归胃、膀胱经。

【营养成分】蛋白质、维生素B_2、镁、脂肪、烟酸、铁等。

【功效主治】有增进食欲、刺激消化液分泌、促进胃肠蠕动、利尿、降血压等功效。

【食用须知】焯莴笋时不可时间过长、不可温度过高。莴笋下锅前挤干水分，可以增加莴笋的脆嫩感。多动症儿童及眼病、痛风、脾胃虚寒、腹泻便溏者忌食。

茭白 （蔬菜类）

【别名】绿节、菰菜、茭笋。

【性味归经】性寒，味甘。归肝、脾、肺经。

【营养成分】含蛋白质、脂肪、糖类、维生素B_1、维生素B_2、维生素E、微量胡萝卜素和矿物质等。

【功效主治】具有利尿止渴、解酒毒、补虚健体、退黄疸、减肥美容等功效。

【食用须知】茭白水分极高，最好即买即食。肾脏疾病、尿路结石或尿中草酸盐类结晶较多者忌食。茭白不宜与豆腐、蜂蜜、西红柿、香菇同食。

韭菜 （蔬菜类）

【别名】懒人菜、起阳草。

【性味归经】性温，味甘、辛。归肝、肾经。

【营养成分】钙、蛋白质、维生素B_2、镁、脂肪、烟酸、铁、糖类、维生素C等。

【功效主治】具有温肾助阳、益脾健胃、行气活血的功效。

【食用须知】选购的时候选择用手抓时叶片不会下垂，结实而新鲜水嫩的。消化不良、肠胃功能较弱者，眼疾、胃病患者忌食。韭菜不宜与蜂蜜、菠菜、白酒、牛奶、虾皮同食。

韭黄 （蔬菜类）

【别名】韭芽、韭菜白。

【性味归经】性温，味甘。归肝、肾经。

【营养成分】蛋白质、糖类、钙、铁、磷、维生素B2、维生素C等。

【功效主治】有舒肝调气、增强消化、驱寒散瘀、增强体力、续筋骨等功效。

【食用须知】选购以叶片娇嫩、无枯萎、无腐烂、无绿色的为佳，不宜久存，应即买即食，若不能当日食用，应放入冰箱冷藏。阴虚内热及目疾之人忌食。韭黄不宜与蜂蜜同食。

红薯 （蔬菜类）

【别名】番薯、甘薯。

【性味归经】性平，味甘。归脾、胃经。

【营养成分】含有膳食纤维、胡萝卜素、维生素A、B族维生素、维生素C等。

【功效主治】具有补虚乏、益气力、健脾胃、强肾阴、和胃、暖胃、益肺等功效。

【食用须知】红薯一定要蒸熟煮透。一是因为红薯中淀粉不煮熟，难以消化；二是红薯中的气化酶不经高温破坏，吃后会产生不适感。胃及十二指肠溃疡及胃酸过多的患者忌食。

马蹄 （蔬菜类）

【别名】荸荠、乌芋。

【性味归经】性微凉，味甘。归肺、胃、大肠经。

【营养成分】蛋白质、脂肪、粗纤维、胡萝卜素、B族维生素、维生素C等。

【功效主治】具有清热解毒、凉血生津、利尿通便、化湿祛痰的功效。

【食用须知】选购时，应选择个体大的，外皮呈深紫色而且芽短粗的。置于通风的竹箩筐保存最佳。脾胃虚寒、血虚、血瘀者及经期女子忌食。

洋葱 （蔬菜类）

【别名】洋葱头、圆葱。

【性味归经】性温，味甘、微辛。归肝、脾、胃经。

【营养成分】富含蛋白质、粗纤维、胡萝卜素、维生素B1、维生素B2及维生素C等。

【功效主治】具有散寒、健胃、发汗、祛痰、杀菌、降血脂、降血压、降血糖、抗癌之功效。

【食用须知】要挑选球体完整、表皮完整光滑的。皮肤瘙痒性疾病、眼疾、胃病、热病患者忌食。

青椒 （蔬菜类）

【别名】甜椒、菜椒。

【性味归经】性热，味辛。归心、脾经。

【营养成分】含有胡萝卜素、钾、维生素C、维生素A、钠、磷、镁、糖类。

【功效主治】具有温中下气、散寒除湿的功效，可增强人的体力，缓解疲劳。

【食用须知】保存时先溶化一些蜡烛油，把青椒蒂都在蜡烛油中蘸一下，然后装进保鲜袋中，封严袋口，放入冰箱贮存。青椒不宜与黄瓜同食，会破坏维生素。

蒜苔 （蔬菜类）

【别名】青蒜、蒜苗。

【性味归经】性平，味甘。归肺、脾经。

【营养成分】含有蛋白质、脂肪、糖类、热量、纤维素、维生素A、维生素C、胡萝卜素等。

【功效主治】杀菌消炎、降血脂、抗动脉硬化，还有防癌抗癌的功效。

【食用须知】应挑选长条脆嫩、枝条浓绿者。根部发黄、顶端开花、纤维粗的则不宜购买。肝病患者及消化能力弱者忌食。不宜与蜂蜜同食，易伤眼睛。

木耳菜 （蔬菜类）

【别名】藤菜、篱笆菜、胭脂菜、豆腐菜。

【性味归经】性寒，味甘、酸。归心、大肠、小肠经。

【营养成分】含有蛋白质、脂肪、糖类、维生素B$_1$、胡萝卜素、纤维素。

【功效主治】具有清热、解毒、滑肠、凉血的功效。

【食用须知】木耳菜宜冷藏。孕妇、脾胃虚寒患者忌食。不宜与牛奶搭配，影响钙的吸收。

荠菜 （蔬菜类）

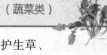

【别名】假水菜、护生草、清明草、银丝芥。

【性味归经】性凉，味甘、淡。归肝、胃经。

【营养成分】含蛋白质、脂肪、粗纤维、糖类、胡萝卜素、多种维生素及钾、钙、铁等。

【功效主治】具有健脾利水、止血解毒、降压明目、预防冻疮的功效。

【食用须知】红叶荠菜的香味更浓，风味更好。便溏及阴虚火旺者，患有疮疡、感冒等病者，素日体弱者忌食。

花菜 （蔬菜类）

【别名】菜花、花椰菜。

【性味归经】性凉，味甘。归肝、肺经。

【营养成分】含丰富的钙、磷、铁、维生素C、维生素A、维生素B$_1$、维生素B$_2$及蔗糖等。

【功效主治】具有爽喉、开声、润肺、止咳、抗癌、润肠等功效。

【食用须知】宜选购花球周边未散开，无异味的花菜。常吃花菜还可以增强肝脏的解毒能力。但尿路结石者忌食。花菜不宜与猪肝、牛肝、牛奶、豆浆同食。

西蓝花 （蔬菜类）

【别名】青花菜。

【性味归经】性凉，味甘。归肝、肺经。

【营养成分】含钙、磷、铁、胡萝卜素、维生素C等。

【功效主治】有爽喉、开声、润肺、止咳的功效。能够预防胆固醇氧化，防止血小板凝集，从而预防心脏病与脑中风。

【食用须知】烹饪西蓝花的时间不宜太长，否则会影响西蓝花的口感。尿路结石者忌食。西蓝花不宜与牛奶搭配同食，会影响钙的吸收。

黄花菜 （蔬菜类）

【别名】金针菜、川草。

【性味归经】性微寒，味甘。归心、肝经。

【营养成分】热量、胡萝卜素、维生素E、维生素A、蛋白质等。

【功效主治】具有清热解毒、止血、止渴生津、利尿通乳、解酒毒的功效。

【食用须知】烹制鲜黄花菜时应先将鲜黄花菜用开水焯过，再用清水浸泡2小时以上，捞出用水洗净后再进行炒食，可减轻"二秋水仙碱"的毒性，且每次不宜多食。皮肤瘙痒症、支气管哮喘患者忌食。

黄豆芽 （蔬菜类）

【别名】如意菜。

【性味归经】性凉，味甘。归脾、大肠经。

【营养成分】含有优质植物性蛋白和维生素B$_1$、维生素B$_2$等。

【功效主治】具有清热明目、补气养血、消肿除痹、祛黑痣、治疣赘、润肌肤等功效。

【食用须知】黄豆芽含的维生素C较易流失，烹调过程要迅速，或用油急速快炒，或用沸水略汆取出调味食用。豆芽的风味主要在于它脆嫩的口感，煮炒得太过熟烂，营养和风味尽失。

绿豆芽 （蔬菜类）

【别名】绿豆菜。

【性味归经】性凉，味甘。归胃经。

【营养成分】含有优质植物性蛋白和维生素B1、维生素B2、钙、钾、磷和铁等。

【功效主治】具有清暑热、通经脉、解诸毒的功效。

【食用须知】烹调绿豆芽时油盐不宜太多，下锅后要迅速翻炒，适当加些醋，才能保存水分及维生素C。脾胃虚寒者忌食。不宜与猪肝同食，会破坏营养。

雪里蕻 （蔬菜类）

【别名】雪里红、春不老。

【性味归经】性温，味甘、辛。归肝、胃、肾经。

【营养成分】含有丰富的维生素A、B族维生素、维生素C、维生素D、纤维素、胡萝卜素、钾、钙等。

【功效主治】具有解毒消肿、开胃消食、温中理气的功效。

【食用须知】雪里蕻可净化身体、抗衰老。小儿消化功能不全者忌食。雪里蕻不宜与醋同食，会降低营养价值。

茼蒿 （蔬菜类）

【别名】蓬蒿、菊花菜、蒿菜、艾菜。

【性味归经】性温，味甘。归肝、肾经。

【营养成分】食物纤维、维生素C、多种氨基酸、脂肪、钾等。

【功效主治】具有平补肝肾、利小便、宽中理气的作用，对心悸、怔忡、失眠多梦、心烦不安、痰多咳嗽、腹泻、胃脘胀痛等症有食疗作用。

【食用须知】胃虚腹泻者忌食。茼蒿不宜与醋、胡萝卜同食。

香菜 （蔬菜类）

【别名】芫荽、香荽、胡菜、芫荽、满天星、盐熟菜。

【性味归经】性温，味辛。归肺、脾经。

【营养成分】含蛋白质、维生素C、钾、钙、挥发油、苹果酸钾、甘露醇等。

【功效主治】有发汗透疹、消食下气、醒脾和中、促进胃肠蠕动的作用。

【食用须知】香菜以色泽青绿，香气浓郁，质地脆嫩，无黄叶、烂叶者为佳。生食香菜可以帮助改善代谢，利于减肥美容。但胃溃疡、脚气、疮疡患者忌食。

香椿 （蔬菜类）

【别名】山春、虎木树。

【性味归经】性凉，味苦、平。归肺、胃、大肠经。

【营养成分】富含大量蛋白质、糖类、B族维生素、维生素C等。

【功效主治】具有清热解毒、健胃理气、润肤明目、杀虫等功效，对疮疡、脱发、目赤、肺热咳嗽等病有食疗作用。

【食用须知】香椿为发物，多食易诱使顽疾复发，因此慢性疾病患者应该少食或不食。

白萝卜 （蔬菜类）

【别名】莱菔、罗菔。

【性味归经】性凉，味甘。归肺、胃经。

【营养成分】含蛋白质、糖类、B族维生素和大量的维生素C等。

【功效主治】能促进新陈代谢、增强食欲、化痰清热、帮助消化、化积滞。

【食用须知】白萝卜不适合脾胃虚弱者。另外，在服用参类滋补药时忌食白萝卜，以免影响疗效。阴盛偏寒体质者，脾胃虚寒者，胃及十二指肠溃疡者，慢性胃炎者，先兆流产、子宫脱垂者忌食。

胡萝卜 （蔬菜类）

【别名】红萝卜、金笋。

【性味归经】性平，味甘、涩。归心、肺、脾、胃经。

【营养成分】富含蛋白质、脂肪、糖类、胡萝卜素、B族维生素、维生素C。

【功效主治】具有健脾和胃、补肝明目、清热解毒、壮阳补肾、透疹、降气止咳等功效。

【食用须知】可将胡萝卜加热，放凉后用容器保存，冷藏可保鲜5天，冷冻可保鲜2个月左右。每天吃3根胡萝卜，有助于预防心脏疾病和肿瘤，但脾胃虚寒者忌食。

冬瓜 （蔬菜类）

【别名】白瓜、白冬瓜。

【性味归经】性凉，味甘。归肺、大肠、小肠、膀胱经。

【营养成分】含有矿物质、维生素、脂肪等。

【功效主治】具有清热解毒、利水消肿、减肥美容的功效，能减少体内脂肪，有利于减肥。

【食用须知】挑选时用手指掐一下，皮较硬，肉质密，种子成熟变成黄褐色的冬瓜口感较好。

苦瓜 （蔬菜类）

【别名】凉瓜、癞瓜。

【性味归经】性寒，味苦。归心、肝、脾、胃经。

【营养成分】含蛋白质、脂肪、淀粉、维生素C、粗纤维等。

【功效主治】具有清暑除烦、清热消暑、解毒、明目、降血糖、补肾健脾、益气壮阳、提高人体免疫力的功效。

【食用须知】用苦瓜烧鱼，鱼块绝不会有苦味，所以苦瓜有"君子菜"的雅称。脾胃虚寒者及孕妇忌食。

丝瓜 （蔬菜类）

【别名】布瓜、绵瓜、絮瓜。

【性味归经】性凉，味甘。归肝、胃经。

【营养成分】含皂苷、黏液、木聚糖、蛋白质、维生素C、B族维生素。

【功效主治】具有清暑凉血、解毒通便、祛风化痰、润肌美容、通经络、行血脉、下乳汁、调理月经不顺等功效。

【食用须知】应选择鲜嫩、结实、光亮，皮色为嫩绿或淡绿色的丝瓜。宜放在阴凉通风处保存或放入冰箱冷藏。体虚内寒、腹泻者忌食。

黄瓜 （蔬菜类）

【别名】胡瓜、青瓜。

【性味归经】性凉，味甘。归肺、胃、大肠经。

【营养成分】含蛋白质、食物纤维、矿物质、维生素、乙醇、丙醇等，并含有多种游离氨基酸。

【功效主治】具有除湿、利尿、降脂、镇痛、促消化的功效。

【食用须知】用黄瓜捣汁涂擦皮肤，有润肤、舒展皱纹的功效。脾胃虚弱、胃寒、腹痛腹泻、肺寒咳嗽者忌食。

南瓜 （蔬菜类）

【别名】麦瓜、番瓜、倭瓜。

【性味归经】性温，味甘。归脾、胃经。

【营养成分】含蛋白质、淀粉、糖类、胡萝卜素、维生素B$_1$、维生素B$_2$、维生素C和膳食纤维等。

【功效主治】具有润肺益气、化痰、消炎止痛、降低血糖、驱虫解毒、止喘、美容等功效。

【食用须知】有脚气、黄疸、疳积、下痢胀满、产后痧痘、气滞湿阻等病患者忌食。

玉米 （蔬菜类）

【别名】苞米、包谷。

【性味归经】性平，味甘。归脾、肺经。

【营养成分】含蛋白质、脂肪、糖类、胡萝卜素、B族维生素、维生素E及丰富的钙、铁、铜、锌等。

【功效主治】具有开胃益智、宁心活血、调理中气等功效。

【食用须知】玉米棒可直接煮食，玉米粒可煮粥、炒菜或加工成副食品。遗尿、糖尿病患者忌食。不宜与田螺同食，易引起中毒。

茄子 （蔬菜类）

【别名】茄瓜、白茄、紫茄、昆仑瓜、落苏矮瓜。

【性味归经】味甘，性凉。归脾、胃、大肠经。

【营养成分】含蛋白质、维生素A、B族维生素、维生素C等。

【功效主治】具有活血化瘀、清热消肿、宽肠之功效。

【食用须知】将切块的茄子放入水中，待做菜时捞起，可避免茄子变色。虚寒腹泻、皮肤疮疡、目疾患者以及孕妇忌食。

土豆 （蔬菜类）

【别名】洋芋、马铃薯。

【性味归经】性平，味甘。归胃、肠经。

【营养成分】含有蛋白质、脂肪、维生素B_1、维生素B_2、维生素C和钙、磷、铁等。

【功效主治】具有和胃调中、健脾益气之功效。

【食用须知】煮土豆时，先在水里加几滴醋，土豆的颜色就不会变黑了。糖尿病患者、腹胀者忌食。土豆不宜与石榴、香蕉、柿子同食。

莲藕 （蔬菜类）

【别名】水芙蓉、莲根、藕丝菜。

【性味归经】性凉，味甘。归肺、胃经。

【营养成分】含有蛋白质、脂肪、糖类、粗纤维。

【功效主治】具有滋阴养血的功效，可以补五脏之虚、强壮筋骨、补血养血。

【食用须知】莲藕以藕身肥大、肉质脆嫩的为佳。煮藕时忌用铁器，以免食物发黑。脾胃消化功能低下、大便溏泄者及产妇忌食。莲藕不宜与菊花、人参同食。

芋头 （蔬菜类）

【别名】青芋、芋艿。

【性味归经】性平，味甘、辛。归大肠、胃经。

【营养成分】富含蛋白质、钙、磷、铁、钾、镁、钠、胡萝卜素、烟酸、维生素C等。

【功效主治】具有益胃、宽肠、通便、解毒、补肝肾、消肿止痛、散结、调节中气、化痰、填精益髓等功效。

【食用须知】生剥芋头皮时可以倒点醋在手中，搓一搓再削皮，手就不会发痒了。

荷兰豆 （蔬菜类）

【别名】菜豌豆、青豌豆。

【性味归经】性寒，味甘。归脾、胃、大肠、小肠经。

【营养成分】含有蛋白质、脂肪、糖类、叶酸、膳食纤维、维生素A、胡萝卜素等。

【功效主治】具有调和脾胃、利肠、利水的功效。

【食用须知】尿路结石、皮肤病、胰腺炎、糖尿病、消化不良患者忌食。

豌豆　（蔬菜类）

【别名】青豆、麻豆、寒豆。

【性味归经】性温，味甘。归脾、胃、大肠经。

【营养成分】含有蛋白质、脂肪、糖类、叶酸、膳食纤维、维生素A、胡萝卜素等。

【功效主治】具有和中益气、解疮毒、通乳及消肿的功效。

【食用须知】豌豆多食会腹胀，尿路结石、皮肤病和慢性胰腺炎患者不宜食用。豌豆不宜与蕨菜、菠菜同食。

牛蒡　（蔬菜类）

【别名】牛子、蒡翁菜。

【性味归经】性寒，味苦。归肺经。

【营养成分】含有蛋白质、纤维素、胡萝卜素、维生素C、钙、磷、铁等。

【功效主治】具有疏风散热、宣肺透疹、解毒利咽等功效，可用于风热感冒、咳嗽痰多、麻疹风疹、咽喉肿痛。

【食用须知】常食牛蒡能清理血液垃圾，加促体内细胞的新陈代谢，防止皮肤老化，使肌肤紧致，能消除色斑。但腹痛胀气和血压低者忌食。

苹果　（水果类）

【别名】无。

【性味归经】性凉，味甘、微酸。归脾、肺经。

【营养成分】富含糖类、蛋白质、B族维生素、维生素C及微量元素。

【功效主治】具有润肺、健胃、生津、止渴、止泻、消食、顺气、醒酒的功能，而且对于癌症有良好的食疗作用。

【食用须知】能够减少直肠癌的发生。胃寒、糖尿病患者忌食。苹果不宜与胡萝卜、白萝卜、海鲜同食。

梨　（水果类）

【别名】沙梨、白梨。

【性味归经】性寒，味甘、微酸。归肺、胃经。

【营养成分】含有蛋白质、脂肪、糖类、粗纤维、钙及膳食纤维。

【功效主治】有止咳化痰、清热降火、养血生津、润肺去燥、润五脏、镇静安神等功效。

【食用须知】脾虚便溏、慢性肠炎、外感风寒咳嗽、糖尿病患者及产妇和经期中的女性忌食。

柑　（水果类）

【别名】柑果、金实、柑木。

【性味归经】性凉，味甘、酸。归脾、胃、膀胱经。

【营养成分】富含维生素C、维生素B_2、烟酸、蛋白质、糖类、粗纤维、钙、磷、铁等。

【功效主治】具有生津止渴、润燥和胃、利尿醒酒的功效。

【食用须知】宜挑选个不是很大，椭圆形、颜色暗黄的新鲜柑。柑放入冰箱中可以保存很长时间。胃、肠、肾、肺功能虚寒，久病痰寒者及老人忌食。

佛手柑　（水果类）

【别名】福寿柑、五指柑。

【性味归经】性温，味辛、苦、酸。归肝、脾、胃经。

【营养成分】富含糖类、粗纤维、丙烯酸、棕榈酸等。

【功效主治】具有疏肝解郁、理气和中、化痰止咳的功效。

【食用须知】选购时以色泽鲜艳、新鲜的佛手柑为佳。阴虚内热和体质虚弱之人忌食。不宜与动物肝脏同食，易破坏维生素C；不宜与螃蟹同食，易造成痰凝气滞。

橘子 （水果类）

【别名】福橘、蜜橘、大红袍、黄橘。

【性味归经】性平，味甘、酸。归肺、脾、胃经。

【营养成分】含有蛋白质、糖类、钙、磷、铁、钾、胡萝卜素等。

【功效主治】具有开胃理气、生津润肺、化痰止咳等功效。

【食用须知】橘汁对胃癌有预防作用。但风寒咳嗽、多痰、糖尿病、口疮、食欲不振、大便秘结、咳嗽多痰者忌食。

金橘 （水果类）

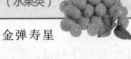

【别名】夏橘、金弹寿星柑、金橘饼。

【性味归经】性温，味辛、甘、酸。归肝、肺、脾、胃经。

【营养成分】含有蛋白质、脂肪、膳食纤维、糖类、胡萝卜素等。

【功效主治】有生津消食、化痰利咽、醒酒的作用。

【食用须知】要选择果皮颜色金黄、平整、柔软的金橘。脾弱气虚、糖尿病、口舌生疮、齿龈肿痛者忌食。

橙子 （水果类）

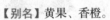

【别名】黄果、香橙。

【性味归经】性凉，味甘、酸。归肺、脾、胃经。

【营养成分】富含维生素C、β-胡萝卜素、柠檬酸、橙皮苷、醛、醇、维生素A等。

【功效主治】具有化痰、健脾、温胃、助消化、增食欲、增强毛细血管韧性、降血脂等功效。

【食用须知】经常食用橙子，能保持皮肤湿润，强化免疫系统，有效防止流感等病毒的侵入。糖尿病患者忌食。

柚子 （水果类）

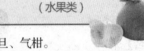

【别名】文旦、气柑。

【性味归经】性寒，味甘、酸。归肺、脾经。

【营养成分】富含苷类物质、胡萝卜素、维生素B$_1$、维生素B$_2$、维生素C、烟酸等。

【功效主治】有助于下气、消食、醒酒、化痰、健脾、生津止渴、增食欲。

【食用须知】最好选择上尖下宽的柚子，且表皮要薄而光润，色泽呈淡绿或淡黄色，闻之有香气。气虚体弱、腹部寒冷、常患腹泻者，高血压患者及肝功能损害的人忌食。

葡萄柚 （水果类）

【别名】西柚。

【性味归经】性寒，味甘、酸、苦。归脾、肾经。

【营养成分】含有各种维生素、果胶、钾及天然叶酸。

【功效主治】含有维生素P，可以强化皮肤、收缩毛孔，可控制肌肤出油。

【食用须知】葡萄柚含有天然叶酸，可以改善孕妇贫血，还可以降低生育畸形婴儿的概率。高血压患者忌食。葡萄柚不宜与南瓜同食，会破坏维生素C。

柠檬 （水果类）

【别名】益母果、柠果。

【性味归经】性微温，味甘、酸。归肺、胃经。

【营养成分】含有糖、钙、磷、铁、维生素A、维生素B$_1$、维生素B$_2$。

【功效主治】具有生津祛暑、化痰止咳、健脾消食之功效。

【食用须知】柠檬富含维生素C，对于预防癌症和一般感冒都有帮助。柠檬汁外用是美容洁肤的佳品。牙痛、糖尿病、胃及十二指肠溃疡或胃酸过多患者忌食。

草莓 （水果类）

【别名】红莓、蛇莓。

【性味归经】性凉，味甘、酸。归肺、脾经。

【营养成分】含有果糖、蔗糖、蛋白质、柠檬酸、苹果酸及多种维生素。

【功效主治】具有生津润肺、养血润燥、健脾、解酒的功效。草莓中含有一种胺类物质，对白血病、再生障碍性贫血等血液病有辅助治疗作用。

【食用须知】脾胃虚弱、肺寒腹泻者及孕妇忌食草莓。

蓝莓 （水果类）

【别名】笃斯、越橘、都柿。

【性味归经】性平，味甘、酸。归心、肝经。

【营养成分】富含维生素C、果胶、花青甙色素。

【功效主治】能有效降低胆固醇，防止动脉粥样硬化，促进心血管健康，有增强心脏功能、预防癌症和心脏病的功效。

【食用须知】蓝莓耐贮性较强，在室内18～26℃常温条件下，采用小包装可保存2周。腹泻者忌食。

葡萄 （水果类）

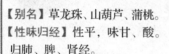

【别名】草龙珠、山葫芦、蒲桃。

【性味归经】性平，味甘、酸。归肺、脾、肾经。

【营养成分】含有蛋白质、脂肪、糖类、葡萄糖等。

【功效主治】具有滋补肝肾、养血益气、强壮筋骨、生津除烦、健脑养神的功效。

【食用须知】葡萄保留时间很短，购买后最好尽快吃完。糖尿病、便秘、阴虚内热、津液不足者，肥胖之人，脾胃虚寒者，服用人参者及孕妇忌食。

西瓜 （水果类）

【别名】寒瓜、夏瓜。

【性味归经】性寒，味甘。归心、胃、膀胱经。

【营养成分】含有糖、蛋白质、维生素B₁、维生素B₂、维生素C及钙、铁、磷等矿物质和有机酸。

【功效主治】具有清热解暑、除烦止渴、降压美容、利水消肿等功效。

【食用须知】脾胃虚寒、寒积腹痛、小便频数、小便量多、慢性肠炎、胃炎等患者忌食。

甜瓜 （水果类）

【别名】香瓜、果瓜、甘瓜、熟瓜。

【性味归经】性寒，味甘。归肺、胃经。

【营养成分】含有蛋白质、糖类、胡萝卜素等。

【功效主治】具有清暑热、解烦渴、利小便之功效。

【食用须知】不宜大量食用甜瓜，吃太多会冲淡胃液，引起消化不良或腹痛腹泻。出血及体虚者、脾胃虚寒、腹胀、腹泻便溏者忌食。

香蕉 （水果类）

【别名】蕉果。

【性味归经】性寒，味甘。归脾、胃、大肠经。

【营养成分】含有蛋白质、果胶、钙、磷、铁、胡萝卜素、维生素B₁等。

【功效主治】具有清热、通便、解酒、降血压、抗癌之功效。

【食用须知】香蕉买回来后，最好用绳子串起来，挂在通风处保存。慢性肠炎、糖尿病患者，胃酸过多者，女子月经来潮期间及痛经者忌食。

猕猴桃 （水果类）

【别名】狐狸桃、野梨、洋桃。

【性味归经】性寒，味甘、酸。归胃、膀胱经。

【营养成分】含有多种维生素、脂肪、蛋白质、枸橼酸、钙、磷、铁、镁、果胶。

【功效主治】有生津解热、调中下气、止渴利尿、滋补强身之功效。

【食用须知】猕猴桃的保存时间不宜太长，应尽快食用。脾胃虚寒、腹泻便溏者，糖尿病患者，先兆性流产和妊娠的女性忌食。

椰子 （水果类）

【别名】奶桃、越王头。

【性味归经】性凉，味甘。归胃、脾、大肠经。

【营养成分】含糖类、脂肪、蛋白质、多种维生素及钙、磷、铁等。

【功效主治】具有清热、解暑、生津、止渴之功效，可益气、补脾胃、杀虫消疳。

【食用须知】顶端三棱坚实的果实很嫩，如果按下有软蔫的感觉，表示果实太熟，味道会差很多。糖尿病、脾胃虚弱、腹痛腹泻、长期睡眠不佳者忌食。

菠萝 （水果类）

【别名】凤梨、番梨、露兜子。

【性味归经】性平，味甘。归脾、胃经。

【营养成分】含有脂肪、蛋白质、糖类、粗纤维、钙、磷、胡萝卜素等。

【功效主治】具有清暑解渴止泻、补脾胃、固元气、益气血、消食等功效。

【食用须知】切忌食用过量，或食用未经处理的生菠萝。食用前应用盐水泡10分钟左右。过敏体质的人，溃疡病、肾脏病、凝血功能障碍者，发热及患有湿疹、疥疮者忌食。

榴梿 （水果类）

【别名】韶子。

【性味归经】性热，味辛、甘。归肝、肾、肺经。

【营养成分】含有淀粉、糖、蛋白质、维生素A等。

【功效主治】可以强身健体，健脾补气，补肾壮阳，温暖身体，活血散寒，缓解经痛。

【食用须知】榴梿性热，因此不可多食。在食用榴梿时吃二三个山竹，能抑制榴梿的温热火气。保存时间不能太久，当产生酒精味时，说明已经变质。

山竹 （水果类）

【别名】莽吉柿。

【性味归经】性平，味甘、微酸。归脾经。

【营养成分】富含蛋白质、膳食纤维、脂类及铁等。

【功效主治】具有降燥、清凉解热的作用，对于皮肤病、营养不良的人群有很好的食疗效果。

【食用须知】新鲜山竹果蒂呈绿色，果皮呈暗紫红色，捏起来外壳比较软，有弹性。肥胖、肾病、心脏病、糖尿病患者，体质虚寒者忌食。

荔枝 （水果类）

【别名】妃子笑、丹荔。

【性味归经】性热，味甘。归心、脾经。

【营养成分】含有葡萄糖、果糖、蔗糖、苹果酸及蛋白质、脂肪、维生素C等。

【功效主治】食鲜荔枝能生津止渴、和胃平逆。干荔枝水煎或煮粥食用有补肝肾、健脾胃、益气血的功效。

【食用须知】好荔枝的手感应该发紧而且有弹性。可以在荔枝上喷点水，然后装入塑料保鲜袋中，放入冰箱贮存。妇女妊娠及糖尿病患者忌食。

枇杷 （水果类）

【别名】芦橘、芦枝、金丸、炎果、焦子。

【性味归经】性平，味甘、酸。归肺、胃经。

【营养成分】含有糖类、脂肪、纤维素、蛋白质、果胶、鞣质、胡萝卜素等。

【功效主治】具有生津止渴、清肺止咳、和胃除逆之功效，主要用于治疗肺热咳嗽、久咳不愈、咽干口渴、胃气不足等症，有一定的食疗作用。

【食用须知】要选择颜色金黄、质不软不硬、无黑点的枇杷。糖尿病患者忌食。

石榴 （水果类）

【别名】甜石榴、安石榴。

【性味归经】性温，味甘、酸、涩。归肺、肾、大肠经。

【营养成分】含有维生素C、B族维生素、有机酸等。

【功效主治】具有生津止渴、涩肠止泻、杀虫止痢的功效。

【食用须知】石榴多食会损伤牙齿，还会助火生痰。大便秘结、糖尿病、急性盆腔炎、尿道炎以及感冒、肺气虚弱、肺病患者忌食。

火龙果 （水果类）

【别名】青龙果、红龙果。

【性味归经】性凉，味甘。归肺、大肠经。

【营养成分】含有脂肪、蛋白质、纤维、胡萝卜素、各种维生素。

【功效主治】具有明目、降火的功效，有预防高血压的作用，而且还有美容功效。

【食用须知】以外观光滑亮丽、果身饱满、颜色呈鲜紫红的火龙果为佳。火龙果的果茎及果皮可配搭海鲜及肉类清炒，味爽可口，是夏日下饭的佳肴。火龙果花泡水煮沸、加冰糖，冷冻后饮，口感更香更醇，胜过菊花茶。

杧果 （水果类）

【别名】檬果、望果、羡仔。

【性味归经】性平，味甘。归胃、小肠经。

【营养成分】含有蛋白质、糖类、维生素A、维生素C及钙、磷、铁等。

【功效主治】具有生津止渴、益胃止呕、利尿止晕的功效。

【食用须知】吃饱饭后不可食用杧果，一次不可过量食用杧果。皮肤病或肿瘤患者，糖尿病、肠胃虚弱、消化不良、感冒以及风湿病患者忌食。杧果不宜与大葱、大蒜、竹笋同食。

无花果 （水果类）

【别名】奶浆果、天生子。

【性味归经】性平，味甘。归胃、大肠经。

【营养成分】富含糖类、蛋白质、氨基酸、维生素、矿物质及淀粉糖化酶、酯酶、蛋白酶等。

【功效主治】具有健胃、润肠、利咽、防癌、滋阴、催乳的功效。

【食用须知】将新鲜的无花果切成片，临睡前贴在眼睛下部皮肤上，坚持使用可减轻下眼袋。脾胃虚寒、腹痛便溏、糖尿病患者忌食。

李子 （水果类）

【别名】嘉庆子、李实。

【性味归经】性凉，味甘、酸。归肝、肾经。

【营养成分】富含糖类、多种氨基酸、钙、铁、胡萝卜素、烟酸、维生素C等。

【功效主治】具有清热生津、泻肝涤热、活血解毒、利水消肿的功效，适用于胃阴不足、口渴咽干、大腹水肿、小便不利等症。

【食用须知】李子要选择颜色均匀、果粒完整、无虫蛀的果实。脾胃虚弱者、胃酸过多者、胃及十二指肠溃疡患者、体虚气弱者、肠胃消化不良者忌食。

桃 （水果类）

【别名】佛桃、水蜜桃。

【性味归经】性温，味甘、酸。归肝、大肠经。

【营养成分】含有蛋白质、脂肪、糖类、粗纤维、钙、磷、铁、胡萝卜素等。

【功效主治】具有补心、解渴、充饥、生津之功效。

【食用须知】婴幼儿最好不要喂食桃子，婴幼儿肠胃功能差，无法消化这些物质，很容易造成过敏反应。没成熟的桃子最好不要吃，否则会引起腹胀或腹泻。

柿子 （水果类）

【别名】大盖柿、红柿。

【性味归经】性寒，味甘、涩。归心、肺、脾经。

【营养成分】富含糖、糖类、鞣酸、柿胶粉、蛋白质、脂肪、维生素C等。

【功效主治】有涩肠、润肺、止血、和胃的功效。

【食用须知】要选择果皮光滑、没有黑斑的柿子。柿子不宜长时间保存，建议现买现食。慢性胃炎、消化不良等患者及外感风寒咳嗽者忌食。

阳桃 （水果类）

【别名】三廉、酸五棱、阳桃、羊桃。

【性味归经】性寒，味甘、酸。归肺、胃、膀胱经。

【营养成分】含有维生素C、蔗糖、果糖、葡萄糖、苹果酸、草酸、柠檬酸等。

【功效主治】具有清热、生津、止咳、利水、解酒等功效。

【食用须知】阳桃以果皮光亮，皮色黄中带绿，棱边青绿的为佳。糖尿病患者，肺弱、胃寒者，易患腹泻，肾脏病者忌食。

樱桃 （水果类）

【别名】莺桃、车厘子。

【性味归经】性热，味甘。归脾、胃经。

【营养成分】含维生素A、B族维生素、维生素C、蛋白质、脂肪、糖等。

【功效主治】益气、健脾、和胃、祛风湿、增强体质，健脑益智，还能养颜驻容。

【食用须知】樱桃可以辅助治疗烧烫伤，起到收敛止痛、防止伤处起疱化脓的作用。热性病及虚热咳嗽者、糖尿病患者、便秘者忌食。

杨梅 （水果类）

【别名】水杨梅、圣僧梅。

【性味归经】性温，味甘、酸。归胃经。

【营养成分】含有果酸及多种维生素等。

【功效主治】具有生津止渴、和胃消食的功效。

【食用须知】要选色泽较深、香气足、口感柔和、新鲜、成熟度高、无破损的杨梅。杨梅用食盐腌制，时间越久越好，用时取数枚以开水泡服。阴虚、血热、火旺、有牙齿疾患者和糖尿病患者、溃疡病患者忌食。

沙果 （水果类）

【别名】花红果、五色来。

【性味归经】性平，味酸、甘。归心、肝、肺经。

【营养成分】富含蛋白质、胡萝卜素等。

【功效主治】具有生津止渴、消食除烦和化积滞的作用。

【食用须知】应挑选大小适中、果皮无虫眼和损伤、气味芳香的沙果。沙果切片后可在盐水里泡15分钟左右，或将柠檬汁滴到切片上，也可防止氧化变色。脾弱气虚者忌食。

榆钱 （水果类）

【别名】榆子、榆仁。

【性味归经】性平，味甘、微辛。归心、肺、脾经。

【营养成分】含有蛋白质、脂肪、糖类、烟酸、维生素C等。

【功效主治】具有健脾安神、止咳化痰、清热利水、杀虫消肿之功效，可健脾和胃，治食欲不振。

【食用须知】若喜吃咸食，可放入盐、酱油、香醋、辣椒油、葱花、香菜等作料拌食。胃及十二指肠溃疡患者忌食。

哈密瓜 （水果类）

【别名】甜瓜、甘瓜、果瓜。

【性味归经】性寒，味甘。归肺、胃、膀胱经。

【营养成分】含有蛋白质、脂肪、糖类、膳食纤维、维生素A、维生素C等。

【功效主治】具有清热除烦、生津止渴的功效。

【食用须知】哈密瓜香甜可口，果肉细腻，而且果肉愈靠近种子处，甜度越高，愈靠近果皮越硬，因此皮最好削厚一点，吃起来更美味。脚气病、黄疸、腹胀、便溏、糖尿病、寒性咳喘患者及产后、病后之人忌食。

红毛丹 （水果类）

【别名】毛荔枝。

【性味归经】性温，味甘、酸。归脾，胃经。

【营养成分】富含糖类、各种维生素和矿物质。

【功效主治】具有润肤养颜、清热解毒、提高人体免疫力的功效。

【食用须知】红毛丹不宜长期保存，应尽快食用。红毛丹的果核上有一层坚硬且脆的保护膜，和果肉紧密相连。这层膜人的肠胃是无法消化的，故食用时一定要将这层膜剔除干净。体质燥热者忌食。

木瓜 （水果类）

【别名】木瓜海棠、光皮木瓜。

【性味归经】性平、微寒，味甘。归肝、脾经。

【营养成分】含齐敦果酸、木瓜酚、皂苷、苹果酸、酒石酸、柠檬酸、维生素C等。

【功效主治】具有消食、驱虫、清热、祛风的功效，对胃痛、消化不良、肺热干咳、乳汁不通等症有食疗作用。

【食用须知】宣木瓜，多用来治病，不宜鲜食。南方的番木瓜可以生吃，也可和肉类一起炖煮。孕妇、过敏体质人士忌用。

甘蔗 （水果类）

【别名】糖蔗、黄皮果蔗。

【性味归经】性凉，味甘。归肺、脾、胃经。

【营养成分】含有蔗糖、果胶、葡萄糖、柠檬酸等。

【功效主治】具有清热、生津、下气、润燥及解酒等功效。

【食用须知】甘蔗有两种，皮色深紫近黑的甘蔗，俗称黑皮蔗，性质较温和滋补，喉痛热盛者不宜食用；皮色青的青皮蔗，味甘而性凉，有清热之效，能解肺热和肠胃热。

薜荔果 （水果类）

【别名】木莲、牛奶柚。

【性味归经】性平，味甘。归肾经。

【营养成分】富含蛋白质、脂肪、纤维、糖类、维生素B$_1$、维生素B$_2$、烟酸等。

【功效主治】具有祛风利湿、清热解毒、补肾固精、活血通经、催乳消肿之功效。

【食用须知】将薜荔果洗净切片，放入铝锅加适量水煮沸，放入白糖煮半小时，可用于辅助治疗乳糜尿。但脾胃功能较差者、胃及十二指肠溃疡患者忌食。

244种药膳常用中药功能表

　　膳食一般是指日常食用的饭菜，而药膳则大为不同。药膳取药材之性，用食材之味，"药食相配，药借食力，食助药威"，两者相辅相成。药膳对于无病之人，可起到保健、强身的作用；对于身患疾病之人，可选择适当的药膳，对身体加以调养，增强体质，辅助药材发挥其药效，从而达到辅助治病的目的。说到药膳，自然要提及药材了，这里收集整理了244种药膳中常用的中药材，从别名、性味归经、功效主治、适宜人群、忌用人群、配伍须知等方面对这些中药材进行了介绍，让读者对这些药膳常用的中药材有进一步的了解。

人参 （补气药）

【别名】山参、园参、地精。

【性味归经】性温，味甘、苦。归心、肺、脾经。

【功效主治】大补元气、复脉固脱、生津安神。用于体虚欲脱、肢冷脉微、久病虚羸、惊悸失眠、阳痿宫冷、心力衰竭。

【适宜人群】气虚者、久病体虚者，糖尿病、哮喘、阳痿、不孕等症患者。

【忌用人群】阴虚火旺者；感冒未愈者；内有实火者；高血压、高血脂患者。

【配伍须知】忌与藜芦、五灵脂同用。

党参 （补气药）

【别名】黄参、狮头参。

【性味归经】性平，味甘。归脾、肺经。

【功效主治】补中益气、健脾益肺。用于脾肺虚弱、气短心悸、食少便溏、虚喘咳嗽、内热消渴。

【适宜人群】中气不足者；体虚倦怠者；病后体虚者；慢性贫血、白血病等患者。

【忌用人群】气滞者、肝火盛者，结膜炎、流行性腮腺炎、肝炎、肺气肿患者。

【配伍须知】不能与藜芦配伍，服药期间不宜喝浓茶。

西洋参 （补气药）

【别名】洋参、花旗参。

【性味归经】性凉，味甘、微苦。归心、肺、肾经。

【功效主治】益肺阴、清虚火、生津止渴。用于肺虚久嗽、失血、咽干口渴、虚热烦倦、胃火牙痛。

【适宜人群】肺热燥咳、四肢倦怠者；肺结核、慢性肝炎等患者。

【忌用人群】体质虚寒、胃有寒湿者，风寒咳嗽、消化不良、流行性感冒患者。

【配伍须知】忌与藜芦配伍。

太子参 （补气药）

【别名】孩儿参、童参。

【性味归经】性平，味甘、微苦。归脾、肺经。

【功效主治】补肺、健脾。用于脾虚体弱、病后虚弱、气阴不足、自汗口渴、肺燥干咳。

【适宜人群】脾气虚弱、食少倦怠者；肺虚久咳气喘者；贫血、自汗、糖尿病等患者。

【忌用人群】外感患者，风寒感冒未愈者，内火旺盛者。

【配伍须知】不宜与藜芦配伍。

黄芪　　（补气药）

【别名】北芪、绵黄芪。

【性味归经】性温，味甘。归肺、脾、肝、肾经。

【功效主治】补气固表、利水消肿、排脓敛疮、托毒生肌。用于慢性衰弱、中气下陷所致的脱肛、子宫脱垂、内脏下垂、崩漏带下，以及表虚自汗及消渴等病。

【适宜人群】脾虚泄泻、气血不足者；慢性肝炎、低血压、糖尿病、肾炎患者。

【忌用人群】实证及阴虚阳盛者，面部感染、消化不良、上腹胀满者。

【配伍须知】忌与白鲜皮配伍，会降低药效。

白术　　（补气药）

【别名】山蓟、山姜、山连。

【性味归经】性温，味苦、甘。归脾、胃经。

【功效主治】健脾益气、燥湿利水、止汗安胎。用于脾胃气弱、食少倦怠、少气无力、虚胀腹泻、水肿、黄疸。

【适宜人群】自汗易汗者；脾虚腹泻者；气虚胎动者；肥胖者；肾炎水肿、高血压患者。

【忌用人群】高热、阴虚火盛、津液不足、烦渴、小便短赤、胃胀腹胀、气滞饱闷者。

【配伍须知】忌与土茯苓配伍，两者同食能降低药性。

山药　　（补气药）

【别名】淮山药、山芋、山蓣。

【性味归经】性平，味甘。归脾、肺、肾经。

【功效主治】补脾养胃、生津益肺、补肾涩精。用于脾虚食少、久泻不止、肺虚喘咳、肾虚遗精、带下、尿频、虚热消渴等。

【适宜人群】脾虚、肺阴不足、肾阴不足者；头晕耳鸣者；贫血、神经衰弱患者。

【忌用人群】肠胃积滞者；阴虚燥热者；感冒、便秘患者；疗疮疖肿者；皮肤瘙痒者。

【配伍须知】忌与碱性药物（如胃乳片）搭配食用。

大枣　　（补气药）

【别名】干枣、美枣、红枣。

【性味归经】性温，味甘。归脾、胃经。

【功效主治】补脾和胃、益气生津、调营卫。用于胃虚食少、脾弱便溏、气血津液不足、营卫不和、养心安神、心悸怔忡。

【适宜人群】脾虚食欲不振者；骨质疏松者；贫血、体虚患者。

【忌用人群】牙痛、便秘、消化不良、咳嗽、高糖血症、高脂血症患者；痰多者。

【配伍须知】成熟晒干的（忌蒸煮）大枣和丹参片空腹服，可治疗银屑病。

蜂蜜　　（补气药）

【别名】白蜜、生蜂蜜、炼蜜。

【性味归经】性平，味甘。归脾、肺、大肠经。

【功效主治】调补脾胃、缓急止痛、润肺止咳、润肠通便、润肤生肌、解毒。主治脘腹虚痛、肺燥咳嗽、肠燥便秘、目赤、口疮、溃疡不敛、风疹瘙痒、水火烫伤。

【适宜人群】中虚脘腹疼痛者；肺虚燥咳及肠燥便秘者；川乌中毒者。

【忌用人群】凡湿阻中满、湿热痰滞、便溏泄泻者要慎用或尽量不用。

【配伍须知】不宜与葱、莴笋同食。

绞股蓝　　（补气药）

【别名】七叶胆。

【性味归经】性寒，味苦。归肺、脾、肾经。

【功效主治】益气养血、消炎解毒、止咳祛痰、安神助眠。用于气虚体弱、心烦失眠、头昏目眩。

【适宜人群】气虚体质者；湿热体质者；失眠、咳嗽咳痰、肝炎等患者。

【忌用人群】脾胃虚寒腹泻者。

【配伍须知】不同种类的绞股蓝因所含成分不同，其功效作用也有所区别，并无特殊配伍禁忌。

红景天 （补气药）

【别名】雪域红景天。

【性味归经】味甘、苦，性寒。归脾经。

【功效主治】益气活血、健脾、化瘀消肿，主治气虚血瘀、胸痹心痛、中风偏瘫等。外用治疗跌打损伤和烧烫伤。

【适宜人群】适宜老年患者，神经衰弱者，适宜于长期面对电脑工作的人群。

【忌用人群】儿童、孕妇禁用，感冒发烧、咳嗽者，体内有炎症者禁用。

【配伍须知】配伍白术、芡实等健脾除湿止带之物，治疗脾虚疗效极佳。

白扁豆 （补气药）
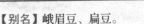

【别名】峨眉豆、扁豆。

【性味归经】性微温，味甘。归脾、胃经。

【功效主治】健脾化湿、和中消暑等功效。常用于脾胃虚弱、食欲不振、大便溏泻、暑湿吐泻、胸闷腹胀等肠胃不适，以及白带过多等常见病证的治疗。

【适宜人群】脾虚湿盛、食少便溏或泄泻、暑湿吐泻、食物中毒者。

【忌用人群】患寒热病者不宜食用本品。

【配伍须知】本品含有毒性蛋白，生用有毒，加热后毒性大大减弱。

饴糖 （补气药）

【别名】麦芽糖、糖稀。

【性味归经】性温，味甘。归脾、肺、胃经。

【功效主治】缓中补虚、生津润燥。主要用于治疗劳倦伤脾、里急腹痛、肺燥咳嗽等病。

【适宜人群】中虚里急，脘腹疼痛者；肺虚干咳少痰者。

【忌用人群】脾胃湿热、中满呕哕者，糖尿病患者，痰湿盛者不宜。

【配伍须知】治疗肺虚咳嗽时，与杏仁、百部等同用可增强润肺止咳的功效。

甘草 （补气药）

【别名】美草、蜜甘、甜草。

【性味归经】性平，味甘。归心、肺、脾、胃经。

【功效主治】补脾益气、清热解毒、祛痰止咳。用于脾胃虚弱、倦怠乏力、心悸气短、咳嗽痰多。

【适宜人群】心气不足者，食少便溏者，痰多咳嗽者，食物中毒者。

【忌用人群】湿热胀满、呕吐、水肿者。

【配伍须知】不宜与大戟、芫花、甘遂、海藻配伍。

当归 （补血药）

【别名】干归、川当归。

【性味归经】性温，味甘、辛。归肝、心、脾经。

【功效主治】补血和血、调经止痛。用于月经不调、闭经腹痛、跌打损伤等症。

【适宜人群】腹胀疼痛、月经不调、气血不足者；血虚便秘者；产后病后体虚者。

【忌用人群】慢性腹泻、湿阻中满、大便溏泄者；热盛出血者。

【配伍须知】与羌活、防风、黄芪等配伍，可活血、散寒、止痛。

熟地 （补血药）

【别名】熟地黄、大熟地。

【性味归经】性微温，味甘。归肝、肾经。

【功效主治】补血、益精填髓。用于肝肾阴亏、遗精阳痿、月经不调、腰膝酸软、耳鸣耳聋、便秘、肾虚喘促。

【适宜人群】肝肾阴虚者。

【忌用人群】外感未清者；消化不良者；脾胃虚寒者；大便泄泻者；阳虚怕冷者。

【配伍须知】与当归、白芍、川芎同用，治疗血虚萎黄、眩晕、心悸、失眠及月经不调等。

白芍 　（补血药）

【别名】金芍药、杭勺、芍药。

【性味归经】性凉，味苦、酸。归肝、脾经。

【功效主治】养血柔肝、缓中止痛、敛阴收汗。用于治疗胸腹疼痛、泻痢腹痛、自汗盗汗、阴虚发热、月经不调、崩漏带下。

【适宜人群】泻痢腹痛、自汗盗汗、月经不调、产后血虚血瘀腹痛者；肝炎、抑郁症、胃痛、消化性溃疡患者。

【忌用人群】小儿麻疹、虚寒、腹痛、泄泻者，妇女产后亦不可用。

【配伍须知】忌与藜芦同用。

首乌 　（补血药）

【别名】地精、何首乌。

【性味归经】性温，味苦、甘、涩。归肝、肾经。

【功效主治】补肝益肾、养血祛风。用于肝肾阴亏、发须早白、血虚头晕、腰膝软弱、筋骨酸痛、遗精。

【适宜人群】血虚头晕，肾虚头发早白、脱发、腰膝酸软、阴虚盗汗、烦热失眠者。

【忌用人群】大便溏薄、脾湿中阻、食积腹胀者；风寒感冒未愈者；高胆固醇者。

【配伍须知】与当归、枸杞子、菟丝子等同用，治精血亏虚、腰酸脚弱、头晕眼花等。

阿胶 　（补血药）

【别名】驴皮胶、傅致胶。

【性味归经】性平，味甘。归肺、肝、肾经。

【功效主治】滋阴润燥、补血止血、安胎。用于治疗眩晕、心悸失眠、血虚胎漏、虚痨咳嗽、吐血、便血、月经不调。

【适宜人群】体质虚弱、血虚萎黄、眩晕心悸者；贫血患者；月经不调、失眠多梦者。

【忌用人群】体内热较重，口干舌燥、潮热盗汗者；脾胃有湿、大便溏泄者。

【配伍须知】与枸杞子、砂仁配伍，煎水服用，可养胎、安胎，治疗妊娠胎动不安。

龙眼肉 　（补血药）

【别名】龙眼干、桂圆肉。

【性味归经】性温，味甘。归心、脾经。

【功效主治】补益心脾、养血宁神、健脾止泻。用于气血不足、营养不良、神经衰弱、健忘、记忆力衰退。

【适宜人群】孕妇；产后病后体虚者；慢性消耗性疾病患者；失眠、肾虚、便秘者。

【忌用人群】痰多火盛、舌苔厚腻、大便滑泻、感冒未愈、阴虚火旺、痰湿中阻者。

【配伍须知】与枸杞子、百合炖汤服用，能养心安神。

北沙参 　（补阴药）

【别名】海沙参、辽沙参。

【性味归经】性凉，味甘、苦。归胃、肺经。

【功效主治】养阴清肺、益脾健胃、养肝补肾、生津祛痰。用于肺热咳嗽、痨嗽咯血、食欲不振、口渴舌干、大便秘结。

【适宜人群】热病津伤、阴虚气喘咳嗽、自汗盗汗者；冠心病、慢性咽炎患者。

【忌用人群】风寒作嗽及肺胃虚寒者；痰湿中阻、食积腹胀者。

【配伍须知】忌与藜芦配伍，药效相反。

麦冬 　（补阴药）

【别名】麦门冬、寸冬、川麦冬。

【性味归经】性寒，味甘、苦。归心、胃经。

【功效主治】养阴生津、润肺清心。用于肺燥干咳、津伤口渴、心烦失眠、内热消渴、肠燥便秘、白喉、吐血、咯血。

【适宜人群】阴虚内热者；更年期女性；产后病后体虚者；血虚失眠、头晕耳鸣者。

【忌用人群】脾胃虚寒泄泻者；胃有痰饮湿浊者；风寒咳嗽者；大便稀薄者。

【配伍须知】与款冬、苦参、青葙相克，不能同时食用。

天冬 （补阴药）

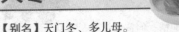

【别名】天门冬、多儿母。

【性味归经】性寒,味甘、苦。归肺、肾经。

【功效主治】养阴生津、润肺清心。用于肺燥干咳、虚劳咳嗽、津伤口渴、心烦失眠、内热消渴、肠燥便秘、白喉。

【适宜人群】咳嗽吐血、肺痿、肺痈者；风寒、腹泻、食少者；内热消渴者；阴虚发热者；肠燥便秘者。

【忌用人群】脾胃虚寒和便溏者。

【配伍须知】常与熟地、枸杞子等同用,治疗肾阴亏虚、眩晕耳鸣、腰膝酸痛。

燕窝 （补阴药）

【别名】无。

【性味归经】性平,味甘。归脾、肺经。

【功效主治】滋阴养肺、化痰止咳、补中益气。用于治虚损劳,整肠健脾、增强免疫力,调理肺部功能。

【适宜人群】孕产妇；儿童；病后康复者及吸烟者。

【忌用人群】脾胃虚所致脘腹冷痛者。

【配伍须知】与人参片、百合煮汤食用,可益气滋阴,治疗久咳肺虚症（如肺结核、肺癌）。

百合 （补阴药）

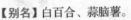

【别名】白百合、蒜脑薯。

【性味归经】性平,味甘、微苦。归肺、脾、心经。

【功效主治】润肺止咳、清心安神。用于肺热久嗽、咳唾痰血,热病后余热未清、虚烦惊悸、神志恍惚、脚气水肿。

【适宜人群】心烦易怒者；血虚心悸、失眠多梦者；神经衰弱者；肺结核患者。

【忌用人群】风寒咳嗽、脾虚便溏者；痰湿中阻、食积腹胀者。

【配伍须知】与麦冬同用,治虚热上扰。

枸杞 （补阴药）

【别名】杞子、枸杞果。

【性味归经】性平,味甘。归肝、肾经。

【功效主治】滋肾润肺、补肝明目。用于治疗肝肾阴亏、腰膝酸软、头晕目眩、目昏多泪、虚劳咳嗽、消渴、遗精。

【适宜人群】血虚、慢性肝炎、贫血患者；眼疾及肝病患者。

【忌用人群】感冒发热患者；外邪实热,脾虚湿热泄泻者。

【配伍须知】与女贞子、红糖制成冲剂口服,对治疗高脂血症有一定效果。

黑芝麻 （补阴药）

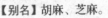

【别名】胡麻、芝麻。

【性味归经】性平,味甘。归肝、肾、肺、脾经。

【功效主治】补肝肾、润五脏、养发强身、抗衰老。治须发早白、脱发等。

【适宜人群】须发早白、发枯发落；腰酸腿软者；中老年人；身体虚弱者。

【忌用人群】慢性肠炎、便溏腹泻、阳痿、遗精等患者。

【配伍须知】与莲子、白果磨粉食用,可治疗男子遗精、女子带下过多症。

玉竹 （补阴药）

【别名】山姜、西竹。

【性味归经】性平,味甘。归肺、胃经。

【功效主治】养阴润燥、除烦止渴。用于燥咳、劳嗽、热病阴液耗伤之咽干口渴、内热消渴、阴虚外感、眩晕、挛痛。

【适宜人群】脾胃虚弱者；胃阴亏虚者；营养不良患者。

【忌用人群】胃有痰湿气滞者忌服,感冒患者、消化不良者、湿浊中阻者忌服。

【配伍须知】常与麦冬、沙参等品同用,主治燥伤胃阴、口干舌燥、食欲不振。

石斛 （补阴药）

【别名】川石斛、金石斛。

【性味归经】性微寒，味甘。归胃、肾经。

【功效主治】生津益胃、清热养阴。用于热伤津液、低热烦渴、胃阴不足、口渴咽干、呕逆少食、胃脘隐痛、视物昏花。

【适宜人群】肺结核患者；更年期女性；阴虚发热、心烦易怒者；糖尿病患者。

【忌用人群】舌苔厚腻、便溏者；感冒患者；脾胃虚寒者；痰湿中阻者。

【配伍须知】与生地、麦冬等同用，治胃热阴虚之胃脘疼痛、牙龈肿痛、口舌生疮。

黄精 （补阴药）

【别名】鸡头参、龙街、太阳草。

【性味归经】味甘，性平。归肺、脾、肾经。

【功效主治】补气养阴、健脾润肺、益肾。用于虚损寒热、脾胃虚弱、体倦乏力、肺虚燥咳、精血不足、内热消渴。

【适宜人群】肺痨咯血、肾虚腰膝酸软、五心烦热、阳痿、早泄、遗精、夜尿频多者。

【忌用人群】脾胃虚寒、腹泻便溏、食欲不振者；虚寒泄泻、痰湿、痞满、气滞者。

【配伍须知】与熟地、百部等同用，治疗肺肾阴虚之劳嗽久咳。

桑葚 （补阴药）

【别名】乌椹、黑椹、桑果。

【性味归经】性寒，味甘；归心、肝、肾经。

【功效主治】补血滋阴、生津润燥、益肝肾。用于眩晕耳鸣、心悸失眠、须发早白、津伤口渴、内热消渴、血虚便秘。

【适宜人群】肝肾亏虚者；胃阴亏虚、咽干口燥、烦渴喜饮者；头发早白者。

【忌用人群】少年儿童；脾虚便溏者；脾胃虚寒者；糖尿病患者。

【配伍须知】与熟地黄、何首乌等同用，滋阴、补血。

女贞子 （补阴药）

【别名】女贞、冬青子。

【性味归经】性平，味苦、甘。归肝、肾经。

【功效主治】补肝肾、强腰膝。用于治疗头晕目花、耳鸣、腰膝酸软、须发早白、明目乌发。

【适宜人群】肝肾阴虚、遗精耳鸣、须发早白者。

【忌用人群】脾胃虚寒泄泻者；肾阳不足阳虚者。

【配伍须知】忌与氨基糖苷类、大环内酯类抗生素配伍。

墨旱莲 （补阴药）

【别名】金陵草、莲子草。

【性味归经】性寒，味甘、酸。归肝、肾经。

【功效主治】滋补肝肾、凉血止血。用于须发早白、眩晕耳鸣、腰膝酸软、阴虚血热、吐血、鼻出血、尿血、崩漏下血、外伤出血。

【适宜人群】肝肾阴虚者；须发早白者；脱发、慢性肝炎、痢疾等患者。

【忌用人群】胃弱便溏者；肾气虚寒者。

【配伍须知】常与熟地、枸杞子等配伍，补肝益肾。

龟甲 （补阴药）

【别名】龟板、乌龟壳。

【性味归经】性寒，味甘。归肾、肝、心经。

【功效主治】滋阴潜阳、益肾强骨、固经止血、养血补心。用于阴虚潮热、骨蒸盗汗、头晕目眩、虚风内动、筋骨痿软、心虚健忘。

【适宜人群】阴虚火旺者；遗精者；咳嗽咯血者；心烦易怒者。

【忌用人群】阴虚者；食少泄泻者；脾胃虚寒者；孕妇。

【配伍须知】与熟地、知母、黄檗等同用，治疗阴虚内热、骨蒸潮热、盗汗遗精。

鳖甲 （补阴药）

【别名】上甲、鳖壳、团鱼甲、鳖盖子。

【性味归经】性平，味咸。归肝、肾经。

【功效主治】具有养阴清热、平肝息风、软坚散结的功效。主要用于治疗劳热骨蒸、阴虚风动、症瘕痃癖、经闭经漏、小儿惊痫等症。

【适宜人群】阴虚内热者。

【忌用人群】脾胃阳衰、食减便溏者慎服；孕妇忌服。

【配伍须知】忌与马齿苋配伍。

鹿茸 （补阳药）

【别名】黄毛茸、马鹿茸。

【性味归经】性温，味甘、咸。归肾、肝经。

【功效主治】补肾壮阳、益精生血、强筋壮骨。用于畏寒肢冷、阳痿早泄、宫冷不孕、尿频遗尿、筋骨无力等病。

【适宜人群】食欲不振、肾阳不足、精血虚亏、神疲体倦者。

【忌用人群】阴虚阳亢、血分有热、胃火炽盛、肺有痰热及外感热病者。

【配伍须知】常与人参、黄芪、当归同用，治疗诸虚百损、元气不足。

海参 （补阳药）

【别名】刺参、沙噀。

【性味归经】性平，味甘、咸。归肾、肺经。

【功效主治】补肾益精、养血润燥、止血。用于精血亏损、虚弱劳怯、阳痿、梦遗、肠燥便秘、肺虚咳嗽咯血、肠风便血、外伤出血。

【适宜人群】精血亏损者；肠燥便秘者；外伤出血者；阳痿、遗精患者。

【忌用人群】脾虚不运者；外邪未尽者。

【配伍须知】海参与枸杞子配伍，可补肾益气、养血润燥。

冬虫夏草 （补阳药）

【别名】虫草、菌虫草。

【性味归经】性温，味甘。归肾、肺经。

【功效主治】补虚损、益精气、止咳化痰、补肺肾。用于肺肾两虚、阳痿遗精、咳嗽、自汗盗汗、支气管炎、病后虚弱。

【适宜人群】肾气不足、腰膝酸痛者；肾虚腰痛、阳痿遗精、肾衰竭患者。

【忌用人群】肺热咯血者；儿童、孕妇及哺乳期妇女；感冒发热、脑出血者。

【配伍须知】单用泡酒服，或与五加皮、桑寄生等同用，宜风湿痹证而寒湿偏盛。

核桃仁 （补阳药）

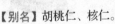

【别名】胡桃仁、核仁。

【性味归经】性温，味甘。归肾、肺、大肠经。

【功效主治】温补肺肾、定喘润肠。治疗肝肾亏虚引起的腰腿酸软、筋骨疼痛、牙齿松动、虚劳咳嗽、月经和白带过多等。

【适宜人群】肾亏腰痛、肺虚久咳、气喘、健忘怠倦、气管炎、便秘患者。

【忌用人群】肺脓肿、慢性肠炎患者。

【配伍须知】与杜仲、补骨脂、大蒜等同用，治疗肾虚腰酸、头晕耳鸣、尿有余沥。

巴戟天 （补阳药）

【别名】巴戟、鸡肠风。

【性味归经】性温，味辛、甘。归肝、肾经。

【功效主治】补肾阳、壮筋骨、祛风湿。用于治疗阳痿遗精、小腹冷痛、小便不禁、宫冷不孕、月经不调、风寒湿痹等。

【适宜人群】身体虚弱者；阳痿早泄、遗精、腰膝酸软者；风湿痹痛、筋骨拘急患者。

【忌用人群】火旺泄精、阴虚水乏、小便不利、口舌干燥者。

【配伍须知】与怀牛膝、木瓜、五加皮等配用，治疗筋骨痿软行迟。

仙茅 （补阳药）

【别名】独茅根、仙茅参。

【性味归经】性温，味辛，有小毒。归肾、肝经。

【功效主治】温肾阳、壮筋骨。治阳痿精冷、小便失禁、崩漏、心腹冷痛、腰脚冷痹、痈疽、瘰疬、阳虚冷泻筋骨痿痹等。

【适宜人群】肾阳不足、腰膝冷痛及食欲不振者。

【忌用人群】阴虚火旺者。

【配伍须知】有小毒，不宜长期服用；不可与羊肉、牛奶同食。

补骨脂 （补阳药）

【别名】胡韭子、婆固脂。

【性味归经】性温，味辛。归肾、心包、脾、胃、肺经。

【功效主治】补肾助阳。用于治疗肾阳不足、下元虚冷、腰膝冷痛、阳痿、尿频、肾不纳气、虚喘、大便久泻、白癜风、银屑病。

【适宜人群】肾阳不足、下元虚冷、腰膝冷痛、银屑病等患者。

【忌用人群】阴虚火旺、内热烦渴、眩晕气虚、二便结者。

【配伍须知】配人参、木香等治疗虚喘痨嗽。

益智仁 （补阳药）

【别名】益智子、摘子。

【性味归经】性温，味辛。归脾、肾经。

【功效主治】温脾暖肾、固气涩精。治疗腰腹冷痛、中寒吐泻、多唾流涎、遗精、小便余沥、夜尿频等常见病。

【适宜人群】脾肾虚寒、腹痛腹泻或肾气虚寒小便频数、遗尿、遗精患者。

【忌用人群】阴虚火旺或因热而患遗滑、崩带者。

【配伍须知】配川乌、干姜、青皮等同用，治疗脘腹冷痛、呕吐泄泻。

海马 （补阳药）

【别名】马头鱼、水马、海蛆。

【性味归经】味甘、咸，性温。归肾、肝经。

【功效主治】强身健体、补肾壮阳、舒筋活络、消炎止痛、镇静安神、止咳平喘。适用于肾虚阳痿、精少，宫寒不孕，腰膝酸软，尿频；跌打损伤，血瘀作痛等。

【适宜人群】肾气亏虚、阳痿不举、遗精早泄、精冷不育者；女子性欲低下、宫冷不孕者。

【忌用人群】阴虚火旺者；感冒未清者。

【配伍须知】与血竭、当归、川芎、乳香、没药等配伍，治疗气血不畅、跌打瘀肿。

锁阳 （补阳药）

【别名】琐阳、不老药。

【性味归经】性温，味甘。归脾、肾、大肠经。

【功效主治】补肾润肠。主治阳痿早泄、气弱阴虚、大便燥结、小便频数、血尿；腰膝酸软；畏寒、四肢疼痛；月经不调、宫冷带下；女子不孕、男子不育；失眠健忘等。

【适宜人群】肾虚阳痿、早泄、腰膝软弱者。

【忌用人群】泄泻及阳易举而精不固者；大便溏薄者、性功能亢进者。

【配伍须知】与肉苁蓉、火麻仁、生地等同用，治疗血虚津亏、肠燥便秘。

紫河车 （补阳药）

【别名】胞衣、胎衣、混元丹。

【性味归经】性温，味甘、咸。归肺、心、肾经。

【功效主治】补气养血、补肾益精。常用于肾气不足、精血虚亏、阳痿遗精、腰酸耳鸣或不孕，肺肾两虚、喘息短气；气血不足，消瘦少食，体倦乏力，或产后乳少。

【适宜人群】阳痿遗精、腰酸耳鸣者；不孕、体形瘦弱者；免疫力低下者。

【忌用人群】阴虚患者；有实邪者。

【配伍须知】与钩藤、全蝎各18克，共研细末装胶囊，治疗偏头痛。

蛤蚧 （补阳药）

【别名】蛤蚧壳、蛤蚧干。

【性味归经】性平，味咸。归肺、肾经。

【功效主治】补肺益肾、定喘止嗽、助阳益精。主治虚劳咳嗽、咯血、消渴、阳痿、肾不纳气的虚喘久嗽、精血亏虚等症。

【适宜人群】肺虚咳嗽，肾虚作喘者；肾阳亏虚者。

【忌用人群】湿热型咳嗽者；外感风寒、阴虚火旺者。

【配伍须知】常与贝母、紫菀、杏仁等同用，治疗虚劳咳嗽。

菟丝子 （补阳药）

【别名】菟丝实、吐丝子。

【性味归经】性平，味辛、甘。归肾、肝、脾经。

【功效主治】滋补肝肾、固精缩尿、安胎、明目。用于腰膝酸软、肾虚胎漏、胎动不安、脾肾虚泻、遗精、消渴等病。

【适宜人群】阳痿遗精、腰膝酸软者。

【忌用人群】阴虚火旺、便秘、小便短赤、血崩、大便燥结者。

【配伍须知】常与熟地、车前子同用，滋补肝肾、益精养血而明目。

杜仲 （补阳药）

【别名】思仙、思仲。

【性味归经】性温，味甘、微辛。归肝、肾经。

【功效主治】降血压、补肝肾、强筋骨、安胎气。可用于治疗腰脊酸疼、足膝痿弱、小便余沥、阴下湿痒、筋骨无力、妊娠漏血、胎漏欲堕、胎动不安、高血压等。

【适宜人群】高血压患者，中老年人肾气不足者，腰脊疼痛者。

【忌用人群】阴虚火旺、少尿、尿黄者。

【配伍须知】不能搭配蛇皮、玄参使用。

续断 （补阳药）

【别名】接骨草、川断。

【性味归经】性微温，味苦、辛。归肝、肾经。

【功效主治】补肝肾、续筋骨、调血脉。用于治疗腰背酸痛、肢节麻痹、足膝无力、胎漏崩漏、带下遗精、跌打创伤、损筋折骨、金疮痔漏、痈疽疮肿等病。

【适宜人群】腰背酸痛、肢节麻痹、足膝无力者。

【忌用人群】初痢者；怒气郁者。

【配伍须知】忌与雷丸配伍。

韭菜籽 （补阳药）

【别名】韭子、炒韭菜子。

【性味归经】性温，味辛、甘；归肾、肝经。

【功效主治】补肝肾、暖腰膝、助阳固精。多用于治疗阳痿、遗精、遗尿、小便频数、腰膝酸软或冷痛、白带过多等常见病症。

【适宜人群】阳痿、遗精、遗尿者；腰膝酸软者。

【忌用人群】阴虚火旺者。

【配伍须知】与补骨脂、龙骨、益智仁等同用，温补肝肾、涩精止遗。

麻黄 （发散风寒药）

【别名】龙沙、卑盐。

【性味归经】味辛、苦，性温。归肺、膀胱经。

【功效主治】发汗、平喘、利水。可治伤寒表实、发热恶寒无汗、头痛鼻塞、骨节疼痛、咳嗽气喘、风水浮肿、小便不利、风邪顽痹、风疹瘙痒等病。

【适宜人群】老人、幼儿及风寒感冒者。

【忌用人群】体虚自汗盗汗者。

【配伍须知】与熟地黄、当归等同用，治疗阴虚盗汗。

桂枝 （发散风寒药）

【别名】柳枝、玉树。

【性味归经】性温，味辛、甘。归心、肺、膀胱经。

【功效主治】发汗解肌、温通经脉、助阳化气、平冲降气。用于风寒感冒、脘腹冷痛、血寒经闭、关节痹痛、痰饮、水肿、心悸等症。

【适宜人群】风寒感冒、脘腹冷痛、血寒经闭、心悸者。

【忌用人群】有口渴、唇燥、咽喉肿痛等热证、血证者；孕妇；月经过多者。

【配伍须知】与附子同用，祛风散寒、通痹止痛。

紫苏 （发散风寒药）

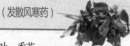

【别名】苏叶、苏子叶、香苏。

【性味归经】性温，味辛。归脾、肺经。

【功效主治】发表、散寒、理气、和营。主治外感风寒、恶寒发热、头痛无汗、咳嗽气喘、脘腹胀闷、呕恶腹泻、胎动不安等症。

【适宜人群】脾胃虚寒者；妊娠呕吐、胎动不安、水肿等患者；风寒感冒者。

【忌用人群】风热感冒、高热及气弱者；阴虚火旺者；肠燥便秘患者。

【配伍须知】配伍生姜、陈皮、藿香等药，可解鱼蟹中毒。

生姜 （发散风寒药）

【别名】姜根、因地辛。

【性味归经】性温，味辛。归肺、脾、胃经。

【功效主治】发表、散寒、止呕、开痰。用于脾胃虚寒、食欲减退、恶心呕吐；风寒或寒痰咳嗽；感冒风寒，恶风发热，鼻塞头痛等病。

【适宜人群】脾胃虚寒呕吐者；畏寒怕冷者；冻疮患者；内脏下垂者；风寒湿痹者等。

【忌用人群】阴虚、内有实热者；患痔疮者。

【配伍须知】忌与白酒同食，会引起胃脘痛；忌与马肉、兔肉同食。

荆芥 （发散风寒药）

【别名】假苏、姜苏。

【性味归经】性温，味辛。归肺、肝经。

【功效主治】发表、祛风、理血。主治感冒发热、头痛、咽喉肿痛、中风口噤、吐血、鼻出血、便血、崩漏、产后血晕、痈肿、疮疥、瘰疬等症。

【适宜人群】感冒发热、头痛者。

【忌用人群】表虚有汗者；血虚寒热而不因于风湿风寒者。

【配伍须知】忌与驴肉同食，会降低药效，且损害身体健康。

防风 （发散风寒药）

【别名】关防风、川防风。

【性味归经】性温，味辛。归膀胱、肝、脾经。

【功效主治】发表、祛风、胜湿、止痛。用于治疗外感风寒、头痛、目眩、项强、风寒湿痹、骨节酸痛、四肢挛急、破伤风角弓反张、牙关紧闭、抽搐症等。

【适宜人群】风寒湿痹、肢节疼痛、筋脉挛急者。

【忌用人群】血虚痉急或头痛不因风邪者；阴虚火旺、血虚发痉者。

【配伍须知】忌与胡椒同食。

白芷 （发散风寒药）

【别名】川白芷、香白芷。

【性味归经】味辛，性温。归肺、胃经。

【功效主治】祛风、燥湿、消肿、止痛。用于治疗头痛、眉棱骨痛、齿痛、鼻渊、寒湿腹痛、肠风痔漏、赤白带下、痈疽疮疡、皮肤燥痒、疥癣。

【适宜人群】风寒感冒者；皮肤病患者；妇女白带异常者；脾虚腹泻者；鼻炎患者。

【忌用人群】阴虚血热、食积腹胀、少食者。

【配伍须知】与苍耳子、辛夷等同用，散风寒、通鼻窍。

香薷 （发散风寒药）

【别名】石香薷、小香

【性味归经】性温，味辛、甘。归肺、脾、胃经。

【功效主治】发汗解表、化湿和中、利水消肿。主治夏月感寒饮冷、头痛发热、恶寒无汗、胸痞腹痛、呕吐腹泻、水肿、脚气。

【适宜人群】外感风寒、内伤湿邪之阴暑证者，水肿者。

【忌用人群】火盛气虚、自汗、阴虚有热者。

【配伍须知】作用于利水消肿时要浓煎。

细辛 （发散风寒药）

【别名】北细辛、金盆草。

【性味归经】性温，味辛。归肺、胃经。

【功效主治】祛风散寒、通窍止痛、温肺化饮、解热镇痛、抑菌。用于治疗风寒感冒、头痛牙痛、鼻塞鼻渊、风湿痹痛、痰饮喘咳等。

【适宜人群】风寒感冒引起的恶寒发热、鼻塞流涕患者；鼻炎、鼻窦炎患者。

【忌用人群】气虚多汗、血虚头痛、阴虚咳嗽者；风热感冒者；肾功能不全者。

【配伍须知】忌与藜芦配伍，药性相反。

羌活 （发散风寒药）

【别名】羌青、胡王使者。

【性味归经】性温，味辛、苦。归膀胱、肝、肾经。

【功效主治】散表寒、利关节、祛风胜湿、止痛。主治感冒风寒、头痛无汗、风寒湿痹、项强筋急、骨节酸疼、痈疽疮毒、阳痿遗精、遗尿尿频、五更泄泻。

【适宜人群】风寒感冒者；阳痿遗精者。

【忌用人群】血虚痹痛者；气虚多汗者。

【配伍须知】与防风、细辛、川芎等同用，祛风解表止痛。

苍耳子 （发散风寒药）

【别名】卷耳、苓耳、地葵、苍耳。

【性味归经】性温，味甘、苦。归肺经。

【功效主治】祛风散热、解毒杀虫。可治感冒、头风、头晕、鼻渊、目赤、目翳、风温痹痛、拘挛麻木、风癞、疔疮、疥癣、皮肤瘙痒、痔疮、痢疾、湿痹拘挛等症。

【适宜人群】一般都适用。

【忌用人群】血虚之头痛、痹痛者。

【配伍须知】忌与马肉、猪肉同食，会降低药效。

辛夷 （发散风寒药）

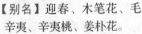

【别名】迎春、木笔花、毛辛夷、辛夷桃、姜朴花。

【性味归经】性温，味辛。归肺、胃经。

【功效主治】祛风通窍、抗炎、镇痛、降压。用于治疗头痛、鼻渊、鼻塞不通、齿痛等。

【适宜人群】身体寒热、风头脑痛者。

【忌用人群】阴虚火旺者。

【配伍须知】忌与黄连配伍，会降低药效。

葱白 （发散风寒药）

【别名】葱茎白、葱白头。

【性味归经】性温，味辛。归肺、胃经。

【功效主治】发汗解表、通阳解毒。主治伤寒、寒热头痛、阴寒腹痛、虫积内阻、二便不通、痢疾、痈肿。

【适宜人群】伤寒、寒热头痛者；阴寒腹痛者；虫积内阻、二便不通、痢疾、痈肿患者。

【忌用人群】表虚多汗者；风热感冒者。

【配伍须知】忌与蜂蜜配伍，两者药性相反；忌与大枣、常山配伍，会降低药效。

胡荽 （发散风寒药）

【别名】芫荽、香菜、芫蒲、香荽、胡菜、芫茜。

【性味归经】性温，味辛。归肺、胃经。

【功效主治】具有解表透疹，健胃消食的功效。主要用于治疗麻疹透发不畅，脾胃虚弱所致食欲不振、食积伤食。

【适宜人群】麻疹透发不畅者；胃寒食滞者。

【忌用人群】热毒壅滞而疹出不透者。

【配伍须知】在治疗疹出不畅或疹出复隐时，常配伍荆芥、蝉蜕等；治疗健胃消食时，常配伍丁香、陈皮等。

薄荷 （发散风热药）

【别名】人丹草、龙脑薄荷。

【性味归经】性凉，味辛。归肝、肺经。

【功效主治】疏风散热、辟秽解毒、止痒、健胃祛风、消炎。主治外感风热头痛、目赤、咽喉肿痛、食滞气胀、口腔溃疡、牙痛、疮疥红疹。

【适宜人群】胸闷不舒者；阴虚火旺者；肝郁气滞者；食积不化者；胃阴亏虚者。

【忌用人群】肺虚咳嗽、阴虚发热者；哺乳妇女；脾胃虚寒者；汗多表虚者。

【配伍须知】忌与鳖肉同食。

牛蒡子 （发散风热药）

【别名】鼠粘子、黑风子。

【性味归经】性平，味辛。归肺、胃经。

【功效主治】疏散风热、宣肺透疹、消肿解毒。主治风热感冒、温病初起；风热或肺热咳嗽、咯痰不畅；咽喉肿痛；斑疹不透；风疹瘙痒；疮疡肿毒及痄腮等。

【适宜人群】风热感冒、咳嗽多痰者。

【忌用人群】大便溏泄者；痘症、虚寒、气血虚弱者。

【配伍须知】与桑叶、桔梗、前胡等药配伍，治疗风热咳嗽、痰多不畅。

蝉蜕 （发散风热药）

【别名】蝉壳、蝉衣、知了皮。

【性味归经】性寒，味甘、咸。归肺、肝经。

【功效主治】散风热、宣肺、定痉。治外感风热、咳嗽音哑、麻疹透发不畅、风疹瘙痒、小儿惊痫、目赤、翳障、疔疮肿毒、破伤风；小儿肺热咳嗽、感冒发热、烦躁、夜睡不安、夜啼。

【适宜人群】一般都适用。

【忌用人群】孕妇慎用。

【配伍须知】与天竺黄、栀子、僵蚕等药配伍，治疗小儿急惊风。

桑叶 （发散风热药）

【别名】铁扇子、冬霜叶、霜叶。

【性味归经】性寒，味甘、苦。归肺、肝经。

【功效主治】祛风清热、凉血明目。主治风温发热、头痛、目赤、口渴、肺热咳嗽、风痹、瘾疹、下肢水肿。

【适宜人群】外感风热患者；流感、流脑、结膜炎等流行性传染病患者；肝火旺盛者。

【忌用人群】脾胃虚寒者。

【配伍须知】忌与藜芦配伍。

菊花 （发散风热药）

【别名】甘菊、甜菊花。

【性味归经】性微寒，味甘、苦。归肺、肝经。

【功效主治】疏风、清热、明目、解毒。用于治疗头痛、眩晕、目赤、心胸烦热、疔疮、肿毒等病。

【适宜人群】外感风热、头痛、目赤、脑血栓患者；肝火旺盛引起的两目干涩、目赤肿痛、心烦易怒、咽干口燥的患者等。

【忌用人群】气虚胃寒、食少泄泻患者。

【配伍须知】忌与芹菜、鸡肉同食。

柴胡 （发散风热药）

【别名】地熏、山菜。

【性味归经】性微寒，味苦。归肝、胆经。

【功效主治】和解表里、疏肝、升阳。主治寒热往来、胸满胁痛、口苦耳聋、头痛目眩、疟疾、下利脱肛、月经不调、子宫下垂等病。

【适宜人群】风热感冒患者；慢性咽炎患者；肝火上逆所致头胀痛、耳鸣、眩晕者。

【忌用人群】凡阴虚所致的咳嗽、潮热者。

【配伍须知】配伍当归、白芍、白术、茯苓等，治疗肝郁血虚、脾失健运。

升麻 （发散风热药）

【别名】周升麻、周麻。

【性味归经】性凉，味甘、辛、微苦。归肺、脾、胃、大肠经。

【功效主治】升阳、发表、透疹、解毒。可治时气疫疠、头痛寒热、口疮、斑疹不透；中气下陷、久泻久痢、脱肛、妇女崩漏、子宫下坠；痈肿疮毒、胃火牙痛等。

【适宜人群】一般都适用。

【忌用人群】阴虚火旺及麻疹已透者。

【配伍须知】常与葛根、白芍、甘草等同用，治疗麻疹初起、透发不畅。

葛根 （发散风热药）

【别名】干葛、粉葛。

【性味归经】性凉，味甘。归脾、胃经。

【功效主治】升阳解肌、透疹止泻、除烦止渴。常用于治疗伤寒、发热头痛、项强、烦热消渴、泄泻、痢疾、斑疹不透、高血压、心绞痛、耳聋等病症。

【适宜人群】热证患者；暑热烦渴者；高血压、高脂血症、肥胖患者。

【忌用人群】夏日表虚汗、脾胃虚寒者。

【配伍须知】配天花粉、麦冬、党参、黄芪等，治疗内热消渴、体瘦乏力。

淡豆豉 （发散风热药）

【别名】香豉、淡豉。

【性味归经】性寒，味苦。归肺、胃经。

【功效主治】具有解肌发表、宣郁除烦、健胃除烦、助消化、治疗血尿的功效。主要用于治疗外感表证、寒热头痛、心烦、胸闷、虚烦不眠等病。

【适宜人群】一般人都适用，尤其适用于寒热头痛、心烦、胸闷、虚烦不眠者。

【忌用人群】哺乳期的妇女忌服；胃虚易泛恶者慎服。

【配伍须知】忌与抗生素配伍。

浮萍 （发散风热药）

【别名】水萍、藻、萍子草、水白、水苏、浮萍草。

【性味归经】性寒，味辛。归肺、小肠经。

【功效主治】发汗、祛风、行水、清热、解毒。主治时行热痛、斑疹不透、风热痛疹、皮肤瘙痒、水肿、闭经、疮癣、丹毒、烫伤。

【适宜人群】一般都适用。

【忌用人群】血虚肤燥、气虚风痛者。

【配伍须知】与麻黄、香薷、羌活等同用，发散风寒。

木贼草 （发散风热药）

【别名】木贼、节骨草。

【性味归经】性平，味苦。归肺、肝经。

【功效主治】疏风散热、解肌退翳。主治目生云翳、迎风流泪、肠风下血、血痢、疟疾、喉痛、痈肿。

【适宜人群】风热目赤、翳障多泪者；便血、痔血者。

【忌用人群】气血虚弱者、久病者。

【配伍须知】常与蝉蜕、谷精草等配伍用，治疗外感风热、目赤翳障多泪者。多服损肝，令人目肿，不宜多服。

石膏 （清热泻火药）

【别名】软石膏、寒水石。

【性味归经】性寒，味甘、辛。归肺、胃经。

【功效主治】解肌清热，除烦止渴、清热解毒、泻火。主治热病壮热不退，心烦神昏，口渴咽干，肺热喘急，中暑自汗，胃火牙痛，热毒壅盛，发斑发疹，口舌生疮等症。

【适宜人群】肺热咳嗽、气喘者；胃火亢盛所致的头痛、齿痛、牙龈肿痛患者。

【忌用人群】脾胃虚寒及血虚、阴虚发热者。

【配伍须知】忌与巴豆配伍。

知母 （清热泻火药）

【别名】连母、水须、穿地龙。

【性味归经】性寒，味苦、甘。归肺、胃、肾经。

【功效主治】清热泻火，生津润燥。主治温热病、高热烦渴、咳嗽气喘、燥咳、便秘、骨蒸潮热、虚烦不眠、消渴淋浊。

【适宜人群】温热病、高热烦渴、咳嗽气喘、燥咳、便秘、骨蒸潮热、虚烦不眠、消渴、淋浊患者。

【忌用人群】脾虚便溏者。

【配伍须知】忌与普萘洛尔、维生素C配伍。

芦根 （清热泻火药）

【别名】苇根、芦菇根、芦柴根、苇子根、芦芽根、甜梗。

【性味归经】性寒，味甘。归肺、胃经。

【功效主治】清热生津、除烦、止呕。主治热病烦渴、胃热呕吐、噎膈、反胃、肺痿、肺痈，并解河豚鱼毒。

【适宜人群】肺热咳嗽者；热病烦渴、牙龈出血者；河豚中毒者。

【忌用人群】脾胃虚寒者。

【配伍须知】配白茅根、车前子等用，治疗热淋涩痛、小便短赤。

天花粉 （清热泻火药）

【别名】栝楼根、蒌根、瑞雪、天瓜粉、花粉、屎瓜根。

【性味归经】性凉，味甘、苦、酸。归肺、胃经。

【功效主治】生津止渴、降火润燥、排脓消肿。主治热病口渴、消渴、黄疸、肺燥咯血、痈肿、痔瘘等症。

【适宜人群】虚热咳嗽、痈肿、消渴等症者。

【忌用人群】脾胃虚寒、大便滑泄者忌服。

【配伍须知】配麦冬、芦根、白茅根等，治疗积热内蕴、化燥伤津之消渴症。

竹叶 （清热泻火药）

【别名】无。

【性味归经】性寒，味甘、淡。归心、肺、胆、胃经。

【功效主治】清热除烦、生津利尿。主治热病烦渴、小儿惊痫、咳逆吐衄、面赤、小便短赤、口糜舌疮等症。

【适宜人群】小便短赤、口糜舌疮等症患者。

【忌用人群】脾胃虚寒者。

【配伍须知】配金银花、连翘、薄荷等，可治疗外感风热、烦热口渴。

淡竹叶 （清热泻火药）

【别名】碎骨子、竹叶卷心。

【性味归经】性寒，味甘。归心、胃、小肠经。

【功效主治】清凉解热、利尿、杀小虫、除热缓脾。主治胸中疾热、咳逆上气、吐血、热毒风、消渴、热狂烦闷、中风失声不语、痛头风。

【适宜人群】口舌生疮、牙龈肿痛、肺热咳嗽、咽喉肿痛等患者。

【忌用人群】无实火、湿热者；孕妇。

【配伍须知】配石膏、芦根、黄芩、知母、麦冬等，治疗热病伤津、心烦口渴。

栀子 （清热泻火药）

【别名】木丹、鲜支。

【性味归经】性寒，味苦。归心、肝、肺、胃、三焦经。

【功效主治】清热、泻火、凉血。主治热病虚烦不眠、黄疸、淋病、目赤、咽痛、吐血、鼻出血、热毒疮疡、扭伤肿痛等症。

【适宜人群】热病虚烦不能眠者；黄疸、淋病患者；目赤、咽痛、吐血等患者。

【忌用人群】脾虚便溏者。

【配伍须知】忌与黄檗、阿托品、普萘洛尔配伍。

莲子心 （清热泻火药）

【别名】莲子。

【性味归经】性寒，味苦。归心、肾经。

【功效主治】清心安神、涩精止血。用于治疗热病、心烦神昏、暑热烦渴、高血压、烦热失眠等症。

【适宜人群】高血压患者；心烦、口渴、吐血、阳痿、遗精、目赤肿痛者。

【忌用人群】脾胃虚寒者。

【配伍须知】与玄参、竹叶、连翘心等配伍使用，可治疗温病热陷心包、神昏谵语之证。

夏枯草 （清热泻火药）

【别名】棒槌草、牛枯草。

【性味归经】性寒，味苦、辛。归肝、胆经。

【功效主治】清泄肝火、散结消肿、清热解毒、祛痰止咳、凉血止血。适用于淋巴结结核、甲状腺肿、乳痈、目眩头晕、口眼喝斜、筋骨疼痛、肺结核、血崩带下、急性传染性黄疸型肝炎及细菌性痢疾等病。

【适宜人群】淋巴结结核、肺结核患者；甲状腺肿患者；乳痈者；黄疸患者。

【忌用人群】脾胃虚弱者。

【配伍须知】忌与钾盐、螺内酯配伍。

决明子 （清热泻火药）

【别名】狗屎豆、假绿豆。

【性味归经】性凉，味甘、苦。归肝、肾、大肠经。

【功效主治】清肝明目、利水通便。主治风热赤眼、青盲、雀目、高血压、肝炎、肝硬化、腹水、习惯性便秘等病。

【适宜人群】高血压患者；肝炎、肝硬化患者；习惯性便秘患者。

【忌用人群】脾虚泄泻者；低血压患者。

【配伍须知】配菊花、青葙子、茺蔚子等，可治疗风热上攻头痛目赤。

谷精草 （清热泻火药）

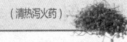

【别名】谷精草、谷精珠。

【性味归经】性凉，味苦。归肝、胃经。

【功效主治】疏散风热、明目退翳。可用于治疗肝经风热、目赤肿痛、目生翳障、风热头痛、夜盲症等。

【适宜人群】夜盲症患者；风热头痛、目赤肿痛者。

【忌用人群】血虚目病者。

【配伍须知】配薄荷、菊花、牛蒡子等，治风热头痛；与荆芥、决明子、龙胆草等配伍，治目赤肿痛、眼生翳膜者。

青葙子 （清热泻火药）

【别名】野鸡冠花、鸡冠苋、狼尾花、大尾鸡冠花、牛尾花子、狗尾巴子。

【性味归经】性微寒，味苦。归肝经。

【功效主治】清肝、明目、退翳。可用于治疗肝热目赤、眼生翳膜、视物昏花、肝火眩晕等。

【适宜人群】肝火型高血压者。

【忌用人群】肝肾阴虚之目疾及青光眼患者。

【配伍须知】配菟丝子、肉苁蓉、山药等，可治疗肝肾亏损、目昏干涩。

金银花　（清热解毒药）

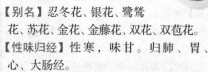

【别名】忍冬花、银花、鹭鸶花、苏花、金花、金藤花、双花、双苞花。

【性味归经】性寒，味甘。归肺、胃、心、大肠经。

【功效主治】清热解毒。主治温病发热、热毒血痢、痈疡、肿毒、瘰疬、痔漏等。

【适宜人群】流行性感冒、高脂血症患者。

【忌用人群】脾胃虚寒及气虚、疮疡、脓清者。

【配伍须知】与鱼腥草、芦根、桃仁等同用，以清肺排脓。

连翘　（清热解毒药）

【别名】一串金、旱莲子。

【性味归经】性寒，味苦。归肺、心、小肠经。

【功效主治】清热解毒，消肿散结。用于治疗痈疽、丹毒、风热感冒、温病初起、高热烦渴、神昏发斑、热淋尿闭等。

【适宜人群】风热感冒患者；痈疽、瘰疬、乳痈、丹毒等患者。

【忌用人群】脾胃虚弱、气虚发热、痈疽已溃脓稀色淡者。

【配伍须知】与金银花、薄荷、牛蒡子等同用，治疗风热外感或温病初起、头痛发热。

板蓝根　（清热解毒药）

【别名】靛青根、蓝靛根。

【性味归经】性寒，味苦。归肝、胃经。

【功效主治】清热解毒、凉血。主治流感、流脑、乙脑、肺炎、丹毒、热毒发斑、神昏吐衄、咽肿、痄腮、火眼、疮疹、舌绛紫暗、喉痹、烂喉丹痧、大头瘟疫、痈肿；可防治流行性乙型脑炎、急慢性肝炎、流行性腮腺炎、骨髓炎。

【适宜人群】肝炎患者；腮腺炎患者。

【忌用人群】体虚而无实火热毒者。

【配伍须知】忌与绿豆、黄瓜同食；忌冷饮。

蒲公英　（清热解毒药）

【别名】凫公英、黄花三七。

【性味归经】性寒，味苦、甘。归胃、肝经。

【功效主治】清热解毒、利尿散结。主治急性乳腺炎、淋巴腺炎、瘰疬、疔毒疮肿、急性结膜炎、感冒发热、急性扁桃体炎、急性支气管炎、胃炎、肝炎、胆囊炎、尿路感染。

【适宜人群】目赤、咽痛者。

【忌用人群】阳虚外寒、脾胃虚弱者。

【配伍须知】忌与麻黄、螺内酯、磺胺类药配伍。

野菊花　（清热解毒药）

【别名】野黄菊花、苦薏、山菊花、甘菊花。

【性味归经】性微寒，味苦、辛。归肺、肝经。

【功效主治】清热解毒、疏风平肝。主治疗疮、痈疽、丹毒、湿疹、皮炎、风热感冒、咽喉肿痛、高血压等。

【适宜人群】咽喉肿痛、目赤肿痛者。

【忌用人群】脾胃虚寒者及孕妇。

【配伍须知】与决明子同用，可治疗肝火上炎之头痛眩晕。

鱼腥草　（清热解毒药）

【别名】肺形草、秋打尾。

【性味归经】性寒，味辛。归肺、膀胱、大肠经。

【功效主治】清热解毒、利尿消肿。主治肺炎、肺脓肿、热痢、疟疾、水肿、淋病、白带、痈肿、痔疮、脱肛、湿疹、秃疮、疥癣。

【适宜人群】痰热喘咳者。

【忌用人群】虚寒证及外疡。

【配伍须知】与野菊花、蒲公英、金银花等同用，清热解毒、消痈排脓。

马齿苋 （清热解毒药）

【别名】长命菜、长寿菜。

【性味归经】味甘、酸，性寒。归心、肝、脾、大肠经。

【功效主治】清热解毒、消肿止痛。主治痢疾、肠炎、肾炎、产后子宫出血、便血、乳腺炎等病。

【适宜人群】尿血、尿道炎患者；湿疹、皮炎患者；湿热泄泻、痢疾、痔疮者；湿热下注，带下色黄、黏稠味臭者。

【忌用人群】孕妇及脾胃虚寒者。

【配伍须知】忌与鳖甲配伍。

土茯苓 （清热解毒药）

【别名】硬饭头、红土苓。

【性味归经】性平，味甘、淡。归肝、胃、肾、脾经。

【功效主治】除湿解毒、通利关节。用于治疗湿热淋浊、带下、痈肿、瘰疬、疥癣、梅毒及汞中毒所致的肢体拘挛、筋骨疼痛。

【适宜人群】风湿性关节炎、腹痛、消化不良者及膀胱炎患者。

【忌用人群】无湿热，或属阴液亏损者。

【配伍须知】与木通、萹蓄、蒲公英、车前子同用，治疗热淋。

大青叶 （清热解毒药）

【别名】大青。

【性味归经】性寒，味苦。归肝、心经。

【功效主治】清热解毒、凉血止血。主治温病热盛、烦渴、流行性感冒、急性传染性肝炎、急性胃肠炎、急性肺炎、丹毒、吐血、鼻出血、黄疸、喉痹、痈疽肿毒。

【适宜人群】流行性感冒患者；急性传染性肝炎患者；急性胃肠炎、肺炎等患者。

【忌用人群】脾胃虚寒者。

【配伍须知】用鲜品捣烂外敷，治疗血热毒盛、丹毒红肿。

穿心莲 （清热解毒药）

【别名】一见喜。

【性味归经】性寒，味苦。归肺、胃、大肠、小肠经。

【功效主治】清热解毒，燥湿。主治温病初起之肺热咳嗽、肺痈、咽喉肿痛，痈肿疮毒，湿热泻痢，毒蛇咬伤等。

【适宜人群】外感风热、发热头痛者；肺痈咳吐血者；咽喉肿痛者；毒蛇咬伤者。

【忌用人群】一般无禁忌。

【配伍须知】常与金银花、连翘、薄荷等配伍使用，治疗外感风热、发热头痛。

重楼 （清热解毒药）

【别名】蚤休、草河车。

【性味归经】性微寒，味苦，有小毒。归肝经。

【功效主治】清热解毒、消肿止痛、凉肝定惊。主治痈肿疔疮、咽喉肿痛、毒蛇咬伤、惊风抽搐、外伤出血、跌打损伤等。

【适宜人群】肝火旺盛者；咽喉肿痛者；毒蛇咬伤者；惊风抽搐者等。

【忌用人群】体虚者，无实火热毒者，孕妇及患阴证疮疡者应慎用或不用。

【配伍须知】有小毒，用量不宜过大。

半边莲 （清热解毒药）

【别名】急解索、偏莲。

【性味归经】性平，味甘。归心、肺、小肠经。

【功效主治】利水消肿、解毒。主治黄疸、水肿、鼓胀、泄泻、痢疾、蛇伤、疔疮肿毒、湿疹、癣疾、跌打扭伤、肿痛。

【适宜人群】黄疸患者；水肿、泄泻、痢疾者；湿疹患者等。

【忌用人群】虚证者。

【配伍须知】常与白花蛇舌草、虎杖、茜草等同用，治疗毒蛇咬伤、蜂蝎蜇伤。

半枝莲 （清热解毒药）

【别名】并头草、牙刷草。

【性味归经】性寒，味辛、苦。归肺、肝、肾经。

【功效主治】清热解毒、散瘀止血、利尿消肿。主治吐血、血淋、赤痢、黄疸、咽喉疼痛、肺痈、疮毒、跌打刀伤、蛇咬伤等。

【适宜人群】咽喉疼痛者；黄疸患者；肺痈、疔疮、疮毒患者等。

【忌用人群】脾胃虚寒者。

【配伍须知】与白花蛇舌草、紫花地丁、重楼等药配伍应用，治疗毒蛇咬伤。

白花蛇舌草 （清热解毒药）

【别名】蛇舌草、蛇利草。

【性味归经】性寒，味甘、苦。归心、肝、脾经。

【功效主治】清热、利湿、解毒。主治肺热喘咳、扁桃体炎、咽喉炎、阑尾炎、痢疾、尿路感染、黄疸、肝炎、盆腔炎、附件炎、痈肿疔疮、毒蛇咬伤、肿瘤。

【适宜人群】咽喉炎、肺热喘咳患者；阑尾炎、痢疾、尿路感染、肝炎患者。

【忌用人群】孕妇慎用。

【配伍须知】单用本品治膀胱湿热、小便淋漓涩痛，亦常与白茅根、车前草、石韦等同用。

败酱草 （清热解毒药）

【别名】山苦荬、苦菜、败酱。

【性味归经】性寒，味辛。归肝、大肠经。

【功效主治】清热解毒、凉血、消痈排脓、祛瘀止痛。用于肠痈、肺痈高热、咳吐脓血、热毒疮疔、疮疖痈肿、胸腹疼痛、阑尾炎、肠炎、痢疾、产后腹痛、痛经等。

【适宜人群】阑尾炎、肠炎、痢疾患者；肺脓肿患者；产后腹痛者；痛经患者等。

【忌用人群】脾胃虚寒腹泻者。

【配伍须知】与五灵脂、香附、当归等配伍，用于治疗产后瘀阻、腹中刺痛。

白头翁 （清热解毒药）

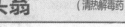

【别名】老公花、毛姑朵花、耗子花、奈何草、老翁花。

【性味归经】性寒，味苦。归胃、大肠经。

【功效主治】清热解毒、凉血止痢、燥湿杀虫。主治热毒痢疾、凉血、鼻出血、血痔、带下、阴痒、痈疮、瘰疬等。

【适宜人群】血痔者；带下、阴痒者；湿热腹泻、热毒痢疾患者。

【忌用人群】虚寒泻痢者。

【配伍须知】与秦皮等配伍，煎汤外洗，可治疗阴痒带下。

射干 （清热解毒药）

【别名】乌扇、草姜、扁竹、凤凰草。

【性味归经】性寒，味苦。归肺、肝经。

【功效主治】降火解毒、散血消痰。主要治疗风热咳嗽、喉痹咽痛、咳逆上气、痰涎壅盛、瘰疬结核、疟母、妇女闭经、痈肿疮毒等。

【适宜人群】闭经患者；痈肿疮毒等患者。

【忌用人群】无实火及脾虚便溏者。

【配伍须知】与桑白皮、马兜铃、桔梗等药同用，治疗肺热咳喘、痰多而黄。

橄榄 （清热解毒药）

【别名】青果、青橄榄。

【性味归经】性温，味酸、涩、甘。归脾、胃、肺经。

【功效主治】清肺利咽、生津止渴、解毒。用于治疗咽喉肿痛；心烦口渴，或饮酒过度；食河豚、鱼、鳖引起的轻微中毒或肠胃不适。

【适宜人群】急慢性咽炎、慢性扁桃体炎患者；唇干、焦裂者。

【忌用人群】胃酸过多、少食者。

【配伍须知】单用青果10枚，煎汤饮服，用于饮酒过度。

胖大海 （清热解毒药）

【别名】安南子、大海子。

【性味归经】性凉，味甘、淡。归肺、大肠经。

【功效主治】清热润肺、利咽解毒。主治干咳无痰、喉痛、音哑、骨蒸内热、吐衄下血、目赤、牙痛、痔疮漏管。

【适宜人群】咽炎、急性扁桃体患者；大便干结者；肺热、肺燥咳嗽者。

【忌用人群】便溏者。

【配伍须知】配桔梗、甘草等同用，清宣肺气，化痰利咽开音。

黄芩 （清热燥湿药）

【别名】黄文、元芩。

【性味归经】性寒，味苦。归肺、胆、脾、大肠、小肠经。

【功效主治】泻实火、除湿热、止血安胎。主治燥热烦渴、肺热咳嗽、湿热泻痢、黄疸、热淋、吐衄、崩漏、目赤肿痛。

【适宜人群】黄疸患者；目赤肿痛者。

【忌用人群】血虚腹痛、脾虚泄泻、肾虚溏泄、脾虚水肿等患者。

【配伍须知】忌与山豆根、维生素C、洋地黄类强心苷、青霉素配伍。

黄连 （清热燥湿药）

【别名】王连、元连、川连。

【性味归经】性寒、味苦；归心、肝、胃、大肠经。

【功效主治】泻火燥湿、解毒杀虫。主治时行热毒、伤寒、热盛心烦、痞满呕逆、菌痢、热泻腹痛、肺结核、疳积、蛔虫症、百日咳、咽喉肿痛、痈疽疮毒。

【适宜人群】热盛火炽、高热干燥者。

【忌用人群】阴虚烦热、胃虚呕恶、脾虚泄泻、五更泄泻者。

【配伍须知】忌与茶水同食，降低药效。

黄檗 （清热燥湿药）

【别名】檗木、黄柏。

【性味归经】性寒，味苦。归肾、膀胱、大肠经。

【功效主治】清热燥湿、泻火解毒。主治热痢、消渴、黄疸、梦遗、淋浊、痔疮、便血、赤白带下、骨蒸劳热、目赤肿痛。

【适宜人群】肺炎、肺结核患者；肝硬化、慢性肝炎患者。

【忌用人群】脾虚泄泻、胃弱食少者。

【配伍须知】忌与普萘洛尔、洋地黄类强心苷配伍。

龙胆草 （清热燥湿药）

【别名】草龙胆、龙胆。

【性味归经】味苦，性寒。归肝、胆经。

【功效主治】清热燥湿、泻肝定惊。主治湿热黄疸、小便淋痛、阴肿阴痒、湿热带下、肝胆实火之头胀头痛、目赤肿痛、耳聋耳肿、胁痛口苦、热病惊风抽搐等症。

【适宜人群】黄疸患者；阴肿阴痒、湿热带下者；目赤肿痛、耳聋耳肿者。

【忌用人群】脾虚泻泄及无湿热实火者。

【配伍须知】忌与大枣、蜂蜜同食；勿空腹服用。

苦参 （清热燥湿药）

【别名】苦骨、川参。

【性味归经】性寒，味苦。归肝、肾、胃、大肠经。

【功效主治】清热、燥湿、杀虫。主治热毒血痢、肠风下血、赤白带下、小儿肺炎、皮肤瘙痒、阴疮湿痒、瘰疬、烫伤。

【适宜人群】黄疸患者；赤白带下者；肺炎、疳积患者；急性扁桃体炎患者。

【忌用人群】脾胃虚寒者。

【配伍须知】治疗湿疹瘙痒，可配荆芥、黄檗、白鲜皮等煎服。

秦皮 （清热燥湿药）

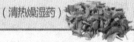

【别名】岑皮、秦白皮。

【性味归经】性寒，微苦。归肝、胆、大肠经。

【功效主治】清热燥湿、平喘止咳、明目。主治细菌性痢疾、肠炎、白带、慢性气管炎、目赤肿痛、迎风流泪、银屑病等。

【适宜人群】湿疹湿疮、皮肤瘙痒者；带下黄臭、阴道瘙痒者；湿热腹泻者。

【忌用人群】脾胃虚寒者忌服。

【配伍须知】配秦艽、防风等用，可治疗肝经风热、目赤生翳。

白鲜皮 （清热燥湿药）

【别名】北鲜皮、山牡丹。

【性味归经】性寒，味苦、咸。归脾、肺、小肠、胃、膀胱经。

【功效主治】祛风燥湿、清热解毒。主治风热疮毒、疥癣、皮肤痒疹、风湿痹痛、黄疸，以及风湿热毒所致湿疹、荨麻疹等症。

【适宜人群】湿疹、荨麻疹等风湿热毒所致的皮肤病患者。

【忌用人群】虚寒证患者。

【配伍须知】配苦参、防风、地肤子等药用，治疗湿疹、风疹、疥癣。

椿皮 （清热燥湿药）

【别名】臭椿、椿根皮。

【性味归经】性寒，味苦、涩。归大肠、胃、肝经。

【功效主治】清热燥湿、收涩止带、止泻止血。用于治疗赤白带下、湿热泻痢、久泻久痢、便血、崩漏。

【适宜人群】赤白带下、湿热泻痢、久泻久痢、便血、崩漏者。

【忌用人群】脾胃虚寒者。

【配伍须知】常与诃子、母丁香同用，治疗久泻久痢。

生地 （清热凉血药）

【别名】地髓、原生地。

【性味归经】性寒，味甘、苦。归心、肝、肾经。

【功效主治】滋阴清凉、凉血补血。主治阴虚发热、消渴、吐血、鼻出血、血崩、月经不调、胎动不安、阴伤便秘。

【适宜人群】糖尿病患者；消渴者；月经不调、胎动不安者。

【忌用人群】脾虚湿滞、便溏者。

【配伍须知】配伍艾叶，可治疗血热妄行所致的吐血、鼻出血、咯血等多种出血证。

玄参 （清热凉血药）

【别名】黑参、元参。

【性味归经】性微寒，味甜、微苦。归肺、胃、肾经。

【功效主治】滋阴降火、除烦解毒。治热病伤阴、舌绛烦渴、发斑、骨蒸劳热、夜寐不宁、自汗盗汗、津伤便秘、吐血、鼻出血、咽喉肿痛、目赤、白喉、疮毒。

【适宜人群】自汗、盗汗者；咽喉肿痛、痈肿者；目赤、白喉、疮毒者等。

【忌用人群】脾胃有湿及脾虚便溏者。

【配伍须知】忌与藜芦配伍。

丹皮 （清热凉血药）

【别名】牡丹皮、丹根。

【性味归经】性凉，味辛、苦。归心、肝、肾经。

【功效主治】清热凉血、活血消瘀。主治热入血分、发斑、惊痫、吐衄、便血、骨蒸劳热、闭经、症瘕、痈疡、跌打损伤。

【适宜人群】高热舌绛、瘀血经闭者。

【忌用人群】血虚有寒；孕妇及月经过多者。

【配伍须知】治疗血滞闭经、痛经，可配桃仁、川芎、桂枝等药用。

赤芍 （清热凉血药）

【别名】山芍药、草芍药。

【性味归经】性微寒、味苦。归肝、脾经。

【功效主治】清热凉血、散瘀止痛。主要用于温毒发斑、吐血、鼻出血、目赤肿痛、肝郁胁痛、闭经痛经、症瘕腹痛、跌扑损伤、疮疡等症。

【适宜人群】闭经、痛经患者；目赤肿痛者；吐血、鼻出血者。

【忌用人群】血虚有寒者；孕妇及月经过多者。

【配伍须知】不宜与藜芦配伍。

紫草 （清热凉血药）

【别名】紫丹、地血、红石根。

【性味归经】性寒，味甘、咸。归心、肝经。

【功效主治】凉血活血、解毒透疹。用于治疗血热毒盛、斑疹紫黑、麻疹不透、疮疡、麻疹、热病斑疹、湿疹、尿血、血淋、血痢、疮疡、丹毒、烧伤、热结便秘。

【适宜人群】湿疹、麻疹患者；热解便秘者；尿血、血淋、血痢等患者。

【忌用人群】胃肠虚弱、大便滑泄者。

【配伍须知】配黄芪、升麻、荆芥等，可治疗麻疹气虚、疹出不畅。

水牛角 （清热凉血药）

【别名】水牛尖。

【性味归经】性寒，味苦。归心、肝、脾、胃经。

【功效主治】清热解毒、善清血热。常用于治疗温热病的热入营血、热盛火炽的高热、神昏，可代替犀角使用。

【适宜人群】血热者。

【忌用人群】脾胃虚寒者；非实热证患者；孕妇。

【配伍须知】配牛黄、珍珠母、黄芩等药用，可治疗热病神昏，或中风偏瘫。

青蒿 （清虚热药）

【别名】草蒿、野兰蒿。

【性味归经】性寒，味苦、微辛。归肝、胆、三焦、肾经。

【功效主治】清热解暑、除蒸。治温病、暑热、骨蒸劳热、疟疾、痢疾、黄疸、疥疮、瘙痒。

【适宜人群】黄疸患者；疟疾、痢疾等患者。

【忌用人群】产后血虚、内寒作泻及饮食停滞、泄泻者；出汗多者。

【配伍须知】常与连翘、滑石、西瓜翠衣等同用，治疗外感暑热、头昏头痛等症。

白薇 （清虚热药）

【别名】春草、芒草。

【性味归经】性寒，味苦、咸。归胃、肝、肾经。

【功效主治】解热、利尿。用于热病邪入营血、身热经久不退、肺热咳嗽，以及阴虚内热、产后虚热等症。

【适宜人群】清虚热者、肺热咳嗽者。

【忌用人群】伤寒及流行热病者；汗多亡阳者；内虚者；血虚者。

【配伍须知】与木通、滑石及石韦等同用，清热、利尿、通淋。

地骨皮 （清虚热药）

【别名】地节、枸杞根。

【性味归经】性寒，味甘。归心、肝、肾经。

【功效主治】清热凉血。主治虚劳、潮热、盗汗、肺热咳喘、吐血、鼻出血、血淋、消渴、高血压、痈肿、恶疮。

【适宜人群】盗汗者；肺热咳嗽者；高血压患者；吐血、鼻出血、血淋等症患者。

【忌用人群】外感风寒发热者；脾胃虚寒、便溏者。

【配伍须知】与知母、鳖甲、银柴胡等配伍，治疗阴虚发热。

银柴胡 （清虚热药）

【别名】银胡、山菜根、山马踏菜根、牛肚根、沙参儿、白根子、土参。

【性味归经】性凉，味甘、苦。归肝、胃经。

【功效主治】具有清热凉血的功效。主要用于治疗虚劳骨蒸、阴虚久疟、小儿疳热、羸瘦等症。

【适宜人群】虚热、疳热者。

【忌用人群】外感风寒及血虚无热者。

【配伍须知】用于阴虚发热、骨蒸劳热、潮热盗汗，多与地骨皮、青蒿、鳖甲同用。

胡黄连 （清虚热药）

【别名】胡连、西藏胡黄连。

【性味归经】性寒，味苦。归肝、胃、大肠经。

【功效主治】退虚热、消疳热、清热燥湿、泻火解毒。主治阴虚骨蒸；潮热盗汗；小儿疳积；湿热泻痢；黄疸；吐血；鼻出血；目赤肿痛；痈肿疮疡；痔疮肿毒等。

【适宜人群】黄疸患者；目赤肿痛、痔疮患者；盗汗等患者。

【忌用人群】脾胃虚寒者。

【配伍须知】与党参、白术、山楂等配伍，用于小儿疳积发热、腹胀体瘦、低热不退等。

独活 （祛风湿药）

【别名】独摇草、长生草。

【性味归经】性温，味辛、苦。归肝、肾、膀胱经。

【功效主治】祛风、胜湿、散寒、止痛。主治风寒湿痹、腰膝酸痛、手脚挛痛、慢性气管炎、头痛、齿痛。

【适宜人群】风湿患者；慢性支气管炎患者；头痛、齿痛患者。

【忌用人群】高热而不恶寒、阴虚血燥者。

【配伍须知】忌与阿托品配伍，会抑制独活的降压作用。

防己 （祛风湿药）

【别名】汉防己。

【性味归经】味苦，性寒。归膀胱、脾、肾经。

【功效主治】利水消肿、清热除湿、祛风镇痛。主治水肿、小便不利、脚气肿满、风湿痹痛、手足挛急、肺痿喘嗽、伏暑吐泻、疥癣疮肿。

【适宜人群】水肿脚气、小便不利、湿疹疮毒、风湿痹痛、高血压患者。

【忌用人群】食欲不振及阴虚无湿热者。

【配伍须知】忌与钙剂、巴比妥类药、马钱子配伍。

秦艽 （祛风湿药）

【别名】秦胶、秦纠。

【性味归经】性平，味苦。归胃、肝、胆经。

【功效主治】祛风湿、通经络、清湿热、利尿退黄。主治风湿痹痛、筋脉拘挛、中风不遂、骨蒸潮热、妇人胎热、小儿疳热、湿热黄疸、小便不利、肠风痔漏等病。

【适宜人群】风湿痹痛者；中风不遂者；湿热黄疸患者；小便不利等患者。

【忌用人群】久病虚寒、尿多、便溏者。

【配伍须知】配天麻、羌活、当归、川芎等，可治疗风寒湿痹。

桑枝 （祛风湿药）

【别名】桑条。

【性味归经】味苦、微辛，性平。归肝、肺经。

【功效主治】祛风湿、通经络、行水。主治风湿痹痛、中风半身不遂、水肿脚气、肌体风痒、肩臂及关节酸痛麻木。

【适宜人群】风湿痹痛、肩臂、关节酸痛麻木者；中风半身不遂者；水肿脚气患者。

【忌用人群】孕妇。

【配伍须知】与柳枝、杉枝、槐枝等配伍外洗，可治疗风毒攻手足疼痛、皮肤不仁。

豨莶草 （祛风湿药）

【别名】珠草、肥猪菜。

【性味归经】性寒，味苦、辛。归肝、肾经。

【功效主治】可祛风除湿、舒经活络、清热解毒。主治风湿痹痛、肢体麻木、半身不遂、疮疡肿毒、湿疹瘙痒、脚弱无力等病。

【适宜人群】风湿痹痛者；湿热痹痛者；半身不遂者；疮疡肿毒者；湿疹瘙痒者。

【忌用人群】一般无禁忌。

【配伍须知】属热证者当生用，属寒证者宜制用，治疗疮疡肿毒及湿疹瘙痒宜生用。

五加皮 （祛风湿药）

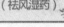

【别名】南五加皮。

【性味归经】性温，味辛。归肝、肾经。

【功效主治】祛风湿、壮筋骨、活血化瘀。用于治疗风寒湿痹、筋骨挛急、腰痛、阳痿、脚弱、小儿行迟、水肿、脚气、疮疽肿毒、跌打损伤等病。

【适宜人群】风寒湿痹者；腰痛、阳痿者；水肿、脚气者；疮疽肿毒、跌打损伤患者。

【忌用人群】阴虚火旺者。

【配伍须知】与龟甲、牛膝、木瓜等同用，治疗小儿行迟。

桑寄生 （祛风湿药）

【别名】广寄生。

【性味归经】性平，味苦。归肝、肾经。

【功效主治】补肝肾、强筋骨、除风湿、通经络、益血、安胎。主治腰膝酸痛、筋骨痿弱、脚气、风寒湿痹、胎漏血崩等。

【适宜人群】风湿性关节炎患者；风湿性关节炎而有腰膝酸软、麻痹和其他血虚表现者；胎动不安、先兆流产、腰酸背痛、产后乳汁不下等患者。

【忌用人群】体内火热炽盛者。

【配伍须知】忌与氢氧化铝配伍。

狗脊 （祛风湿药）

【别名】金毛狗、金狗脊。

【性味归经】性温，苦、甘。归肝、肾经。

【功效主治】祛风湿、补肝肾、强腰膝、利关节。主治腰背酸疼、膝痛脚弱、寒湿周痹、失溺、尿频、遗精、白带等。

【适宜人群】腰背酸疼者；尿频、遗精、白带患者。

【忌用人群】肾虚有热、小便不利或短涩黄赤者；口苦舌干者。

【配伍须知】与萆薢、菟丝子同用，以治疗腰痛。

威灵仙 （祛风湿药）

【别名】辣椒藤、灵仙藤。

【性味归经】性温，味辛、咸。归膀胱、肝经。

【功效主治】祛风除湿、通络止痛、消痰散积。主治风寒湿痹、肢体麻木、脉动拘挛、脚气肿痛、腹内冷积、诸骨鲠咽等。

【适宜人群】风湿、脚气肿、诸骨鲠咽者。

【忌用人群】气虚血弱、表虚无汗、无风寒湿邪者。

【配伍须知】与当归、肉桂同用，可治疗风寒腰背疼痛。

丝瓜络 （祛风湿药）

【别名】丝瓜网、丝瓜瓢。

【性味归经】性凉，味甘。归肺、胃、肝经。

【功效主治】通经活络、清热解毒、利尿消肿、止血。主治胸胁胀痛、风湿痹痛、女子经闭、乳汁不通、痰热咳嗽、热毒痈肿、痔漏、水肿、小便不利、便血。

【适宜人群】产后乳少或乳汁不通、小便不利、痰热咳嗽、风湿痹痛、水肿患者。

【忌用人群】脾胃虚寒者少用；孕妇慎用。

【配伍须知】与蒲公英、浙贝母、瓜蒌、青皮等配伍，治疗乳痈肿痛。

蕲蛇 （祛风湿药）

【别名】五步蛇、百步蛇。

【性味归经】性温，味甘、咸。归肝经。

【功效主治】祛风、通络、止痉。用于治疗风湿顽痹、麻木拘挛、中风口眼㖞斜、半身不遂、抽搐痉挛、破伤风、麻风疥癣、瘰疬、梅毒、恶疮等。

【适宜人群】风湿患者；破伤风患者；瘰疬、梅毒、恶疮患者。

【忌用人群】阴虚内热者；孕妇。

【配伍须知】与乌梢蛇、蜈蚣同用，治疗小儿急慢惊风、破伤风之抽搐痉挛。

海风藤 （祛风湿药）

【别名】满坑香、老藤、大风藤、岩胡椒。

【性味归经】味辛、苦，性微温。归肝经。

【功效主治】祛风湿，通经络。主治风寒湿痹之疼痛拘挛或屈伸不利，还可治跌打损伤之瘀血肿痛等。

【适宜人群】风湿痹痛，筋脉拘挛者。

【忌用人群】无禁忌，一般人均可使用。

【配伍须知】常与独活、威灵仙、当归等配伍使用，可有效治疗风湿痹痛，祛风湿、通经络。

伸筋草 （祛风湿药）

【别名】石松、狮子尾、狮子草、绿毛伸筋、小伸筋、舒筋草。

【性味归经】性温，味苦、辛。归肝、肾经。

【功效主治】祛风散寒、祛湿消肿、舒筋活血。可治风寒湿痹、关节酸痛、皮肤麻木、四肢软弱、水肿等。

【适宜人群】风湿痹痛，筋脉拘挛者；皮肤不仁者；外伤瘀血者等。

【忌用人群】孕妇及月经过多者慎用。

【配伍须知】常与乳香、没药、红花等配伍使用，可舒筋活络，治疗跌打损伤。

海桐皮 （祛风湿药）

【别名】钉桐皮、鼓桐皮。

【性味归经】性平，味苦、辛。归肝经。

【功效主治】祛风除湿、通络止痛、杀虫止痒。主治风湿痹痛、四肢拘挛。还能治疗疥癣、风疹及湿疹瘙痒等。

【适宜人群】风湿痹痛，四肢拘挛者；疥癣、风疹、湿疹者。

【忌用人群】一般无禁忌。

【配伍须知】常与牛膝、五加皮、木瓜等配伍使用，治疗风湿痹痛；与黄檗、土茯苓、苦参等同用，可祛风杀虫止痒。

青风藤 （祛风湿药）

【别名】青藤、寻风藤、青风藤、滇防己、清防己。

【性味归经】性平，味苦、辛。归肝、脾经。

【功效主治】祛风湿、通筋络、利小便。主治风湿痹痛、关节肿胀、痹痛瘙痒、水肿、痈肿恶疮等。

【适宜人群】一般人均可使用。

【忌用人群】脾胃虚寒者要慎用，或尽量不用。

【配伍须知】常与防风等配伍使用，治疗风湿痹痛。

千年健 （祛风湿药）

【别名】一包针、千颗针。

【性味归经】性温，味苦、辛。归肝、肾经。

【功效主治】祛风湿、强筋骨、止痹痛。主治风寒湿客体之痹痛麻木，跌打损伤，肝肾亏虚之筋骨无力等。

【适宜人群】风湿痹痛者，筋骨无力者，外伤血瘀者等。

【忌用人群】一般无禁忌。

【配伍须知】与羌活、独活、木瓜等同用，治疗风寒湿客体之痹痛麻木者；与桑寄生、枸杞子、牛膝等配伍，治疗肝肾亏虚之筋骨无力者。

藿香 （芳香化湿药）

【别名】排香草、合香。

【性味归经】性温，味辛。归肺、脾、胃经。

【功效主治】利气、快膈、和中、辟秽、祛湿。主治感冒暑湿、寒热、头痛、胸脘痞闷、呕吐泄泻、疟疾、痢疾、口臭。

【适宜人群】外感风寒、内伤湿滞、头痛昏重、呕吐腹泻者；胃肠型感冒患者。

【忌用人群】阴虚火旺及胃热作呕、中焦火盛热极、热病、作呕作胀的患者。

【配伍须知】与苍术、厚朴等配伍，用于寒湿困脾所致的脘腹痞闷、少食作呕等。

佩兰 （芳香化湿药）

【别名】香佩兰、香草、水香。

【性味归经】性平，味辛。归脾、胃、肺经。

【功效主治】健胃、利尿、解热。主治湿浊中阻、脘痞呕恶、口中甜腻、口臭、多涎、暑湿表证、头胀胸闷等。

【适宜人群】湿浊中阻引起的腹胀呕吐、口臭、口中黏腻、流涎、头胀胸闷者。

【忌用人群】阴虚血燥、气虚腹胀者；外感风热、温病忌实热证患者。

【配伍须知】湿温初起，可与滑石、薏苡仁、藿香等同用。

苍术 （芳香化湿药）

【别名】赤术、青术、仙术。

【性味归经】性温，味辛、苦。归脾、胃、肝经。

【功效主治】燥湿健脾、祛风散寒、明目退翳。主治湿困脾胃、倦怠嗜卧、脘痞腹胀、风湿痹痛、白内障、青光眼等。

【适宜人群】夜盲症及眼目昏涩者；风湿性关节炎患者；风寒表证挟湿的患者。

【忌用人群】阴虚内热、气虚多汗者。

【配伍须知】与龙胆草、黄芩、栀子等同用，可治疗下部湿浊带下、湿疮、湿疹等。

厚朴 （芳香化湿药）

【别名】厚皮、重皮、赤朴。

【性味归经】性温，味辛、苦。归脾、胃、大肠经。

【功效主治】温中下气、燥湿、消痰。主治胸腹痞满、胀痛、反胃、呕吐、宿食不消、痰饮喘咳、寒湿泻痢。

【适宜人群】食积气滞、腹胀、便秘者；寒湿泻痢者；咳嗽咳痰者；反胃呕吐者。

【忌用人群】气虚津亏者；孕妇。

【配伍须知】配大黄、芒硝、枳实，可峻下热结、消积导滞。

砂仁 （芳香化湿药）

【别名】缩砂仁、缩砂蜜。

【性味归经】性温，味辛。归脾、胃、肾经。

【功效主治】行气调中、和胃醒脾。主治腹痛痞胀、胃呆食滞、噎膈呕吐、寒泻冷痢、妊娠胎动。砂仁常与厚朴、枳实、陈皮等配合，治疗胸脘胀满、腹胀食少等。

【适宜人群】脾胃虚寒、呕吐泄泻者；脘腹胀满者；妊娠呕吐、胎动不安者。

【忌用人群】患有肺结核、支气管扩张等病者；阴虚有热者。

【配伍须知】忌与维生素C配伍。

白豆蔻 （芳香化湿药）

【别名】多骨、壳蔻、白蔻。

【性味归经】性温，味辛。归肺、脾、胃经。

【功效主治】行气暖胃、消食宽中。常用于治疗气滞、食滞、胸闷、腹胀、嗳气、噎膈、吐逆、反胃、疟疾等。

【适宜人群】脘腹胀满、食欲不振者；腹泻便溏、口中黏腻者；体倦、小便短赤者。

【忌用人群】阴虚内热、胃火偏盛、大便燥结者。

【配伍须知】白豆蔻有与砂仁相似的化湿行气、温中止呕的功用。常与砂仁同用。

草豆蔻 （芳香化湿药）

【别名】漏蔻、草蔻仁。

【性味归经】性温，味辛。归脾、胃经。

【功效主治】温中、祛寒、行气、燥湿。主治心腹冷痛、痞满食滞、噎膈反胃、寒湿吐泻、痰饮积聚、寒湿内阻、不思饮食。

【适宜人群】脾胃气滞、食欲不振者；寒湿呕吐、腹泻者；脾肾阳虚型之肾炎患者。

【忌用人群】阴虚血少、胃火偏盛、无寒湿者。

【配伍须知】常与干姜、厚朴、陈皮等同用，温中行气。

草果 （芳香化湿药）

【别名】草果仁、草果子。

【性味归经】性温，味辛。归脾、胃经。

【功效主治】燥湿除寒、祛痰截疟、消食化积。主治胸膈痞满、脘腹冷痛、恶心呕吐、泄泻下痢、食积不消、霍乱、瘟疫、瘴疟等病，还能解酒毒、去口臭。

【适宜人群】消化不良、口中酸臭、恶心呕吐、腹泻完谷不化者；疟疾、斑秃患者。

【忌用人群】气虚或血亏，无寒湿、实邪者。

【配伍须知】与吴茱萸、干姜、砂仁、半夏等药配伍，用于治疗脘腹冷痛、呕吐泄泻。

茯苓 （利水消肿药）

【别名】茯菟、茯灵、松苓。

【性味归经】性平，味甘、淡。归心、肺、脾、肾经。

【功效主治】利水渗湿、健脾补中、宁心安神。主治小便不利、水肿胀满、痰饮咳嗽、呕吐、泄泻、失眠健忘、遗精白浊等。

【适宜人群】脾虚腹泻、小便不利、肝硬化腹水、食欲不振、失眠健忘、尿道滴白者。

【忌用人群】虚寒精滑或气虚下陷者。

【配伍须知】配人参、白术、甘草，治疗脾胃虚弱、倦怠乏力、食少便溏。

猪苓 （利水消肿药）

【别名】豕零、地乌桃、野猪食、猪屎苓。

【性味归经】性平，味酸。归肾、膀胱经。

【功效主治】利尿渗湿。主治小便不利、水肿胀满、脚气、泄泻、淋浊、带下。

【适宜人群】小便不利者、水肿患者、肝硬化腹水患者；带下过多者；妊娠肿胀患者。

【忌用人群】阴虚小便量多者；无水湿者；虚寒精滑者。

【配伍须知】配生地、滑石、木通等，治疗热淋、小便不通、淋漓涩痛。

泽泻 （利水消肿药）

【别名】水泻、芒芋、鹄泻、泽芝、及泻、天鹅蛋、天秃。

【性味归经】性寒，味甘。归肾、膀胱经。

【功效主治】利水、渗湿、泄热。治疗小便不利、水肿胀满、呕吐、泻痢、痰饮、脚气、淋病、尿血等。

【适宜人群】肾炎水肿者；肝硬化腹水者；尿路感染者；尿血者。

【忌用人群】肾虚精滑者。

【配伍须知】治疗湿热淋证，常与木通、车前子等药同用。

薏苡仁 （利水消肿药）

【别名】六谷米、薏米。

【性味归经】性凉，味甘。归脾、胃、肺经。

【功效主治】利水渗湿、健脾止泻、清热排脓、抗菌抗癌。治疗痤疮、扁平疣、皮肤粗糙、水肿、小便不利、脾虚泄泻、肺痈、肠痈等。

【适宜人群】水肿、肠痈、肺痈、慢性肠炎、阑尾炎、风湿性关节痛、尿路感染患者。

【忌用人群】便秘、尿多者；怀孕早期妇女。

【配伍须知】配杏仁、白豆蔻、滑石，可治疗湿温初起、头痛恶寒、胸闷身重。

赤小豆 （利水消肿药）

【别名】红小豆、米豆。

【性味归经】性平，味甘。归心、小肠经。

【功效主治】利水消肿、解毒排脓、利湿退黄。用于治疗水肿、小便不利、痈疮肿毒、黄疸、乳腺炎、湿热腹泻、肠炎、痢疾等。

【适宜人群】肾炎、肾病综合征患者；黄疸、肝硬化腹水患者；肠炎、痢疾患者。

【忌用人群】小便清长、夜尿频多、遗尿者。

【配伍须知】与鸭跖草配伍，下水气湿痹、利小便。

冬瓜皮 （利水消肿药）

【别名】白瓜皮、白东瓜皮。

【性味归经】性凉，味甘。归肺、脾、小肠经。

【功效主治】利尿消肿。主治水肿胀满、小便不利、暑热口渴、小便短赤。

【适宜人群】肾炎水肿者；尿路感染引起的小便不利者；暑热口渴者；肥胖者；高血压、高血脂、糖尿病、脂肪肝患者。

【忌用人群】营养不良而致水肿者。

【配伍须知】治暑湿证，可与生薏苡仁、滑石、扁豆花等同用。

玉米须 （利水消肿药）

【别名】玉麦须、棒子毛。

【性味归经】性平，味甘。归膀胱、肝、胆经。

【功效主治】利水通淋、降血压、泄热、平肝、利胆。主治肾炎水肿、脚气、黄疸肝炎、高血压、胆囊炎、胆结石、糖尿病、吐血、鼻出血、鼻渊、乳痈等。

【适宜人群】尿路感染、肾炎水肿患者；肝炎、肝硬化腹水、黄疸、胆囊炎患者。

【忌用人群】无明显禁忌人群。

【配伍须知】与白术、茯苓等相伍，可治疗脾虚水肿。

车前子 （利尿通淋药）

【别名】车前实、虾蟆衣子。

【性味归经】性寒，味甘。归肾、膀胱、肝经。

【功效主治】利水、清热明目、祛痰、降低血清胆固醇。治疗淋浊带下、血淋尿血、暑湿泻痢、目赤障翳、痰热咳嗽等。

【适宜人群】尿路结石、目赤肿痛、痰热咳嗽、湿热腹泻者；高血压、高脂血症患者。

【忌用人群】凡内伤劳倦、阳气下陷、肾虚精滑及内无湿热者。

【配伍须知】与菊花、决明子等同用，治疗目赤涩痛。

木通 （利尿通淋药）

【别名】川木通。

【性味归经】性寒，味苦。归心、小肠、膀胱经。

【功效主治】利尿通淋、清心泻火、通经下乳。主治热淋涩痛、水肿、口舌生疮、心烦尿赤、产后缺乳、风湿热痹等。

【适宜人群】心烦尿赤、口舌生疮者；妇女闭经、产后缺乳者。

【忌用人群】肾功能不全者；孕妇；内无湿热者；儿童与年老体弱者。

【配伍须知】常与车前子配用。

通草 （利尿通淋药）

【别名】大通塔。

【性味归经】性凉，味甘、淡。归肺、胃经。

【功效主治】通利小便、下乳汁。主要治疗淋病涩痛、小便不利、水肿、黄疸、湿温病、小便短赤、产后乳少、经闭、带下等病症。

【适宜人群】产后缺乳者；小便不利者；肝炎、黄疸患者；妇女带下过多者；闭经者。

【忌用人群】气阴两虚、内无湿热者；孕妇。

【配伍须知】忌与保钾利尿药配伍。

瞿麦 （利尿通淋药）

【别名】大兰、山瞿麦。

【性味归经】性寒，味苦。归心、小肠经。

【功效主治】利尿通淋、破血通经、清心热及利小肠、膀胱湿热。用于热淋、血淋、砂淋、尿血、小便不利等淋证。

【适宜人群】湿热引起的小便不利者；血热瘀阻之经闭或月经不调者；高血压、糖尿病患者。

【忌用人群】脾肾气虚者、孕妇。

【配伍须知】与栀子、甘草等同用，治疗小便淋漓有血。

萹蓄 （利尿通淋药）

【别名】扁竹、竹节草、乌蓼。

【性味归经】性微寒，味苦。归膀胱经。

【功效主治】利尿通淋、杀虫止痒。用于治疗膀胱热淋、小便短赤、淋沥涩痛、皮肤湿疹、阴痒带下；皮肤湿疹、阴痒等，以该品煎汤外洗。

【适宜人群】尿路感染、尿路结石患者；小儿蛲虫者；湿疹、湿疮、外阴瘙痒患者。

【忌用人群】无湿热水肿者；体弱津亏者。

【配伍须知】单味煎水外洗，治疗湿疹、湿疮、阴痒等，亦可配伍地肤子、蛇床子、荆芥等。

地肤子 （利尿通淋药）

【别名】地葵、地麦。

【性味归经】性寒，味辛、苦。归肾、膀胱经。

【功效主治】清利湿热、通淋。主治小便不利、淋浊、带下、血痢、风疹、湿疹、疥癣、皮肤瘙痒、疮毒等。

【适宜人群】痢疾、皮肤瘙痒患者；带下黄臭者；阴道炎患者；乙肝患者；急性乳腺炎患者。

【忌用人群】脾胃虚寒腹泻者。

【配伍须知】治疗湿热带下，可配黄檗、苍术等煎服。

海金沙 （利尿通淋药）

【别名】铁线藤、左转藤。

【性味归经】性寒，味甘。归膀胱、小肠经。

【功效主治】清热解毒、利水通淋、止痛。治疗尿路感染、尿路结石、白浊、白带、肝炎、肾炎水肿、咽喉肿痛、痄腮、肠炎、痢疾、皮肤湿疹等。

【适宜人群】尿路结石患者；急性肾炎患者；带下黄臭者；皮肤湿疹者；肠炎患者。

【忌用人群】小便不利者；肾阳不足者。

【配伍须知】与泽泻、猪苓、防己、木通等配伍，利尿消肿。

石韦 （利尿通淋药）

【别名】石皮、石苇、石兰。

【性味归经】性微寒，味甘、苦。归肺、膀胱经。

【功效主治】利水通淋、清肺泄热、止咳。治疗淋痛、水肿、尿血、尿路结石、肾炎、崩漏、痢疾、肺热咳嗽、外伤出血等。

【适宜人群】尿路感染、肾炎水肿、尿血、痢疾、疮痈疔疖、肺热咳嗽者。

【忌用人群】真阴虚者；无湿热者。

【配伍须知】用于肺热咳喘气急，可与鱼腥草、黄芩、芦根等同用。

灯芯草 （利尿通淋药）

【别名】虎须草、灯草。

【性味归经】性寒，味甘、淡。归心、肺、小肠、膀胱经。

【功效主治】清心降火、利尿通淋。主治淋病、水肿、小便不利、湿热黄疸、心烦不寐、小儿夜啼、喉痹、创伤。

【适宜人群】小便不利者；心火旺盛、口舌生疮者；小儿夜啼者；鼻出血者。

【忌用人群】气虚小便不禁者。

【配伍须知】与木通、竹叶、栀子等同用，用于心烦失眠。

萆薢 （利尿通淋药）

【别名】黄草薢、黄山姜、土黄连、黄薯。

【性味归经】性平，味苦。归肾、胃经。

【功效主治】利湿祛浊、祛风除痹。主治膏淋、白浊、风湿痹痛、腰膝痹痛，筋脉屈伸不利。

【适宜人群】高脂血症、膏淋、白浊、风湿痹痛患者。

【忌用人群】肾阴亏虚、遗精滑泄者。

【配伍须知】治疗妇女白带属湿盛，与猪苓、白术、泽泻同用。

茵陈蒿 （利尿通淋药）

【别名】绵茵陈、白蒿、绒蒿。

【性味归经】性微寒，味辛、苦。归肝、脾、膀胱经。

【功效主治】清湿热、退黄疸。用于黄疸尿少、湿疮瘙痒、传染性黄疸型肝炎、肝炎水肿。

【适宜人群】湿热黄疸者；传染性黄疸型肝炎患者；湿疮瘙痒者；小儿生理性黄疸者。

【忌用人群】脾虚血亏而致虚黄、萎黄者。

【配伍须知】常与栀子、黄檗、大黄同用，治疗身目发黄、小便短赤之阳黄证。

金钱草 （利尿通淋药）

【别名】遍地香、马蹄草。

【性味归经】性凉，味苦、辛。归肝、胆、肾、膀胱经。

【功效主治】清热利尿、镇咳、消肿解毒。主治黄疸、水肿、膀胱结石、疟疾、肺痈、咳嗽、吐血、淋浊、带下、风湿痹痛、小儿疳积、惊痫、疮癣、湿疹。

【适宜人群】结石病患者；黄疸型肝炎患者；恶疮肿毒患者；湿疹、湿疮患者。

【忌用人群】凡阴疽诸毒、脾虚泄泻者。

【配伍须知】忌捣汁生服。

虎杖 （利尿通淋药）

【别名】野黄连、活血丹。

【性味归经】性平，味苦；归肝、胆、肺经。

【功效主治】祛风利湿、破瘀、通经。治疗风湿筋骨疼痛、湿热黄疸、淋浊带下、妇女经闭、产后恶露不下、痔漏下血、跌扑损伤、烫伤、恶疮癣疾等。

【适宜人群】黄疸型肝炎、胆结石患者；妇女闭经、产后恶露不绝者。

【忌用人群】孕妇。

【配伍须知】长期大量服用虎杖时，应酌情补充维生素B_1。

垂盆草 （利尿通淋药）

【别名】狗牙齿。

【性味归经】性凉，味甘。归肝、胆、小肠经。

【功效主治】清热解毒、利湿退黄。用于湿热黄疸，小便不利，痈肿疮疡，急、慢性肝炎；外涂可治烫伤、蛇毒等。

【适宜人群】黄疸型肝炎、慢性肝炎、肝硬化腹水者；痈肿疮疡、咽喉肿痛者；蛇伤、烫伤者。

【忌用人群】脾虚腹泻者。

【配伍须知】与山豆根一起服用，治疗咽喉肿痛。

附子 （温里药）

【别名】黑顺片、盐附子。

【性味归经】性热，味辛、甘。归心、肾、脾经。

【功效主治】回阳救逆、补火助阳、散寒除湿。治大汗亡阳、心腹冷痛、脾虚冷痢、脚气水肿、风寒湿痹、阳痿、宫冷等。

【适宜人群】风寒湿痹者；心腹冷痛者；脚气水肿者；阳痿、宫冷等症患者。

【忌用人群】阴虚及热证者。

【配伍须知】忌与瓜蒌、贝母、白及、半夏、白蔹等同用。

肉桂 （温里药）

【别名】牡桂、桂皮、玉桂。

【性味归经】性热，味辛、甘。归肾、脾、心、肝经。

【功效主治】补元阳、暖脾胃、除积冷、通血脉。主治命门火衰、肢冷脉微、亡阳虚脱、腹痛泄泻、寒疝奔豚、腰膝冷痛、经闭症瘕、阴疽流注及虚阳浮越、上热下寒。

【适宜人群】腹痛泄泻、腰膝冷痛患者。

【忌用人群】阴虚火旺者；孕妇。

【配伍须知】配附子、熟地、山茱萸等，治阳痿宫冷、腰膝冷痛、夜尿频多、滑精遗尿等。

干姜 （温里药）

【别名】白姜、均姜、干生姜。

【性味归经】性热，味辛。归脾、胃、肺经。

【功效主治】温中逐寒、回阳通脉。主治心腹冷痛、吐泻、肢冷脉微、寒饮喘咳、风寒湿痹、阳虚、吐衄、下血。

【适宜人群】心腹冷痛、吐泻、肢冷脉微、寒饮喘咳、风寒湿痹、阳虚、吐衄、下血等病患者。

【忌用人群】阴虚内热、血热妄行者。

【配伍须知】与细辛、五味子、麻黄等同用，治寒饮喘咳、形寒背冷、痰多清稀。

吴茱萸 （温里药）

【别名】吴萸、左力。

【性味归经】性温，味辛、苦。归肝、脾、胃、肾经。

【功效主治】温中止痛、理气燥湿。主治呕逆吞酸、脏寒吐泻、脘腹胀痛、经行腹痛、脚气、疝气、口疮、齿痛、湿疹、黄水疮等。

【适宜人群】呕逆反酸、两侧头痛、虚寒腹泻、经行腹痛、肾虚泄泻、齿痛、湿疹患者。

【忌用人群】阴虚火旺者忌服；孕妇慎用。

【配伍须知】与小茴香、川楝子、木香等配伍，治寒疝腹痛。

丁香 （温里药）

【别名】丁子香、支解香。

【性味归经】性温，味辛。归胃、肾经。

【功效主治】温中暖肾、降逆。主治呃逆、呕吐、反胃、泻痢、心腹冷痛、疝癖、疝气、癣疾。

【适宜人群】寒性胃痛、反胃呃逆、呕吐者；口臭者。

【忌用人群】胃热引起的呃逆或兼有口渴口苦口干者；热性病及阴虚内热者。

【配伍须知】可与人参、藿香同用，治妊娠恶阻。

小茴香 （温里药）

【别名】谷茴香、谷茴。

【性味归经】味辛，性温。归肾、膀胱、胃经。

【功效主治】散寒止痛、理气和胃。用于寒疝腹痛、睾丸偏坠、痛经、少腹冷痛、脘腹胀痛、食少吐泻。

【适宜人群】胃肠痉挛或肌肉挫伤、扭伤痛者。

【忌用人群】实热、虚火者。

【配伍须知】与枳壳配伍，用于治疗肝胃气滞、脘腹胁下胀痛。

高良姜 （温里药）

【别名】良姜、海良姜。

【性味归经】性温，味辛。归脾、胃经。

【功效主治】温胃、祛风、散寒、行气、止痛。主治脾胃中寒、脘腹冷痛、呕吐泄泻、呃逆反胃、食滞、瘴疟、冷癖。

【适宜人群】脾胃中寒、脘腹冷痛、呕吐泄泻、呃逆反胃、食滞、瘴疟、冷癖等症患者。

【忌用人群】阴虚有热者。

【配伍须知】与五灵脂配伍，共研为末，醋汤调下，可治胃痛。

陈皮　（理气药）

【别名】川橘。

【性味归经】性温，味苦、辛。归脾、胃、肺经。

【功效主治】理气健脾、调中、燥湿化痰。治疗脘腹胀满或疼痛、消化不良、胸闷腹胀、纳呆便溏、咳嗽气喘等。

【适宜人群】肺虚久咳气喘、咳痰者；胸闷腹胀、便溏、食欲不振者。

【忌用人群】气虚、阴虚燥咳者；出血证患者；吐血患者。

【配伍须知】忌与半夏配伍。

青皮　（理气药）

【别名】青橘皮、青柑皮。

【性味归经】性微温，味苦、辛。归肝、胆、胃经。

【功效主治】疏肝破气、散结消痰。主治胸胁胃脘疼痛、疝气、食积、乳肿、乳核等。

【适宜人群】胸胁胃脘疼痛、疝气、食积、乳肿、乳核患者。

【忌用人群】气虚者；孕妇。

【配伍须知】与蒲公英、瓜蒌煎水服用，可解毒散结、消肿排脓、治急性乳腺炎。

枳实　（理气药）
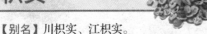

【别名】川枳实、江枳实。

【性味归经】性寒，味苦。归脾、胃、肝、心经。

【功效主治】破气散痞、泻痰消积。治疗胸腹胀满、胸痹、痞痛、痰癖、水肿、食积、便秘、胃下垂、子宫下垂、脱肛等。

【适宜人群】胸腹胀满者；痞痛、水肿、食积、便秘、胃下垂、子宫下垂、脱肛患者。

【忌用人群】脾胃虚弱者；孕妇。

【配伍须知】忌与碱性药物及地高辛等强心苷类药物搭配。

香附　（理气药）

【别名】莎草根、香附子。

【性味归经】性平，味辛、微苦、甘。归肝、三焦经。

【功效主治】理气解郁、调经止痛。主治肝郁气滞、脘腹胀痛、疝气疼痛、月经不调、闭经、崩漏带下、胎动不安等。

【适宜人群】肝郁气滞、胸胁痞满、脘腹胀痛者；月经不调、闭经者；胎动不安者。

【忌用人群】气虚无滞、阴虚血热者。

【配伍须知】炒香附与姜黄配伍，共研细末，服之可治跌打损伤。

乌药　（理气药）

【别名】台乌、香桂樟、白叶柴。

【性味归经】性温，味辛。归肺、脾、肾、膀胱经。

【功效主治】顺气、开郁、散寒、止痛。主治胸腹胀痛、宿食不消、反胃吐食、寒疝、脚气、小便频数。

【适宜人群】气滞、气逆引起下腹胀痛者。

【忌用人群】气虚、内热者；孕妇及体虚者。

【配伍须知】与香附、当归、川芎水煎服，可治胎前产后血气不和、腹胀痛。

沉香　（理气药）

【别名】琼脂、白木香、莞香。

【性味归经】性温，味苦。归肺、脾、肾经。

【功效主治】行气温中降逆、暖肾纳气平喘。主治脘腹胀闷冷痛、胃寒呕吐呃逆、大肠虚秘、小便气淋、腰膝骨节冷痛、肾虚喘息、寒疝奔豚、精冷等。

【适宜人群】脘腹胀闷冷痛者；胃寒呕吐呃逆者；小便气淋、腰膝骨节冷痛者。

【忌用人群】阴亏火旺、气虚下陷者。

【配伍须知】与乌药、木香、槟榔配伍，研成粉末，治疗阴寒腹痛。

檀香 （理气药）

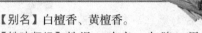

【别名】白檀香、黄檀香。

【性味归经】性温，味辛。归脾、胃、心、肺经。

【功效主治】理气和胃。主治心腹疼痛、噎膈呕吐、胸膈不舒。

【适宜人群】气滞而致的胸腹疼痛者；胃寒引起的痉挛性疼痛、小腹虚寒疝痛及心绞痛患者。

【忌用人群】阴虚火盛，有咯血、咳嗽者。

【配伍须知】与延胡索、高良姜配伍，煎水服用，可治疗寒凝气滞之胸痹绞痛。

川楝子 （理气药）

【别名】楝实、练实、金铃子、仁枣、苦楝子。

【性味归经】性寒，味苦。归肝、小肠、膀胱经。

【功效主治】除湿热、清肝火、止痛、杀虫。主要用于治疗热厥心痛、胁痛、疝痛、虫积腹痛等。

【适宜人群】各种热性腹痛者。

【忌用人群】脾胃虚寒者。

【配伍须知】与小茴香、木香、淡吴茱萸配伍，水煎服，治寒疝、偏坠、小肠庙痛。

佛手 （理气药）

【别名】五指柑、手橘。

【性味归经】性温，味辛。归肝、脾、胃经。

【功效主治】疏肝理气、和中止痛、化痰止咳。治疗肝郁气滞、胸闷胁痛、肝胃不和、脘腹胀痛、嗳气呕吐、泻痢后重、咳嗽痰多等。

【适宜人群】食欲不振、食积腹胀、消化不良患者；肝郁气滞者。

【忌用人群】阴虚血燥、气无郁滞者。

【配伍须知】与木香、香附、砂仁等同用，治脾胃气滞之脘腹胀痛、呕恶食少等。

玫瑰花 （理气药）

【别名】徘徊花、刺玫花。

【性味归经】性温，味甘、苦。归肝、脾经。

【功效主治】利气、行血、治风痹、调经止痛、理气解郁、和血散瘀。用于肠炎、肠红半截出血；肝胃气痛、新久风痹、吐血咯血、月经不调、赤白带下、乳痈肿毒等症。

【适宜人群】肝胃气痛、吐血咯血、月经不调、赤白带下、乳痈肿毒等患者。

【忌用人群】阴虚有火者。

【配伍须知】与香附配伍，水煎服，治气滞、胸胁胀闷作痛。

木香 （理气药）

【别名】云木香、广木香。

【性味归经】性温，味辛、苦。归脾、胃、肝、大肠经。

【功效主治】行气止痛、健脾消食。用于胸脘胀痛、泻痢后重、食积不消、不思饮食等。

【适宜人群】脾胃气滞之脘腹胀满或疼痛、嗳气、恶心呕吐者；痰湿壅肺之咳嗽气喘者等。

【忌用人群】内有燥热者；阴虚血热者。

【配伍须知】与乳香、没药配伍，水煎服之，治腹痛。

大腹皮 （理气药）

【别名】槟榔皮、大腹毛。

【性味归经】性微温，味辛。归脾、胃、大肠、小肠经。

【功效主治】下气宽中、行水。治脘腹痞胀、大便不爽、消化不良；脚气、水肿；慢性肝炎。

【适宜人群】慢性肝炎患者；消化不良者。

【忌用人群】气虚体弱者。

【配伍须知】与茯苓皮、五加皮配伍，水煎服，治疗水湿外溢、皮肤水肿、小便不利等。

柿蒂　（理气药）

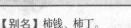

【别名】柿钱、柿丁。

【性味归经】性平，味苦。归胃经。

【功效主治】降逆止呕。主要用于胸满呃逆等病。柿蒂有抗心律失常作用，有镇静作用，有一定的抗生育作用。

【适宜人群】胸满呃逆者。

【忌用人群】患有慢性胃炎、消化不良者；糖尿病、脾虚泄泻、体弱多病、产后外感风寒者。

【配伍须知】配丁香、生姜等同用，治胃寒呃逆。

荔枝核　（理气药）

【别名】荔仁、枝核、荔核、大荔核。

【性味归经】性温，味辛、苦。归肝、胃经。

【功效主治】理气止痛、祛寒散滞。常用于治疗疝气痛、睾丸肿痛、胃脘痛、痛经及产后腹痛等。

【适宜人群】疝气痛、睾丸肿痛、胃脘痛、痛经及产后腹痛等病患者。

【忌用人群】无寒湿气滞者。

【配伍须知】与橘核、小茴香配伍，水煎服，治男子疝痛。

薤白　（理气药）

【别名】野蒜、小蒜。

【性味归经】性温，味辛、苦。归肺、心、胃、大肠经。

【功效主治】通阳散结、行气导滞。主治胸痹心痛彻背、胸脘痞闷、咳喘痰多、脘腹疼痛、泻痢后重、白带、疮疖痈肿。

【适宜人群】胸痹心痛、胸脘痞闷、咳喘痰多、泻痢后重、白带、疮疖痈肿等患者。

【忌用人群】气虚者；阴虚发热者。

【配伍须知】以薤白配瓜蒌、半夏为基本药，是治疗胸痹的常用药，随症加减。

山楂　（消食药）

【别名】映山红果、酸查。

【性味归经】性温，味酸、甘。归脾、胃、肝经。

【功效主治】消食化积、行气散瘀。用于治疗肉食积滞、胃脘胀满、泻痢腹痛、瘀血经闭、产后瘀阻、心腹刺痛、疝气疼痛、高脂血症等。

【适宜人群】食欲不振、食积腹胀者。

【忌用人群】脾胃虚弱者；胃酸过多者；胃溃疡患者；孕妇；哺乳期妇女。

【配伍须知】与橘核、荔枝核同用，治疝气痛。

神曲　（消食药）

【别名】六神曲。

【性味归经】性温，味甘、辛。归脾、胃经。

【功效主治】健脾和胃、消食调中。主治饮食停滞、胸痞腹胀、呕吐泻痢、产后瘀血腹痛、小儿腹大、坚积等。

【适宜人群】脾胃虚弱腹胀食积者；需回乳的哺乳妇女；消化不良患者。

【忌用人群】口干、舌少津者；手足心热、大便干结者。哺乳期妇女慎用。

【配伍须知】与厚朴、木香、陈皮配伍，泡茶饮用，可行气除胀、消食化积。

麦芽　（消食药）

【别名】大麦蘖、麦蘖、大麦毛、大麦芽。

【性味归经】性微温，味甘。归脾、胃经。

【功效主治】疏肝醒脾、退乳、消食、和中、下气。主治食积不消、脘腹胀满、食欲不振、呕吐泄泻、乳胀不消。

【适宜人群】脘腹胀满、食欲不振、呕吐泄泻、乳胀不消者；小儿营养不良者。

【忌用人群】哺乳期妇女。

【配伍须知】配川楝子、柴胡等，治肝气郁滞或肝胃不和之胁痛、脘腹痛等。

谷芽 （消食药）

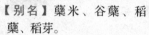

【别名】蘗米、谷蘗、稻蘗、稻芽。

【性味归经】性温，味甘。归脾、胃经。

【功效主治】消食和中，健脾开胃。主要用于食积不消、腹胀口臭、脾胃虚弱、不饥食少等症。

【适宜人群】食积不消、腹胀口臭、脾胃虚弱、不饥食少等症患者。

【忌用人群】胃下垂者。

【配伍须知】炒谷芽偏于消食，用于不饥食少。焦谷芽善化积滞，用于积滞不消。

莱菔子 （消食药）

【别名】萝卜子、萝白子、菜头子。

【性味归经】性平，味辛、甘。归肺、脾、胃经。

【功效主治】消食除胀、降气化痰、镇咳、平喘。用于饮食停滞、脘腹胀痛、大便秘结、积滞泻痢、痰壅喘咳。

【适宜人群】食积不消、腹胀口臭、脾胃虚弱、不饥食少等症患者。

【忌用人群】无食积、痰滞者。

【配伍须知】忌与人参配伍，两者药性相反。

鸡内金 （消食药）

【别名】鸡中金、化骨胆。

【性味归经】性平，味甘。归脾、胃、小肠、膀胱经。

【功效主治】消食积，止泻痢，遗溺，强壮、滋养、收敛。主治食积胀满、呕吐反胃、泻痢、消渴、遗溺、牙疳口疮等症。

【适宜人群】脾胃气虚者；小儿营养不良者；胃痛、尿路感染、慢性肝炎患者。

【忌用人群】肾阴亏虚者。

【配伍须知】与白术、山药、使君子等同用，可治小儿脾虚疳积。

川芎 （活血化瘀药）

【别名】贯芎、抚芎、台芎。

【性味归经】性温，味辛。归肝、胆、心经。

【功效主治】行气开郁、祛风燥湿、活血止痛。治风冷头痛眩晕、寒痹筋挛、产后瘀阻腹痛、痈疽疮疡、月经不调、风湿痹痛等。

【适宜人群】月经不调、闭经痛经、腹痛、头痛、风湿痹痛等症患者。

【忌用人群】阴虚火旺、上盛下虚、气弱者；月经过多者；出血性疾病患者。

【配伍须知】与薄荷、朴硝配伍，可治小儿脑热、好闭目、太阳痛或目赤肿。

丹参 （活血化瘀药）

【别名】紫丹参、山红萝卜、活血根、靠山红、大红袍。

【性味归经】性微温，味苦。归心、肝经。

【功效主治】活血祛瘀、安神宁心、排脓、止痛。主要用于治疗心绞痛、月经不调、痛经、闭经、血崩带下、瘀血腹痛、骨节疼痛、惊悸不眠、恶疮肿毒等。

【适宜人群】月经过多、月经不调、痛经者；产后瘀血腹痛、恶露不尽者。

【忌用人群】出血不停的人慎用。

【配伍须知】与郁金配伍，可治痛经。

红花 （活血化瘀药）

【别名】红蓝花、刺红花。

【性味归经】性温，味辛。归心、肝经。

【功效主治】活血通经、祛瘀止痛、清热消炎。主治闭经、症瘕、难产、死胎、产后恶露不尽、瘀血作痛、痈肿、跌扑损伤、目赤红肿。

【适宜人群】月经不调者；血瘀体质者；产后腹痛、恶露不尽者；冠心病患者。

【忌用人群】孕妇。

【配伍须知】与荷叶、蒲黄、牡丹皮等配伍，可治产后瘀滞腹痛。

桃仁 （活血化瘀药）

【别名】扁桃仁、毛桃仁、大桃仁。

【性味归经】性平，味苦、甘。归心、肝、大肠经。

【功效主治】破血行瘀、润燥滑肠。主治闭经、症瘕、热病蓄血、风痹、疟疾、跌打损伤、瘀血肿痛、血燥便秘。

【适宜人群】高糖血症、糖尿病患者。

【忌用人群】孕妇；血虚者。

【配伍须知】配红花、当归、桑枝、赤芍等，治跌打损伤而致的瘀血肿痛。

益母草 （活血化瘀药）

【别名】益母艾、红花艾、月母草。

【性味归经】性凉，味辛、苦。归心、肝、膀胱经。

【功效主治】活血祛瘀、调经、利水。主治月经不调、难产、胞衣不下、产后血晕、瘀血腹痛。

【适宜人群】月经不调、痛经患者。

【忌用人群】阴虚血少者；孕妇。

【配伍须知】配当归、丹参、川芎、赤芍等，治血滞经闭、痛经、月经不调。

牛膝 （活血化瘀药）

【别名】川牛膝、怀牛膝。

【性味归经】性平，味甘、苦。归肝、肾经。

【功效主治】散瘀消肿。主治淋病、尿血、经闭、症瘕、难产、产后瘀血腹痛、喉痹、痈肿、跌打损伤。

【适宜人群】产后缺乳、筋骨无力、体质虚弱、难产者；风湿性关节炎、痛风患者。

【忌用人群】中气下陷、脾虚泄泻、下元不固、梦遗失精、月经过多者；孕妇。

【配伍须知】与续断、当归、乳香、没药等同用，治跌打损伤、腰膝瘀痛。

鸡血藤 （活血化瘀药）

【别名】血风藤。

【性味归经】性温，味苦、甘。归肝、肾经。

【功效主治】活血舒筋、养血调经。主治风湿痹痛、手足麻木、肢体麻木瘫痪、月经不调、经行不畅、痛经、闭经、白细胞减少症等。

【适宜人群】体虚贫血、产后血虚血瘀、月经不调、血虚闭经、血虚头晕者。

【忌用人群】阴虚火旺者慎用。

【配伍须知】与黄芪、大枣配伍，水煎服，可治疗放疗引起的白细胞减少症。

延胡索 （活血化瘀药）

【别名】延胡、玄胡索。

【性味归经】性温，味辛、苦。归肝、心、胃经。

【功效主治】活血散瘀、行气止痛。治疗胸痹心痛，胁肋、脘腹诸痛，头痛、腰痛、疝气痛、筋骨痛、痛经、闭经，产后瘀腹痛，跌打损伤等。

【适宜人群】月经不调者；产后瘀血腹痛、心绞痛、跌打损伤等患者。

【忌用人群】孕妇忌服；体虚者慎服。

【配伍须知】忌与马钱子配伍。

五灵脂 （活血化瘀药）

【别名】老鼠屎。

【性味归经】性温，味苦、甘。归肝、脾经。

【功效主治】行血、止痛。治疗心腹血气诸痛、妇女闭经、产后瘀血作痛；外治蛇、蝎、蜈蚣咬伤。炒用止血。

【适宜人群】妇女闭经、产后瘀血作痛者；心腹痛者；被蛇、蝎、蜈蚣咬伤者。

【忌用人群】血虚腹痛、经闭者；产妇失血过多、眩晕、心虚有火作痛者。

【配伍须知】与香附配伍，用于治疗肝气犯胃之胁肋、胃脘疼痛。

郁金 （活血化瘀药）

【别名】黄郁。

【性味归经】性凉，味辛、苦。归肝、心经。

【功效主治】行气活血、疏肝解郁、清心开窍、清热凉血。主治胸胁脘腹疼痛、月经不调、痛经闭经、跌打损伤、热病神昏、血热吐衄、血淋、砂淋、黄疸。

【适宜人群】风湿病、跌打损伤、抑郁症、肝病患者；月经不调、肝气郁结者。

【忌用人群】阴虚失血及无气滞血瘀者忌服。孕妇慎服。

【配伍须知】与桃仁、瓜蒌配伍，可治肠梗阻。

姜黄 （活血化瘀药）

【别名】宝鼎香、黄姜。

【性味归经】性温，味辛、苦。归脾、肝经。

【功效主治】破血、行气、通经、止痛。治心腹痞满胀痛、痹痛、癥瘕、妇女血瘀经闭、产后瘀停腹痛、跌扑损伤、痈肿。用于气滞血瘀的胸腹痛、痛经及肢体疼痛。

【适宜人群】气滞血瘀引起的胸腹痛、痛经及肢体疼痛者。

【忌用人群】血虚而无气滞血瘀者。

【配伍须知】忌与丁香配伍。

乳香 （活血化瘀药）

【别名】熏陆香、马尾香。

【性味归经】性温，味辛、苦。归心、肝、脾经。

【功效主治】调气活血、定痛消毒。常用于治疗气血凝滞、心腹疼痛、痈疮肿毒、跌打损伤、痛经、产后瘀血刺痛等。

【适宜人群】心腹疼痛、痈疮肿毒、跌打损伤、痛经、产后瘀血刺痛等病患者。

【忌用人群】孕妇；胃弱者，痈疽已溃者。

【配伍须知】与没药、当归尾、红花、桃仁配伍，可治跌打折伤筋骨。

没药 （活血化瘀药）

【别名】末药。

【性味归经】性平，味苦。归心、肝经。

【功效主治】活血、散瘀、止痛、收敛、消炎。主治跌损、金创、筋骨心腹诸痛、癥瘕、痛疽肿痛、痔漏、目障等。

【适宜人群】跌损、金创、筋骨心腹诸痛、癥瘕、痛疽肿痛、痔漏、目障等患者。

【忌用人群】孕妇；月经过多、经期长者。

【配伍须知】与延胡索、五灵脂、草果配伍，可治心脾气痛。

泽兰 （活血化瘀药）

【别名】风药、蛇王草。

【性味归经】性温，味苦、辛。归肝、脾经。

【功效主治】活血通经、利尿消肿。治闭经、癥瘕、产后瘀滞腹痛、身面水肿、跌打损伤、金疮、痈肿。

【适宜人群】闭经、癥瘕、产后瘀滞腹痛、身面水肿、跌打损伤、金疮、痈肿等症患者。

【忌用人群】无瘀血者慎服。

【配伍须知】与当归、香附配伍，治疗月经不调、闭经等病。

王不留行 （活血化瘀药）

【别名】不留行、王不流行。

【性味归经】性平，味苦。归肝、胃经。

【功效主治】行血通经、催生下乳、消肿敛疮。主治妇女闭经、乳汁不通、难产、血淋、痈肿、金疮出血。

【适宜人群】闭经、乳汁不通、难产、血淋、痈肿、金疮出血者。

【忌用人群】孕妇禁服。月经过多者也不适宜使用。

【配伍须知】与香附、郁金等配伍，治由肝气郁滞所致的痛经、闭经。

月季花 （活血化瘀药）

【别名】四季花、月月红、月贵花、月季红、月光花、四季春。

【性味归经】性温，味甘。归肝经。

【功效主治】活血调经、消肿解毒。治疗月经不调、经来腹痛、跌打损伤、血瘀肿痛、痈疽肿毒等常见病。

【适宜人群】月经不调、产后血虚血瘀腹痛者；跌打损伤者。

【忌用人群】脾胃虚弱者、孕妇。

【配伍须知】与玫瑰花、陈皮配伍，加红糖，可疏肝解郁、理气宽胸。

苏木 （活血化瘀药）

【别名】苏枋、苏方、赤木。

【性味归经】性平，味甘、咸。归心、肝、脾经。

【功效主治】行血破瘀、消肿止痛。主治妇人血气心腹痛、闭经、产后瘀血、胀痛，喘急、痢疾、破伤风、痈肿、跌损瘀滞作痛。

【适宜人群】血气心腹痛、闭经、产后瘀血、喘急、痢疾患者。

【忌用人群】血虚无瘀者；孕妇。

【配伍须知】与乳香、没药配伍，可治疗跌打损伤疼痛。

骨碎补 （活血化瘀药）

【别名】肉碎补、石岩姜、猴姜、毛姜、申姜、爬岩姜、岩连姜。

【性味归经】性温，味苦。归肾、肝经。

【功效主治】补肾强骨、续伤止痛。用于肾虚腰痛、耳鸣耳聋、牙齿松动、跌损闪挫、筋骨折伤；外治斑秃、白癜风。

【适宜人群】肾虚腰痛、耳鸣耳聋、牙齿松动、筋骨折伤、斑秃、白癜风患者。

【忌用人群】阴虚及无瘀血者慎服。

【配伍须知】与补骨脂、牛膝、桑寄生配伍，适用于老年肾虚、腰痛脚软。

莪术 （活血化瘀药）

【别名】蓝心姜、黑心姜。

【性味归经】性温，味苦、辛；归肝、脾经。

【功效主治】破血行气、消积止痛。用于血瘀腹痛、肝脾肿大、心腹胀痛、积聚、妇女血瘀经闭、跌打损伤、饮食积滞。

【适宜人群】血瘀腹痛、肝脾肿大、心腹胀痛者；妇女血瘀经闭者；跌打损伤者。

【忌用人群】气血两虚、脾胃薄弱、无积滞者慎服。孕妇忌服。

【配伍须知】治疗血滞经闭、症瘕结块等时，常常配合三棱应用。

水蛭 （活血化瘀药）

【别名】蚂蟥。

【性味归经】性平，味咸、苦，有毒。归肝、膀胱经。

【功效主治】抗凝固、破血痕。主治月经闭止、症瘕腹痛、蓄血、损伤瘀血作痛、痈肿丹毒等症。

【适宜人群】瘀血停滞引起的经闭、肿瘤包块及跌打肿痛等病患者。

【忌用人群】体弱血虚者；孕妇。

【配伍须知】与苏木、乳香配伍，可治疗跌打损伤、瘀血作痛。

穿山甲 （活血化瘀药）

【别名】鲮鲤甲、鳢鲤甲、鲮鲤角、川山甲、鳖鲤甲、山甲、甲片。

【性味归经】性凉，味咸。归肝、胃经。

【功效主治】消肿溃痈、搜风活络、通经下乳。主治痈疽疮种、风寒湿痹、月经停闭、乳汁不通，外用止血；还可用于治疗高血压。

【适宜人群】高血压、闭经、乳汁不通者。

【忌用人群】气血虚弱、痈疽已溃者；孕妇。

【配伍须知】配伍当归、柴胡、川芎等，可治因肝气郁滞而致乳汁不下。

小蓟 （止血药）

【别名】猫蓟、刺儿菜。

【性味归经】性凉，味甘。归心、肝经。

【功效主治】凉血、祛瘀、止血。主治吐血、鼻出血、尿血、血淋、便血、血崩、月经过多及急性传染性肝炎、创伤出血、疔疮、痈毒。

【适宜人群】吐血、尿血、血淋、血崩、创伤出血、疔疮、痈毒、月经过多者。

【忌用人群】脾胃虚寒及血瘀者。

【配伍须知】与生地、茅根配伍，治急性肾炎、泌尿系感染、尿疼水肿。

槐花 （止血药）

【别名】槐蕊、白槐。

【性味归经】性微寒，味苦。归肝、大肠经。

【功效主治】凉血止血、清肝泻火。治疗血热妄行、肝热目赤、头痛眩晕、疮毒肿痛、血痢、崩漏、吐血、鼻出血等症。

【适宜人群】便血、痔血、肝热目赤、眩晕患者。

【忌用人群】脾胃虚寒者；阴虚发热而无实火者。

【配伍须知】与菊花、嫩桑叶配伍，清肝明目、疏散风热，用于肝热或风热目赤。

白茅根 （止血药）

【别名】茅根、茹根。

【性味归经】性寒，味甘。归肺、胃、小肠经。

【功效主治】凉血止血、清热生津、利尿通淋。主治血热吐血、鼻出血、咯血、尿血，崩漏、紫癜、热病烦渴、胃热呕逆、肺热喘咳、小便淋漓涩痛、水肿、黄疸。

【适宜人群】血热、尿血、崩漏、烦渴、呕逆、喘咳、小便淋漓涩痛、水肿、黄疸等患者。

【忌用人群】脾胃虚寒、溲多不渴者。

【配伍须知】与小蓟、车前草配伍，治血尿。

茜草 （止血药）

【别名】九龙根、土丹参。

【性味归经】性寒，味苦。归肝、心经。

【功效主治】凉血止血、活血化瘀。主治血热咯血、吐血、鼻出血、尿血、便血，崩漏、经闭、产后瘀阻腹痛、跌打损伤、风湿痹痛、黄疸、疮痈、痔肿等。

【适宜人群】血热夹瘀之出血证者；血瘀经闭者；风湿痹痛者。

【忌用人群】脾胃虚寒及无瘀滞者慎服。

【配伍须知】常与当归、红花、香附等配伍使用，治疗妇女血瘀之血枯经闭者。

三七 （止血药）

【别名】血参、田七。

【性味归经】性温，味甘、微苦。归肝、胃经。

【功效主治】止血、散瘀、消肿、定痛。治疗吐血、咳血、鼻出血、便血、血痢、崩漏症瘕、产后血晕、恶露不下、跌损瘀血、外伤出血、痈肿疼痛、痢疾、喉炎等症。

【适宜人群】心脑血管疾病患者；月经过多、崩漏下血、贫血体虚、子宫出血者。

【忌用人群】阴虚血热者；孕妇。

【配伍须知】常与乳香、没药、儿茶等同用，治痈疽。

白及 （止血药）

【别名】甘根、白根、冰球子。

【性味归经】性凉，味苦、甘。归肺、肝、胃经。

【功效主治】补肺、止血、消肿、生肌、敛疮。主治肺伤咯血、鼻出血、金疮出血、疮疡肿毒、溃疡疼痛、汤火灼伤、手足皲裂。

【适宜人群】咯血吐血、外伤出血者。

【忌用人群】外感咯血，内热壅盛者，肺痈初起及肺胃有实热者忌服。

【配伍须知】忌与草乌、川乌、附子配伍，会降低药效。

藕节　（止血药）

【别名】光藕节、藕节疤。

【性味归经】性平，味甘、涩。归肝、肺、胃经。

【功效主治】收敛止血、化瘀。可治咯血、吐血、尿血、便血、血痢、血崩等。

【适宜人群】鼻出血、咯血、吐血、便血、尿血和妇女崩漏，以失血而有瘀血者。

【忌用人群】肥胖者宜少食；产妇不宜过早食用。

【配伍须知】与生地黄、大蓟配伍，适用于血热、吐衄不止等。

艾叶　（止血药）

【别名】大艾叶、杜艾叶。

【性味归经】性温，味苦、辛。归肝、脾、肾经。

【功效主治】理气血、逐寒湿、温经、止血、安胎。治心腹冷痛、久痢、下血、月经不调、崩漏、胎动不安、痛疮、疥癣等。

【适宜人群】少腹冷痛、经寒不调、鼻出血、妊娠下血等症患者；皮肤瘙痒者。

【忌用人群】阴虚血热者慎用。

【配伍须知】熟艾与白茯神、乌梅配伍，治盗汗不止。

炮姜　（止血药）

【别名】黑姜。

【性味归经】性热，味辛。归脾、胃、肾、心、肺经。

【功效主治】温中散寒、温经止血。常用于治疗脾胃虚寒、腹痛吐泻、吐衄崩漏、阳虚失血等。

【适宜人群】腹痛、腹泻和虚寒性出血者；虚寒性崩漏下血者；经期小腹冷痛者。

【忌用人群】孕妇；阴虚有热者。

【配伍须知】与当归、川芎、桃仁等同用，治产后血虚寒凝、小腹疼痛。

半夏　（化痰药）

【别名】法夏、清半夏。

【性味归经】性温，味辛。归脾、胃经。

【功效主治】燥湿化痰、降逆止呕、消痞散结。治疗湿痰冷饮、呕吐、反胃、咳喘痰多、胸膈胀满、痰厥头痛、头晕不眠等。

【适宜人群】风痰眩晕、呕吐反胃者；甲状腺肿大者；慢性咽炎、咽喉癌者；急性中耳炎患者。

【忌用人群】血证及阴虚燥咳、津伤口渴者。

【配伍须知】忌与草乌、川乌、附子配伍，药性相反，不能同时使用。

白芥子　（化痰药）

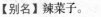

【别名】辣菜子。

【性味归经】性温，味辛。归肺、胃经。

【功效主治】利气豁痰、温中散寒、通络止痛。治痰饮咳喘、胸胁胀满、反胃呕吐、肢体痹痛麻木、肿毒、跌打肿痛等。

【适宜人群】寒痰喘咳、胸满胁痛者；哮喘患者；阴疽流注、肢体麻木、关节肿痛者。

【忌用人群】肺虚咳嗽、阴虚火旺者；皮肤过敏或溃破者。

【配伍须知】与苏子、莱菔子配伍，治疗寒痰壅肺、咳喘胸闷、痰多难咯。

旋覆花　（化痰药）

【别名】金沸草、金钱花。

【性味归经】性微温，味苦、辛、咸。归肺、胃、大肠经。

【功效主治】降气、消痰、行水、止呕。用于风寒咳嗽、痰饮蓄结、胸膈痞满、喘咳痰多、呕吐嗳气、心下痞硬等。

【适宜人群】咳喘痰多、痰饮蓄结、胸膈痞满者；呕吐者；肝胃气痛者。

【忌用人群】阴虚劳嗽、津伤燥咳者。

【配伍须知】与香附、柴胡配伍，治疗肝郁气滞之胸胁胀痛。

桔梗 （化痰药）

【别名】苦梗、苦桔梗、大药。

【性味归经】性平，味苦、辛。归肺经。

【功效主治】宣肺祛痰、利咽、排脓、利五脏、补气血。主治咳嗽痰多、咽喉肿痛、胸满胁痛、痢疾腹痛、口舌生疮。

【适宜人群】风热感冒者；高血压、糖尿病、高脂血症、动脉硬化、肥胖症等患者。

【忌用人群】阴虚久嗽、气逆及咯血者；胃溃疡者慎用。

【配伍须知】与薄荷叶、防风配伍，有效治疗风热感冒。

川贝 （化痰药）

【别名】虻、贝母、空草。

【性味归经】性凉，味苦、甘。归肺、心经。

【功效主治】镇咳、化痰、镇痛、降压、散结开郁。治疗痰热咳喘、肺热燥咳、干咳少痰、咳痰黄稠、阴虚燥咳、劳嗽等。

【适宜人群】阴虚干咳、咯血、便秘者；肺热咳吐黄痰者；体质虚弱者；小儿肺炎患者。

【忌用人群】脾胃虚寒及有湿痰者；风寒感冒未愈者；寒湿中阻、消化不良者。

【配伍须知】与蒲公英、鱼腥草配伍，治热毒壅结之乳痈、肺痈。

瓜蒌 （化痰药）

【别名】天撤、栝楼、山金匏。

【性味归经】性寒，味甘、微苦。归肺、胃、大肠经。

【功效主治】清热涤痰、宽胸散结、润燥滑肠。用于肺热咳嗽、痰浊黄稠、胸痹心痛、乳痈、肠痈肿痛、大便秘结等。

【适宜人群】痰热咳喘者；胸膈痞满者；肺痈咳吐脓血者；结肠脓肿患者；肠燥便秘者。

【忌用人群】脾胃虚寒者；便溏腹泻者。

【配伍须知】忌与乌头、干姜、牛膝配伍，两者药性相反。

竹茹 （化痰药）

【别名】淡竹茹。

【性味归经】性寒，味甘。归肺、胃经。

【功效主治】清热化痰、除烦止呕。治疗痰热咳嗽、胆火挟痰、烦热呕吐、惊悸失眠、呕吐、妊娠恶阻、胎动不安等。

【适宜人群】痰热、肺热咳嗽、痰热心烦不寐者；胃热呕吐、妊娠呕吐者；吐血、鼻出血、子宫出血等患者。

【忌用人群】胃寒呕吐及感寒、挟食、作呕者。

【配伍须知】与黄连、黄芩配伍，治疗胃热之呕吐。

海藻 （化痰药）

【别名】海萝、乌菜、海带花。

【性味归经】性寒，味苦、咸。归肝、胃、肾经。

【功效主治】软坚散结、消痰、利水。用于瘿瘤、瘰疬、睾丸肿痛、痰饮水肿等。

【适宜人群】肾炎水肿、甲状腺肿大、淋巴结肿大、睾丸肿痛者；疝气、高血压、高脂血症、糖尿病、肾病综合征、单纯性肥胖、动脉硬化、脑血栓患者。

【忌用人群】脾胃虚寒蕴湿者。

【配伍须知】忌与甘草配伍，两者药性相反。

昆布 （化痰药）

【别名】纶布、海昆布。

【性味归经】性寒，味咸。归肝、胃、肾经。

【功效主治】软坚行水。主要用于治疗瘰疬、瘿瘤、噎膈、水肿、睾丸肿痛、带下等病症。

【适宜人群】肾病综合征患者；肾炎水肿患者；甲状腺、淋巴结肿大患者；睾丸肿痛患者。

【忌用人群】脾胃虚寒蕴湿者。

【配伍须知】与茯苓、泽泻配伍，治疗肾炎水肿。

大黄 （泻下药）

【别名】将军、黄良、火参。

【性味归经】性寒，味苦。归胃、大肠、肝、脾经。

【功效主治】攻积滞、清湿热、泻火解毒、凉血祛瘀。主治便秘、湿热泻痢、黄疸、水肿、目赤、咽喉肿痛、呕吐、吐血咯血等。

【适宜人群】消化功能差者；肝炎、胰腺炎、胆囊炎、胃炎等患者。

【忌用人群】虚弱、脾胃虚寒、无实热瘀结者；孕妇。

【配伍须知】与黄连、黄芩配伍，治心气不足。

番泻叶 （泻下药）

【别名】旃那叶、泻叶。

【性味归经】性大寒，味甘、苦。归大肠经。

【功效主治】泻热行滞、通便利水。用于治疗热积便秘、食物积滞、胸腹胀满及腹水等症。

【适宜人群】急性胰腺炎、胆囊炎、胆石症及消化道出血者；便秘者。

【忌用人群】虚弱者，孕妇，经期、产后及哺乳期女性忌服；有痔疮者不宜用。

【配伍须知】与大腹皮、半枝莲配伍，可治疗肝硬化腹水。

芦荟 （泻下药）

【别名】卢会、讷会。

【性味归经】性寒，味苦。归肝、心、脾经。

【功效主治】清热凉肝、泻下通便、消疳杀虫。主治热结便秘、肝火头痛、目赤惊风、虫积腹痛、疥癣、痔瘘；解巴豆毒。

【适宜人群】便秘患者；皮肤病、慢性肾炎、膀胱炎、支气管炎等慢性病患者。

【忌用人群】脾胃虚寒及不思食者；慢性腹泻者；孕妇；过敏者。

【配伍须知】与龙胆草、栀子配伍，治疗肝经火盛的便秘溲赤、头晕头痛。

火麻仁 （泻下药）

【别名】麻子、麻子仁。

【性味归经】性平，味甘。归脾、胃、大肠经。

【功效主治】润燥滑肠、下气行滞、利水消肿。治疗肠燥便秘、消渴、热淋等。尤其适用于治疗老年人血虚津枯之便秘，及产后津枯血少的肠燥便秘。

【适宜人群】体质较为虚弱、津血枯少的肠燥便秘患者；脚气、水肿、大小便涩者。

【忌用人群】脾肾不足者慎服。

【配伍须知】与郁李仁、瓜蒌仁、苏子、杏仁等配伍，润肠通便。

郁李仁 （泻下药）

【别名】小李仁、郁子。

【性味归经】性平，味辛、苦、甘。归脾、大肠、小肠经。

【功效主治】润燥滑肠、下气行滞、利水消肿。用于津枯肠燥、食积气滞、腹胀便秘、水肿、脚气、小便不利。

【适宜人群】肠燥便秘、小便不利、水肿、脚气等患者。

【忌用人群】脾虚泄泻者禁服；孕妇慎服。

【配伍须知】与薏苡仁、冬瓜皮配伍，对水肿腹满、二便不利者有疗效。

松子仁 （泻下药）

【别名】松子、海松子。

【性味归经】性平，味甘。归肝、肺、大肠经。

【功效主治】强阳补骨、滋阴养液、补益气血、润燥滑肠。用于病后体虚、肌肤失润、肺燥咳嗽、口渴便秘、头昏目眩、自汗、心悸等。

【适宜人群】肺燥咳嗽、慢性便秘者；自汗、心悸者；心脑血管疾病患者。

【忌用人群】腹泻患者。

【配伍须知】与胡桃仁配伍，治肺燥咳嗽。

第三章
232道养生保健
药膳大公开

懂得养生之道的人，顺应时节的变化而养生。针对春夏秋冬四季的特点及自身体质，选择合适的药膳进食，可远离四时疾病，保持长寿安康。五脏是人体内心、肺、脾、肝、肾五个脏器的合称，在日常生活中，通过药膳的调养，保持五脏健康，才能达到预防疾病的目的。针对女性的特点，精选了具有乌发、明目、润肤、祛斑、祛痘、美白、瘦身等作用的药膳，使女性肤色靓丽、身材苗条、容光焕发，更具有青春活力。根据男性需要，精选了增强记忆、镇静安眠、补血益气、补肾壮阳、强筋壮骨等药膳，以强身健体。

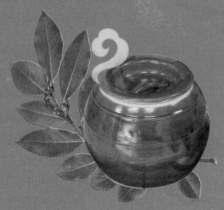

春季养生药膳

春属木，其气温，通于肝。中医学认为，肝脏有藏血之功，若肝血不足，易使两目干涩、视物昏花、肌肉拘挛。因此，养肝补血是春季养生的重中之重。多吃甜食有利于加强肝、脾、胃的功能，多吃韭菜、荠菜、樱桃、枇杷、春笋等，慎用大寒或苦寒药材、食材，忌温热、辛辣食物。春季药膳养肝，常用的原料有枸杞子、红枣、百合、白果、马蹄、猪肝、带鱼、桑葚、女贞子、菠菜、葡萄等。

【虫草枸杞鸭汤】

【材料准备】

冬虫夏草4克　　枸杞子10克

鸭肉300克　　盐1小匙

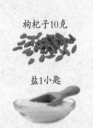

【制作过程】①将鸭肉切块、洗净，放入沸水中氽烫，去掉血水，捞出备用。②将冬虫夏草、枸杞子洗净，放入纱布包中。③将所有材料放入锅中，加水至盖过所有材料即可，以武火煮沸，再转成文火继续炖煮约30分钟，快熟烂时加入盐调味。

【功能效用】具有补肾、降压、强心、平喘、益肺肾、补精髓和提高人体免疫力等功效。

【党参枸杞猪肝汤】

【材料准备】

党参15克　　枸杞子15克

猪肝200克　　盐适量

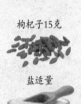

【制作过程】①将猪肝洗净切片，氽水后备用。②将党参、枸杞子用温水洗净后备用。③净锅上火倒入水，将猪肝、党参、枸杞子一同放进锅里煲至熟，用盐调味即可。

【功能效用】滋补肝肾、补中益气、明目养血，老年人常食可改善头晕耳鸣、两目干涩、视物昏花等症状。体虚者常食，可改善肤色萎黄、贫血、神疲乏力等症状。

【首乌鸡肝汤】

【材料准备】

何首乌15克　　鸡肝50克

荷兰豆5片

生姜1小块　　盐2小匙

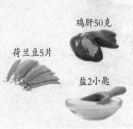

【制作过程】①鸡肝剔去肥油、血管等杂质，洗净，沥干，切大片。②荷兰豆撕去边丝，洗净；姜洗净，切丝。③何首乌放入煮锅，加4碗水以大火煮开，转小火续煮15分钟，转中火让汤汁再沸，放入鸡肝煮熟，入荷兰豆和姜丝，加盐调味即可。

【功能效用】动物肝脏均有补肝作用，还能改善视力、缓解眼睛疲劳。

【兔肉百合枸杞汤】

【材料准备】

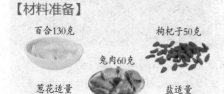

百合130克
枸杞子50克
兔肉60克
葱花适量
盐适量

【制作过程】①将兔肉洗净，砍成小块；百合洗净，剪去黑边；枸杞子泡发。②锅中加水烧沸，下入兔肉块，焯去血水，去浮沫后捞出。③在锅中倒入一大碗清水，再加入兔肉、盐，用中火烧开后倒入百合、枸杞子，再煮5分钟，放入葱花，起锅即成。

【功能效用】养肝明目、清心安神。老年人常食能补虚、滋阴，还能预防心脑血管疾病。

【白果腐竹薏苡仁汤】

【材料准备】

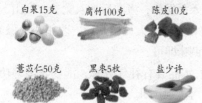

白果15克
腐竹100克
陈皮10克
薏苡仁50克
黑枣5枚
盐少许

【制作过程】①白果壳取肉，去膜洗净备用；薏苡仁、陈皮洗净备用。②腐竹用清水浸软，洗净，切段；黑枣洗净备用。③瓦煲内加水煮沸，放白果肉、陈皮、薏苡仁和黑枣，水开后中火煲2小时，放入腐竹并以少许盐调味，再煲30分钟即可。

【功能效用】本汤鲜甜美味，能清热化痰、利小便，还能预防燥热性疾病。

【马蹄冬菇鸡爪汤】

【材料准备】

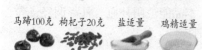

茯苓15克
白术15克
冬菇50克
鸡爪300克
马蹄100克
枸杞子20克
盐适量
鸡精适量

【制作过程】①鸡爪洗净；马蹄洗净，去皮，切块；冬菇、枸杞子洗净，浸泡。②锅中注水烧沸，放入鸡爪汆水，取出洗净。③将鸡爪、马蹄、冬菇、枸杞子、茯苓、白术放入锅中，加入清水慢火炖2小时，调入盐、鸡精即可。

【功能效用】本品可清热解毒、利尿通淋，可治上火引起的小便不利、赤涩。

【葡萄当归煲猪血】

【材料准备】

当归15克
党参15克
阿胶10克

葡萄150克
猪血200克
料酒适量
葱花适量

【制作过程】①将葡萄洗净、去皮备用。当归、党参择洗干净，切成片。②猪血洗净，入沸水锅汆透，切方块，与当归、党参同放砂锅，加水适量，大火煮沸，烹入料酒，改用小火煨煮30分钟，加葡萄，继续煨煮。③放入阿胶溶化，加葱花即成。

【功能效用】此品能补气益脾、养血补血。常食可改善少气乏力、困倦等症状。

夏季养生药膳

夏季天气炎热，体力消耗比其他季节大，常使人有"无病三分虚"的感觉。中医学认为，夏属火，其气热，通于心。心气包括心阳和心阴，心阴与心阳相对而言。夏季心阳最为旺盛，而夏热却会耗伤心阴，故夏季应注意滋养心阴。夏季药膳滋养心阴，常用的原料有灵芝、茯苓、玉竹、黄芪、麦冬、金银花、薏苡仁、绿豆、小米、鲫鱼、猪心、鸭肉等。

【党参淮山猪胰汤】

【材料准备】

党参15克　　淮山30克　　猪胰200克

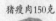

猪瘦肉150克　蜜枣3颗　　盐适量

【制作过程】①党参、淮山洗净，浸泡。②蜜枣洗净；猪胰、猪瘦肉洗净，汆水。③将清水2000毫升放入瓦煲中，煮沸后加入党参、淮山、蜜枣、猪胰和瘦肉，大火煲开后，改用小火煲3小时，加盐调味即可。

【功能效用】本品具有补气健脾、涩肠止泻等功效，适用于脾虚泄泻证。

【灵芝茯苓炖乌龟】

【材料准备】

灵芝6克　　茯苓25克　　山药8克

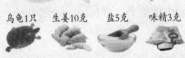

乌龟1只　生姜10克　盐5克　味精3克

【制作过程】①乌龟置于冷水锅内，慢火加热至沸，将龟破开，去头和内脏，斩成大件。②灵芝切块，同茯苓、山药、生姜洗净。③将以上用料放入瓦煲内，加适量水，以大火烧开，转小火煲2小时，最后用盐和味精调味即可。

【功能效用】本品能滋阴补血、补肾调经、养心安神、益气补虚。

【百合猪蹄汤】

【材料准备】

百合100克　　猪蹄1只　　料酒

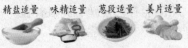

精盐适量　味精适量　葱段适量　姜片适量

【制作过程】①猪蹄去毛桩后洗净，斩成件；百合洗净。②将猪蹄块下入沸水中汆去血水。③猪蹄、百合加水适量，大火煮1小时后，加入调味料即可。

【功能效用】百合、猪蹄均能滋阴润燥，百合还能养心安神。两者合用还能促进皮肤细胞新陈代谢，防衰抗老。

【玉米党参羹】

【材料准备】

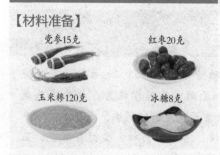

党参15克　　　　红枣20克

玉米糁120克　　　冰糖8克

【制作过程】①红枣去核洗净；党参洗净、润透，切成小段。②锅置火上，注入清水，放入玉米糁煮沸后，下入红枣和党参。③煮至浓稠闻到香味时，放入冰糖调味即可食用。

【功能效用】本品能益气补虚、健脾和胃，可辅助治疗脾肺虚弱、气短心悸、食少便溏等病。

【柏子仁小米粥】

【材料准备】

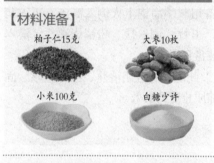

柏子仁15克　　　大枣10枚

小米100克　　　白糖少许

【制作过程】①将大枣、柏子仁洗净，另将小米洗净。将洗净的大枣、小米，分别放入碗内，泡发，待用。②砂锅洗净，置于火上，将大枣、柏子仁放入砂锅内，加清水煮熟后转入文火。③再加入小米，共煮成粥，至黏稠时加入白糖搅匀即可。

【功能效用】本品具有养心安神的功效，可改善心烦失眠、心悸等症状。

【沙参竹叶粥】

【材料准备】

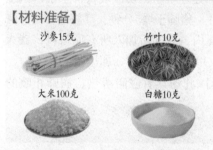

沙参15克　　　　竹叶10克

大米100克　　　白糖10克

【制作过程】①竹叶冲净，倒入一碗水熬至半碗，去渣待用；沙参洗净；大米泡发洗净。②锅置火上，注水后，放入大米用大火煮至米粒绽开。③倒入熬好的竹叶汁，放入沙参，改用小火煮至粥成闻见香味时，放入白糖调味即可。

【功能效用】此粥能滋阴润肺、清心火、利小便、除烦热，夏季老年人可经常服用。

【藿香大米粥】

【材料准备】

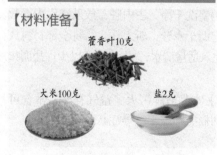

藿香叶10克

大米100克　　　盐2克

【制作过程】①将大米淘洗干净，再置于清水中浸泡半小时后捞出沥干水分备用；藿香叶洗净，切碎。②锅置火上，倒入清水，放入大米，以大火煮开。③再以小火煮至浓稠状，加藿香叶同煮片刻，调入盐拌匀即可。

【功能效用】此粥能开胃止呕、发表解暑、健脾化湿，常食可预防夏季中暑。

秋季养生药膳

　　秋季阳气渐收，阴气渐长，人体的生理活动随"夏长"到"秋收"，而相应改变。因此，秋季养生不能离开"收养"这一原则。中医学认为，秋季主气是"燥"，燥易伤肺，燥邪耗伤津液。秋天养生最重要就是清肺润燥，一定要把保养体内的阴气作为首要任务。秋季药膳需清肺润燥，常用的药材、食材有银杏、玉竹、杏仁、莲子、芡实、天冬、桔梗、银耳、菊花、猪肺、梨等。

【银杏玉竹猪肝汤】

【材料准备】

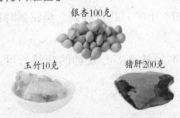

银杏100克
玉竹10克
猪肝200克

【制作过程】①将猪肝洗净切片；银杏、玉竹分别洗净备用。②净锅上火倒入高汤，下入猪肝、银杏、玉竹，调入盐、味精烧沸。③淋入香油即可装盘食用。

【功能效用】此汤具有滋阴清热、敛肺止咳、固精止带、缩尿止遗的功效。

【霸王花猪肺汤】

【材料准备】

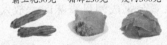

霸王花50克　猪肺250克　瘦肉300克
红枣3颗　南北杏10克　姜2片　盐5克

【制作过程】①霸王花浸泡1小时洗净；红枣洗净。②猪肺处理干净，切成块状，汆水；锅上火，放姜片、猪肺干爆5分钟。③将2000毫升清水放入瓦煲内，煮沸后加入所有原材料，武火煲滚后，改用文火煲3小时，加盐调味即可。

【功能效用】此汤具有滋阴清热、润肺止咳的功效。

【鲜莲红枣炖水鸭】

【材料准备】

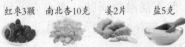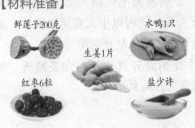

鲜莲子200克　水鸭1只
生姜1片
红枣6粒　盐少许

【制作过程】①莲子、红枣、生姜分别用清水洗净。莲子去心；红枣去核；生姜刮皮，切片备用。②水鸭宰洗干净，去内脏，放入沸水中煮数分钟，捞起沥干水分，斩大件。③将全部材料放入锅内，注入适量清水，炖3小时，以少许盐调味即可。

【功能效用】本品清肺泻火、益气补虚，常食可缓解鼻干咽痛、肺虚干咳等症状。

【杏仁白萝卜炖猪肺】

【材料准备】

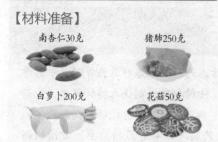

南杏仁30克　　猪肺250克

白萝卜200克　　花菇50克

【制作过程】①猪肺处理干净，切大件；南杏、花菇浸透洗净；白萝卜洗净切中块。②将以上用料连同1碗半上汤、姜片放入炖盅，盖上盅盖，隔水炖煮，先用大火炖30分钟，再用中火炖50分钟，后用小火炖1小时。③炖好后加盐、味精调味即可。

【功能效用】本品可敛肺定喘、止咳化痰，哮喘患者可常食。

【莲子芡实猪尾汤】

【材料准备】

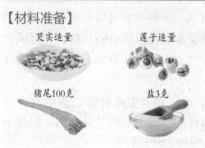

芡实适量　　莲子适量

猪尾100克　　盐3克

【制作过程】①猪尾洗净，剁成段；芡实洗净；莲子去皮、去莲心，洗净。②热锅注水烧开，将猪尾的血水滚尽，捞起洗净。③把猪尾、芡实、莲子放入炖盅，注入清水，大火烧开，小火煲煮2小时，加盐调味即可。

【功能效用】芡实具有固肾涩精、补脾止泄的功效；莲子可以补脾止泻、健脾补胃、益肾涩精。此汤是一道益肾固精佳品。

【莲子补骨脂猪腰汤】

【材料准备】

补骨脂50克　　莲子40克　　核桃40克

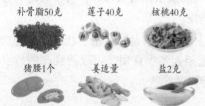

猪腰1个　　姜适量　　盐2克

【制作过程】①补骨脂、莲子、核桃分别洗净浸泡；猪腰剖开除去白色筋膜，加盐揉洗，以水冲净；姜洗净、去皮、切片。②将所有材料放入砂煲中，注入清水，大火煲沸后转小火煲煮2小时。③加入盐调味即可。

【功能效用】此汤为秋季的养生汤品，有补肾助阳、驻颜美容的功效。

【金针海参鸡汤】

【材料准备】

金针菇10克　　海参200克　　鸡腿1个

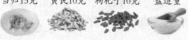

当归15克　黄芪10克　枸杞子10克　盐适量

【制作过程】①当归、黄芪、枸杞子洗净，煎取汤汁备用；金针菇洗净；海参洗净切小块，鸡腿洗净切块，将海参、鸡腿分别用热水汆汤，捞起。②将金针菇、海参、鸡腿、枸杞子一起放入锅中，加入药汁、盐，煮熟即可。

【功能效用】本品具有疏肝和胃、健脾补肾的功效，适合秋季食用。

冬季养生药膳

　　冬季是万物休养生息的季节，同时也是寒邪肆虐的时节。寒邪易伤肾阳。中医学认为，肾主蛰藏，即肾为封藏之本。而肾主藏精，肾精秘藏，则使人精神健康，如若肾精外泄，则容易被邪气侵入而致疾病。因此，冬季应温补，养肾藏精，提高人体的免疫力，有效地调节体内的物质代谢。冬季养生药膳，以补肾藏精为主，常用的药材、食材有熟地黄、山药、杜仲、枸杞子、神曲、黑豆、香菜、白萝卜等。

【养肾乌鸡汤】

【材料准备】

熟地15克　山萸黄10克　山药15克　丹皮10克

茯苓10克　泽泻10克　牛膝8克　乌鸡1只

【制作过程】①将乌鸡洗净，剁块，放入沸水氽烫，去掉血水。②将乌鸡及所有的药材盛入煮锅中，加适量水至盖过所有的材料。③以武火煮沸，然后转文火续煮40分钟左右即可取汤汁饮用。

【功能效用】本品具有滋阴补肾、温中健脾的功效，对因肾阴亏虚引起的耳聋耳鸣、阳痿不举、遗精早泄等症状均有效。

【龟板杜仲猪尾汤】

【材料准备】

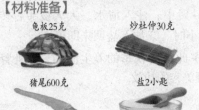

龟板25克　　　　　炒杜仲30克

猪尾600克　　　　　盐2小匙

【制作过程】①猪尾剁段洗净、氽烫捞起，再冲净一次。②龟板、炒杜仲冲净。③将上述材料盛入炖锅，加6碗水以大火煮开，转小火炖40分钟，加盐调味。

【功能效用】本品具有益肾藏精、壮腰强筋等功效，适合老年人冬季食用，可改善腰膝酸软、耳鸣耳聋等肾虚症状。

【菟杞红枣炖鹌鹑】

【材料准备】

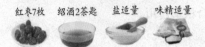

鹌鹑2只　菟丝子10克　枸杞子10克

红枣7枚　绍酒2茶匙　盐适量　味精适量

【制作过程】①鹌鹑（养殖）洗净，斩件，氽水去其血污。②菟丝子、枸杞子、红枣用温水浸透，红枣去核。③将以上用料连同1碗半沸水倒进炖盅，加入绍酒，盖上盅盖，隔水炖之；先用大火炖30分钟，后用小火炖1小时，用盐、味精调味即可。

【功能效用】本品能补脾益气、固肝肾、安胎，对肝肾亏虚引起先兆流产有疗效。

【巴戟天黑豆鸡汤】

【材料准备】

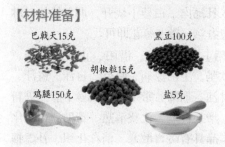

巴戟天15克　　　黑豆100克

胡椒粒15克

鸡腿150克　　　盐5克

【制作过程】①将鸡腿剁块，放入沸水中氽烫，捞出洗净。②将黑豆淘净，和鸡腿、巴戟天、胡椒粒一道放入锅中，加水至盖过材料。③以大火煮开，再转小火续炖40分钟，加盐调味即可食用。

【功能效用】本品具有补肾阳、强筋骨的功效，可辅助治疗阳痿遗精、子宫虚冷、月经失调等病。

【杜仲牛肉】

【材料准备】

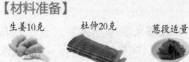

生姜10克　　　杜仲20克　　　葱段适量

枸杞子15克　　　牛肉500克

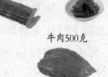

【制作过程】①将牛肉洗净，放在热水中稍烫一下，去掉血水，备用。②将杜仲和枸杞子用水冲洗一下，然后和牛肉一起放入锅中，加适量水，用武火煮沸后，转文火将牛肉煮至熟烂。③起锅前捡去杜仲、姜片和葱段，调味即可。

【功能效用】本品能补肝肾、强筋骨、聪耳明目，适用于肾虚引起的耳鸣、腰膝无力。

【补骨脂虫草羊肉汤】

【材料准备】

补骨脂20克　冬虫夏草20克　淮山30克

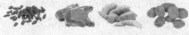

枸杞子15克　羊肉750克　生姜4片　蜜枣4个

【制作过程】①羊肉洗净，切块，用开水氽烫去除膻味。②补骨脂、冬虫夏草、淮山、枸杞子洗净。③所有材料放入锅内，加适量清水，武火煮沸后，文火煲3小时，调味供用。

【功能效用】本品具有温补肝肾，益精壮阳的作用，适用于妇女性欲低下或男性精液稀少、阳痿、早泄等症状。

【虫草海马四宝汤】

【材料准备】

大鲍鱼1只　　海马4只　　冬虫夏草2克

光鸡500克　猪瘦肉200克　金华火腿30克

【制作过程】①先将鲍鱼去肠，洗净；海马用瓦煲煸好；冬虫夏草洗净。②鸡斩件，猪瘦肉切成大粒，金华火腿切成随意大小的粒，将切好的材料飞水去杂质。③把所有的原材料装入炖盅炖4小时后，放入调味料即可。

【功能效用】海马补肾壮阳、冬虫夏草补肾气、鲍鱼滋阴益气，三者合用，对肾虚所致的少精、精冷不育有很好的食疗效果。

【牡蛎白萝卜蛋汤】

【材料准备】

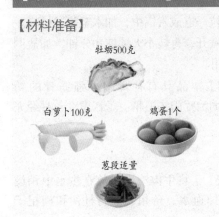

牡蛎500克

白萝卜100克

鸡蛋1个

葱段适量

【制作过程】①牡蛎肉洗净，白萝卜洗净切丝，鸡蛋打入盛器搅匀备用。②汤锅上火倒入水，下入牡蛎肉、白萝卜烧开，调入精盐，淋入鸡蛋液煮熟，撒上葱花即可。

【功能效用】牡蛎敛阴、潜阳、止汗、涩精、化痰、软坚，主治惊痫、眩晕、自汗、盗汗、遗精、淋浊、崩漏、带下等。白萝卜能促进新陈代谢、增强食欲、化痰清热、帮助消化、化积滞。本品具有暖胃散寒、消食化积、补虚损的功效。

【阿胶粥】

【材料准备】

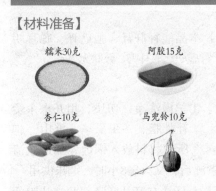

糯米30克

阿胶15克

杏仁10克

马兜铃10克

【制作过程】①取糯米洗净熬煮。②杏仁，马兜铃洗净煎后取汁，阿胶溶化取汁。③待糯米将熟时，加入以上药汁煮沸即可。

【功能效用】可有效治疗阴虚血少型月经过多、崩漏；证见月经量多、血色鲜红、头晕乏力、口干烦躁、手足心热、盗汗、失眠等。阿胶性平，味甘；归肺、肝、肾经。用于咳嗽、气短、慢性支气管炎等。有润肺平喘之功效。

【猪肚煲米豆】

【材料准备】

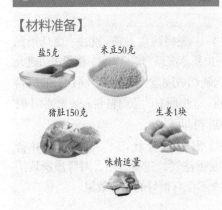

盐5克

米豆50克

猪肚150克

生姜1块

味精适量

【制作过程】①猪肚洗净切条。②米豆放入清水中泡半小时至膨胀。③锅中加油烧热，下入姜片、猪肚稍炒后，注入适量清水，再加入米豆煲至开花，调入盐、味精即可。

【功能效用】猪肚有补虚损、健脾胃的功效，多用于脾虚腹泻、虚劳瘦弱、消渴。米豆能利水消肿、解毒排脓。用于治疗水肿、小便不利等。米豆猪肚均能健脾胃，米豆中所含的木质素可抑制肿瘤生长，对脾胃虚弱者及癌症患者有很大的帮助。

【板栗枸杞粥】

【材料准备】

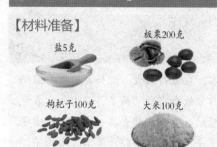

盐5克　板栗200克

枸杞子100克　大米100克

【制作过程】①将大米用清水洗净。②煲中加清水，下入板栗、大米，煲至成粥。③最后撒上枸杞子，加入盐，再煲至入味即可。

【功能效用】板栗补肾益气，加上枸杞子滋阴补肾、美颜抗衰老，对更年期女性有很好的滋补作用，可缓解肝肾亏虚引起的腰膝酸软、体虚倦怠等症状。

【鸡内金山药炒甜椒】

【材料准备】

鲜山药150克　盐5克　红甜椒60克

鸡内金10克　鲜香菇60克　天花粉10克

【制作过程】①鸡内金、天花粉入棉布袋，加水煎煮3分钟，取药汁。②山药去皮洗净，切片；红甜椒洗净，切片；香菇洗净，切片；锅内放油烧热，下所有材料翻炒。③倒入药汁，盖上锅盖，焖煮2分钟，加盐调味即可。

【功能效用】本品能开胃健脾、消食化积，可用于食少腹胀、消化不良等症状。

【川芎桃仁青皮粥】

【材料准备】

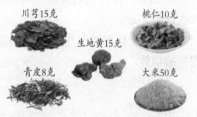

川芎15克　桃仁10克

生地黄15克

青皮8克　大米50克

【制作过程】①川芎、生地黄、桃仁、青皮共入锅，加水煎取药汁。②大米洗净，泡发半小时，入锅，加入药汁，并加水少量煮粥食用即可。

【功能效用】本品对对心绞痛、动脉硬化等病有很好的疗效。

【排骨桂枝板栗汤】

【材料准备】

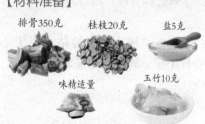

排骨350克　桂枝20克　盐5克

味精适量　玉竹10克

【制作过程】①排骨洗净、切块、汆水。②桂枝洗净，备用；③净锅上火倒入高汤，调入盐、味精，放入排骨、板栗、玉竹煲熟即可。

【功能效用】本品具有温经散寒、行气活血的功效，适合气血运行不畅的颈椎病患者食用。

养心安神药膳

中医学理论中，心为神之居、血之主、脉之宗，在五行属火，配合其他所有脏腑功能活动，起着主宰生命的作用。要养护心脏，日常饮食在于"两多、三少"，多吃杂粮、粗粮；多食新鲜蔬菜、大豆制品。少吃高脂肪、高胆固醇食品；少饮酒；少吃盐。此外，多选择对心脏有益的药材和食材，如莲子、苦参、当归、芡实、五味子、龙眼、苦瓜、猪心等。

【莲子茯神猪心汤】

【材料准备】

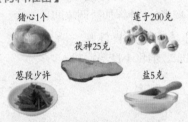

猪心1个　莲子200克　茯神25克　葱段少许　盐5克

【制作过程】①猪心入开水氽烫去血水，捞出，再放入清水中清洗干净。②莲子、茯神洗净后入锅，加4碗水熬汤，以大火煮开后转小火煮30分钟。③猪心切片，放入锅中，煮至熟，加葱段、盐即可。

【功能效用】 本品具有补血养心、安神助眠的功效，对改善心悸、失眠多梦等有很好的疗效。

【北沙参保健茶】

【材料准备】

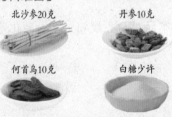

北沙参20克　丹参10克　何首乌10克　白糖少许

【制作过程】①将北沙参、丹参、何首乌洗净放入砂锅，加水1000毫升。②煎沸15分钟，取汁倒入茶杯。③加放白糖，搅匀待温饮用。每日1剂，分2次饮服。

【功能效用】 这道茶饮具有益气生津、滋阴凉血、养心安神的功效。

【养心安神茶】

【材料准备】

五味子10克　旱莲草10克　刘寄奴5克　白糖适量

【制作过程】①将五味子、旱莲草、刘寄奴洗净备用。②将所有药材放入杯中，加入沸水后盖上杯盖。③焖上15分钟，然后加糖调匀即可饮用。

【功能效用】 养心安神，破瘀散结。用于心血瘀滞、心神不宁，胸常有隐痛或刺痛者。

【莲子菠萝羹】

【材料准备】

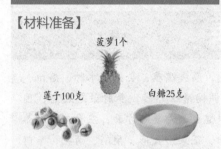

菠萝1个

莲子100克　　　白糖25克

【制作过程】①锅置火上，加清水150毫升，放入白糖烧开。②莲子泡发洗净，入糖水锅内煮5分钟，连糖水放凉，捞出莲子，糖水入冰箱冰镇。③菠萝去皮洗净切成小丁，与莲子一同装入小碗内，浇上冰镇糖水即可食用。

【功能效用】本品具有涩精止遗、养心安神等功效，能治疗滑精、早泄、失眠等。

【五味子炖猪肝】

【材料准备】

猪肝180克　　　五味子15克　　　红枣2颗

姜适量　　　盐1克　　　鸡精适量

【制作过程】①猪肝洗净切片；五味子、红枣洗净；姜去皮，洗净切片。②锅中注水烧沸，入猪肝汆去血沫。③炖盅装水，放入猪肝、五味子、红枣、姜片炖3小时，调入盐、鸡精后即可食用。

【功能效用】此汤有养血安神的作用，对改善心血亏虚引起的失眠多梦、头晕目眩等症状有很好的效果。

【核桃仁当归瘦肉汤】

【材料准备】

瘦肉500克　　　当归30克　　　核桃仁15克

姜少许　　　葱少许　　　盐6克

【制作过程】①瘦肉洗净，切件；核桃仁洗净；当归洗净，切片；姜洗净、去皮、切片；葱洗净，切段。②瘦肉入水汆去血水后捞出。③瘦肉、核桃仁、当归放入炖盅，加入清水；大火慢炖1小时后，调入盐，转小火炖熟即可食用。

【功能效用】此汤养血安神、补血活血、润肠通便，对血虚引起的便秘有效。

【莲子芡实猪心】

【材料准备】

莲子50克　　　芡实50克　　　猪心350克

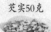　

猪瘦肉100克　　　蜜枣20克　　　盐适量

【制作过程】①将莲子、芡实、猪瘦肉、蜜枣洗净。②猪心切开两边，洗净空腔里的残留瘀血，入锅中汆烫。③将2000毫升清水放入瓦煲内，煮沸后放入以上用料，武火煲开后，改用文火煲3小时，再加盐调味即可。

【功能效用】此汤有安神定惊、养心补血的功效，有镇静和强心的作用。

保肝护肝药膳

中医学认为，肝主疏泄、藏血。若肝血不足，筋失濡养，会出现水肿、瘀血、女子闭经、两目干涩昏花等。养肝护胆应先从调畅情绪开始，养肝最忌发怒，因此，平时应尽量保持稳定的情绪。其次，饮食保健也是重要的方面，应多食强肝养血、排毒护肝的食物，如枸杞子、猪肝、西红柿、花菜、天麻、柴胡、菊花、车前草等。

【 枸杞鸡肝汤 】

【材料准备】

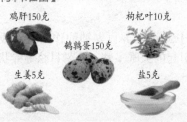

鸡肝150克　　枸杞叶10克

鹌鹑蛋150克

生姜5克　　盐5克

【制作过程】①鸡肝洗净，切成片；枸杞叶洗净。②鹌鹑蛋入锅中煮熟后，取出，剥去蛋壳；生姜洗净切片。③再将鹌鹑蛋、鸡肝、枸杞叶、生姜一起加水煮5分钟，调入盐煮至入味即可。

【功能效用】本品养肝明目、滋阴养血，对血虚引起的面色微黄或苍白、精神萎靡及两目干涩有很好的改善作用。

【 苦瓜菊花猪瘦肉汤 】

【材料准备】

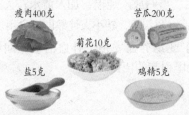

瘦肉400克　　苦瓜200克

菊花10克

盐5克　　鸡精5克

【制作过程】①瘦肉洗净，切块，氽水；苦瓜洗净，去籽去瓤，切片；菊花洗净，用水浸泡。②将瘦肉放入沸水中氽一下，捞出洗净。③锅中注水，烧沸，放入瘦肉、苦瓜、菊花慢炖，5小时后，加入盐和鸡精调味，出锅装入炖盅即可。

【功能效用】本品能疏风明目、清肝泻火，可改善目赤肿痛、口干舌燥等症状。

【 天麻苦瓜酿肉 】

【材料准备】

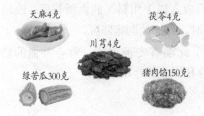

天麻4克　　茯苓4克

川芎4克

绿苦瓜300克　　猪肉馅150克

【制作过程】①苦瓜切圆圈状，挖去籽、白膜，装盘。②猪肉馅加入调味料拌匀，用汤匙填入苦瓜内。③川芎、茯苓、天麻，水煎取汁，再淋于苦瓜上，入蒸笼蒸15～20分钟即可。

【功能效用】本品可清热、活血、降血压、降血脂，可有效防治心脑血管疾病的发生。

【柴胡莲子田鸡汤】

【材料准备】

柴胡10克　香附10克　莲子150克

陈皮5克　甘草3克　田鸡3只　盐适量

【制作过程】①将中药材（莲子除外）略冲洗，装入棉布袋，扎紧。②莲子洗净，与棉布袋一同放入锅中，加水1200毫升，以大火煮开，专用小火煮30分钟。③田鸡宰杀，洗净，剁块，放入汤内煮沸，捞弃棉布袋，加盐调味即可食用。

【功能效用】本品能疏肝除烦、行气宽胸，用于肝郁气滞引起的胸胁胀满、胁肋疼痛。

【车前枸杞叶猪肝汤】

【材料准备】

车前子150克　猪肝1只　枸杞叶100克

姜少许　盐10克　味精3克　麻油适量

【制作过程】①车前子洗净，加水800毫升，煎至400毫升。②猪肝、枸杞叶洗净，猪肝切片，枸杞叶切段。③再将猪肝、枸杞叶放入，加入姜片和精盐，继续加热，同煮至熟，下味精，淋麻油即可。

【功能效用】本品能清热利尿、渗湿止泻、明目祛痰，对老年人老眼昏花、两目干涩、目赤肿痛等均有改善作用。

【山药白芍排骨汤】

【材料准备】

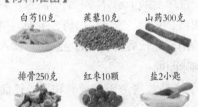

白芍10克　蒺藜10克　山药300克

排骨250克　红枣10颗　盐2小匙

【制作过程】①白芍、蒺藜装入棉布袋系紧；红枣用清水泡软；山药去皮，切滚刀块；排骨冲洗后入沸水中汆烫捞起。②将排骨、红枣、山药和棉布袋放入锅中，加水1 800毫升，大火烧开后转小火炖40分钟，加盐调味即可。

【功能效用】本品能补血滋阴、柔肝止痛、益气健脾，对肝脾不和、胸胁胀满、食欲不振的患者有较好的食疗作用。

【四物鸡汤】

【材料准备】

鸡腿约150克　熟地25克　当归15克

川芎5克　炒白芍10克　盐3克

【制作过程】①将鸡腿剁块，放入沸水中汆烫，捞出冲净；药材以清水快速冲净。②将鸡腿和所有药材放入炖锅，加6碗水以大火煮开，转小火续炖40分钟。③起锅前加盐调味即可。

【功能效用】本品是中药方剂中的补血代表方，能滋养身体的阴血，有效改善贫血引起的头晕目眩、面色苍白、腰膝酸软等症状。

健脾养胃药膳

脾位于中焦，腹腔上部，在膈之下。中医学认为，脾胃为后天之本，气血生化之源，关系到人体的健康及生命的存亡。如果脾胃气机受阻，脾胃运化失常，那么五脏六腑无以充养，精气神就会日渐衰弱。所以，中医学认为，养生要以固护脾胃为主。养脾要和养胃结合起来。健脾益胃药膳常用的药材和食材有山药、白术、党参、黄芪、黄豆、薏苡仁等。

【玉竹沙参鲫鱼汤】

【材料准备】

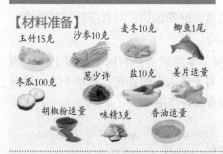

玉竹15克　　沙参10克　　麦冬10克　　鲫鱼1尾

冬瓜100克　　葱少许　　盐10克　　姜片适量

胡椒粉适量　　味精3克　　香油适量

【制作过程】①鲫鱼治净；冬瓜去皮洗净，切片；玉竹、麦冬、沙参洗净。②起油锅，将葱、姜炝香，下入冬瓜炒至断生。③倒入水，下入鲫鱼、玉竹、沙参、麦冬煮至熟，调入盐、味精、胡椒粉，淋入香油即可。

【功能效用】生津止渴、清热利水、降低血糖，糖尿病、高血压等患者均可食用。

【党参麦冬瘦肉汤】

【材料准备】

瘦肉300克　　党参15克　　麦冬10克

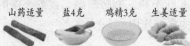

山药适量　　盐4克　　鸡精3克　　生姜适量

【制作过程】①瘦肉洗净切块；党参、麦冬适量；山药、生姜洗净，去皮，切片。②瘦肉汆去血污，洗净后沥干水分。③锅中注水，烧沸，放入瘦肉、党参、麦冬、山药、生姜，用大火炖，待山药变软后改小火炖至熟烂，加入盐和鸡精调味即可。

【功能效用】本品益气滋阴、健脾和胃，还能缓解秋燥，是滋补佳品。

【黄芪炖生鱼】

【材料准备】

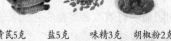

生鱼1条　　枸杞子5克　　红枣10克

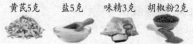

黄芪5克　　盐5克　　味精3克　　胡椒粉2克

【制作过程】①生鱼宰杀，去内脏，洗净，斩成两段；红枣、枸杞子泡发；黄芪洗净。②锅中加油烧至七成油温，下入鱼段稍焯后，捞出沥油。③再将鱼、枸杞子、红枣、黄芪一起装入炖盅中，加适量清水炖30分钟，加入调味料即可。

【功能效用】本品能补气健脾、助血运行、滋阴补血，对食欲不振、神疲乏力有效。

【淮山猪肚汤】

【材料准备】

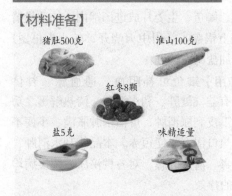

猪肚500克　　　　淮山100克

红枣8颗

盐5克　　　　　味精适量

【制作过程】①猪肚用开水烫片刻，刮除黑色黏膜，洗净切1厘米宽的条。②淮山去皮切成滚刀块，泡入冷水备用。③热锅凉油，下猪肚稍微翻炒一下，然后与红枣一起放入砂煲内，加适量清水，大火煮沸后改用小火煲2小时。还剩20分钟到时间的时候，下入淮山。吃时加入盐和味精调味即可。

【功能效用】山药、猪肚均可健脾益气，对脾虚腹泻、食欲不振、面色萎黄等症均有疗效。

【白术芡实田鸡汤】

【材料准备】

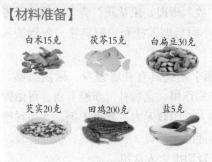

白术15克　　茯苓15克　　白扁豆30克

芡实20克　　田鸡200克　　盐5克

【制作过程】①白术、茯苓均洗净，入锅加水煲30分钟，取汁。②田鸡处理干净，去皮斩块备用；芡实、白扁豆共入锅炖20分钟，放入田鸡炖煮。③加入盐与药汁，一同煲至熟烂即可。

【功能效用】白术健脾益气、燥湿利水、止汗安胎。用于脾胃气弱、食少倦怠、少气无力。田鸡大补元气、治脾虚的，适合于精力不足、低蛋白血症和各种阴虚症状。本品能健脾益气、燥湿止带，对脾虚湿盛引起的带下绵绵有一定改善作用。

【陈皮牛肉】

【材料准备】

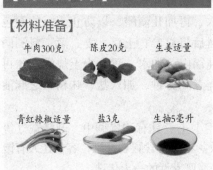

牛肉300克　　陈皮20克　　生姜适量

青红辣椒适量　　盐3克　　生抽5毫升

【制作过程】①鲜牛肉除去牛油和筋络，用清水洗净，切成大块。陈皮泡发切成小块。②再将切好的牛肉放入沸水中氽水。③锅加油烧热，下入牛肉炒香后，放入水、姜片及料酒一勺，用慢火煮1.5个小时左右，至牛肉酥软。然后再加入酱油、糖、陈皮，继续煮半个小时左右，使牛肉入味。煮完之后捞起晾凉，切薄片即可食用。

【功能效用】牛肉可补气血、暖脾胃、长肌肉，是冬季上等的滋补食物，陈皮可除腹胀、助消化。

【薏苡仁瓜皮鲫鱼汤】

【材料准备】

冬瓜皮60克

薏苡仁150克

鲫鱼250克

生姜3片

盐少许

【制作过程】①将鲫鱼剖洗干净，去内脏，去鳃；冬瓜皮、薏苡仁分别洗净。②将冬瓜皮、薏苡仁、鲫鱼、生姜片放进汤锅内，加适量清水，盖上锅盖。③用中火烧开，转小火再煲1小时，加盐调味即可。

【功能效用】鲫鱼可补阴血、通血脉、补体虚，还有益气健脾、利水消肿、清热解毒之功效。冬瓜皮利尿消肿，可治水肿胀满、小便不利、暑热口渴、小便短赤。本品能利水消肿、清热解毒、清热健脾，对各种泌尿系统疾病均有一定的疗效。

【虫草花党参猪肉汤】

【材料准备】

瘦肉300克

虫草花少许

党参少许

枸杞子少许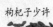

盐3克

鸡精3克

【制作过程】①瘦肉洗净，切件、汆水；虫草花、党参、枸杞子洗净，用水浸泡。②锅中注水烧沸，放入瘦肉、虫草花、党参、枸杞子慢炖。③2小时后调入盐和鸡精调味，起锅装入炖盅即可。

【功能效用】猪肉具有补虚强身，滋阴润燥、丰肌泽肤的作用。党参补气兼能养血，可治脾胃气虚的人、四肢无力、食欲不振、大便稀溏等。本品能健脾养胃、补肾益气、抗老防衰，很适合肝肾阴虚之人食用。

【党参煮土豆】

【材料准备】

党参15克 土豆300克 料酒10克 姜适量

葱适量 盐适量 味精适量 芝麻油适量

【制作过程】①将党参洗净，润透，切薄段；土豆去皮，切薄片；姜切片，葱切段。②炖锅内加水，再加几滴醋，以防止土豆的颜色变黑，然后将党参、土豆、姜、葱、料酒同时放入炖锅内，加水，置大火上烧沸。③再用文火烧煮35分钟，加入盐、味精、芝麻油调味即成。

【功能效用】土豆具有和胃调中、健脾益气等多种功效。本品富含膳食纤维，容易让人有饱腹感，是减肥女性的一大优选。

【豆蔻陈皮鲫鱼羹】

【材料准备】

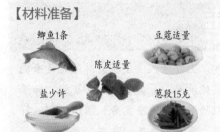

鲫鱼1条　　　　豆蔻适量
　　陈皮适量
盐少许　　　　　葱段15克

【制作过程】①鲫鱼宰杀治净，斩成两段后下入热油锅煎香；豆蔻、陈皮均洗净浮尘。②锅置火上，倒入适量清水，放入鲫鱼，待水烧开后加入豆蔻、陈皮，煲至汤汁呈乳白色。③加入葱段继续熬煮20分钟，调入盐即可。

【功能效用】本品能行气暖胃、健脾调中、消食和中，对妊娠恶心、厌食、呕吐有效。

【麦枣龙眼汤】

【材料准备】

浮小麦25克

红枣5枚　　　　龙眼肉10克

【制作过程】①用清水将红枣洗净，再用温水将红枣稍浸泡，去核备用；浮小麦洗净。②将浮小麦、红枣、龙眼肉同入锅中，加水煮汤即可。

【功能效用】本品具有益气补血、健脾和中、敛汗固表的功效。

【紫米甜饭团】

【材料准备】

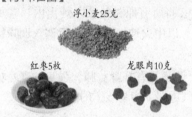
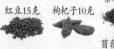
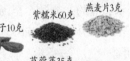

红豆15克　枸杞子10克　紫糯米60克　燕麦片3克
萝卜干适量　　　首蓿芽35克
玉米粒适量　　　猪肉馅150克

【制作过程】①紫糯米、红豆共洗净泡发，与燕麦片分别盛入小碗，放入电锅蒸熟。首蓿芽洗净，焯水后放凉。②将蒸熟的紫糯米平铺于耐热塑料胶袋上，再将红豆、燕麦片、萝卜干、枸杞子、玉米粒、南瓜子、首蓿芽、猪肉馅铺于紫糯米上。③再用塑料胶袋将所有的食材包成饭团即可。

【功能效用】本品能补气养血、健脾养胃。

【梅肉山楂青菜粥】

【材料准备】

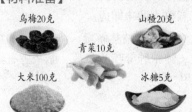

乌梅20克　　　　山楂20克
　　青菜10克
大米100克　　　冰糖5克

【制作过程】①大米洗净，清水浸泡；山楂洗净；青菜洗净后切丝；乌梅洗净。②锅置火上，注入清水，放入大米煮至七成熟。③放入山楂、乌梅煮至粥将成，放入冰糖、青菜稍煮后调匀便可。

【功能效用】此粥具有生津止渴、敛汗固表、健脾养胃的功效。

滋阴润肺药膳

中医学认为，肺为"相傅之官"，即肺主气，主肃降，主皮毛，肺通过气来调节、治理全身。养肺有多种方法，中医提出"笑能清肺"，笑能使胸廓扩张，肺活量增大，胸肌伸展，能宣发肺气、调节人体气机的升降、消除疲劳、消除抑郁、解除胸闷。饮食上应多吃老鸭、杏仁、玉米、黄豆、黑豆、冬瓜、番茄、藕、甘薯、猪皮、贝类、梨等养肺食物。

【虫草炖乳鸽】

【材料准备】

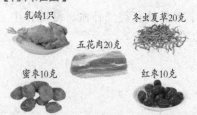

乳鸽1只　　冬虫夏草20克

五花肉20克

蜜枣10克　　红枣10克

【制作过程】①五花肉洗净，切成条；乳鸽洗净；蜜枣、红枣泡发；生姜去皮，切片；冬虫夏草洗净。②将所有原材料装入炖盅内。③加入适量清水，以中火炖1小时，最后调入调味料即可。

【功能效用】此汤具有补肾益肺，强身抗衰之功效，适合肺气虚弱、容易咳嗽的老年人食用。

【沙参百合甜枣汤】

【材料准备】

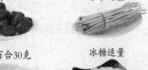

红枣5颗　　沙参适量

新鲜百合30克　　冰糖适量

【制作过程】①百合剥瓣，洗净；沙参、红枣分别洗净，红枣泡发1小时。②沙参、红枣盛入煮锅，加3碗水，煮约20分钟，至汤汁变稠，加入剥瓣的百合续煮5分钟，汤味醇香时，加冰糖煮至溶化即可。

【功能效用】本品具有滋阴润肺、生津止渴的功效，对阴虚肺燥引起的咳嗽、咯血、咽喉干燥等症状均有疗效。

【鱼腥草银花瘦肉汤】

【材料准备】

鱼腥草30克　　金银花15克

连翘12克　　猪瘦肉100克

【制作过程】①鱼腥草、金银花、连翘用清水洗净。②所有材料放锅内加水煎汁，用文火煮30分钟，去渣留汁。③瘦肉洗净切片，放入药汤里，用文火煮熟，调味即成。

【功能效用】本品具有清热解毒、清热排脓的功效，对肺炎、肺脓肿等咳吐黄痰、脓痰者有较好的食疗作用。

【鱼腥草红枣茶】

【材料准备】

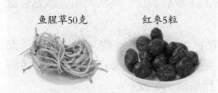

鱼腥草50克　　　红枣5粒

【制作过程】①先将鱼腥草洗净，红枣切开去核。②二者加水3000毫升，煮沸后转小火再煮20分钟。③最后滤渣即可。

【功能效用】本品具有清热解毒、止泻止痢的功效，用于治疗痢疾、急性肠炎等湿热疾病，还可治疗各种热毒化脓性疾病。

【川贝母炖豆腐】

【材料准备】

豆腐300克　　　川贝母25克

蒲公英20克　　　冰糖适量

【制作过程】①川贝母打碎或研成粗米状；冰糖亦打成粉碎；蒲公英洗净，煎取药汁去汁备用。②豆腐放炖盅内，上放川贝母、冰糖，盖好，隔滚水文火炖约1小时，吃豆腐及川贝。

【功能效用】本品能清热化痰、软坚散结、清热解毒、消痈排脓，对肺脓肿、乳腺炎均有食疗效果。

【冬瓜薏仁鸭】

【材料准备】

薏苡仁10克　　　冬瓜适量

枸杞子10克　　　鸭肉500克

【制作过程】①鸭肉、冬瓜分别洗净切块；薏苡仁、枸杞子分别洗净泡发。②在砂锅中倒油烧热，将蒜、盐和鸭肉一起翻炒，再放入米酒和高汤。待煮开后，放入薏苡仁、枸杞子，用旺火煮1小时，再放入冬瓜，煮开后转入文火续煮至熟后食用。

【功能效用】本品能清热滋阴、利尿通淋，对各种热性疾病均有食疗作用。

【柴胡秋梨饮】

【材料准备】

柴胡6克

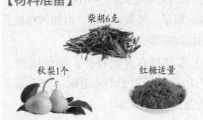

秋梨1个　　　红糖适量

【制作过程】①分别将柴胡、秋梨洗净，把秋梨切成块，备用。②把柴胡、秋梨放入锅内，加入1200毫升水，先用大火煮沸，再改小火煎15分钟。③滤去渣，以红糖调味即可。

【功能效用】本品具有生津润燥、清热止咳、疏肝解郁等功效，对风热引起的咳嗽、咽喉肿痛均有疗效。

【松子炒丝瓜】

【材料准备】

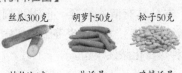

丝瓜300克　胡萝卜50克　松子50克

植物油4克　盐适量　鸡精适量

【制作过程】①将丝瓜去皮洗净，切块；胡萝卜洗净，切片；松子洗净备用。②锅中下入植物油烧热，入松子炒香后，放入丝瓜、胡萝卜一起翻炒。③最后加盐、鸡精调味，炒熟装盘即可。

【功能效用】本品能降低血糖、清热解毒、润肠通便，糖尿病患者可经常食用，还能有效预防便秘，缓解口渴多饮。

【枸杞桂圆银耳汤】

【材料准备】

枸杞梗500克　银耳50克　枸杞子20克

桂圆10克　姜1片　盐5克

【制作过程】①桂圆、枸杞子洗净。②银耳泡发，洗净，煮5分钟，捞起沥干水。③下油爆香姜，银耳略炒后盛起。另加适量水煲滚，放入枸杞梗、桂圆、枸杞子、银耳、姜煲滚，文火煲1小时，下盐调味即成。

【功能效用】本品养肝明目、补血养心、滋阴润肺，对面色萎黄、两目干涩、口干咽燥者均有很好的改善作用。

【莲子百合黑豆汤】

【材料准备】

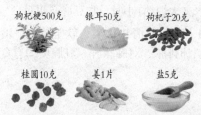

百合20克　莲子50克

黑豆300克

鲜椰汁适量　冰糖30克

【制作过程】①莲子用滚水浸半小时，再煲煮15分钟，倒出冲洗；百合泡浸，洗净；黑豆洗净，用滚水泡浸1小时以上。②水烧滚，下黑豆，用大火煲半小时，下莲子、百合，中火煲45分钟，改慢火煲1小时。③下冰糖，待溶，入椰汁即成。

【功能效用】本品具有滋阴润肺、养心安神、美白养颜的功效。

【白果莲子乌鸡汤】

【材料准备】

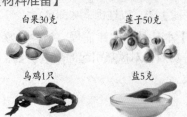

白果30克　莲子50克

乌鸡1只　盐5克

【制作过程】①乌鸡洗净、剁块，余烫后捞出冲净；白果、莲子洗净。②将乌鸡放入锅中，加水至盖过材料，以大火煮开，转小火煮20分钟。③加入白果、莲子，续煮15分钟，再加入白果煮开，最后加盐调味即成。

【功能效用】本品具有滋阴补肾、缩尿固精、健脾养胃的功效，可用于小儿遗尿、妇女带下过多、成人遗精滑泄等症状。

【荠菜四鲜宝】

【材料准备】

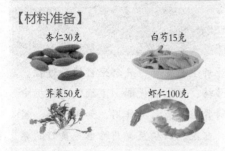

杏仁30克　　　　白芍15克

荠菜50克　　　　虾仁100克

【制作过程】①将杏仁、白芍、荠菜、虾仁均洗净，切丁。②将虾仁用盐、鸡精、淀粉上浆后，入四成热油中滑炒备用。③锅中加入清水，将杏仁、白芍、荠菜、虾仁放入锅中煮熟后，再调味即可。

【功能效用】本品具有宣肺止咳、敛阴止痛、疏肝健脾的功效。

【椰子杏仁鸭汤】

【材料准备】

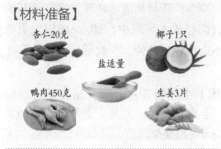

杏仁20克　　　　椰子1只

盐适量

鸭肉450克　　　　生姜3片

【制作过程】①将椰子汁倒出；杏仁洗净；鸭洗净斩块备用。②净锅上火倒入水，下入鸭块汆水洗净。③净锅上火倒入椰子汁，下入鸭块、杏仁、生姜烧沸煲至熟，调入盐即可。

【功能效用】本品具有宣肺止咳、利尿通淋、补中益气等功效。

【太子参红枣茶】

【材料准备】

红枣5枚

太子参6克　　　　茶叶3克

【制作过程】①将太子参、红枣、茶叶洗干净备用。②先将太子参、红枣放入锅中，加适量水，煮15分钟。③再放入茶叶泡开即可。

【功能效用】本品具有益气补血、敛汗固表的功效，适用于气虚型自汗、盗汗者。

【山药杏仁糊】

【材料准备】

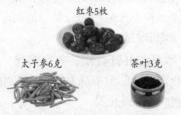

山药粉2大匙　　　　杏仁适量

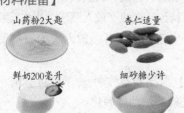

鲜奶200毫升　　　　细砂糖少许

【制作过程】①杏仁研成粉；鲜奶倒入锅中以小火煮，倒入山药粉与杏仁粉，并加糖调味，边煮边搅拌，以免烧焦。②煮至汤汁成糊状，即成。

【功能效用】此品补中益气、温中润肺。适用于肺虚久咳、脾虚体弱等症状。

补肾养肾药膳

肾是人体调节中心，人体的生命之源，主管着生长发育、衰老死亡的全过程。《黄帝内经》说："肾者，作强之官。"肾主藏精，主水液代谢，主纳气。根据中医里"五色归五脏"的说法，黑色食物或药物对肾脏具有滋补作用，如黑芝麻、黑豆、黑米等。此外，海参、核桃、羊肉、板栗、韭菜、西葫芦、马蹄也是良好的养肾食物。

【熟地当归鸡】

【材料准备】

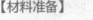

熟地25克　　　　当归20克

盐适量

白芍10克　　　　鸡腿1只

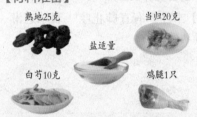

【制作过程】①鸡腿洗净剁块，放入沸水汆烫、捞起冲净；药材用清水快速冲净。②将鸡腿和所有药材放入炖锅中，加水6碗以大火煮开，转小火续炖30分钟。③起锅后，加盐调味即成。

【功能效用】本品能养血补虚，适合各种原因引起的贫血患者食用。此外，老年人也可经常食用，既可补血又能滋肾。

【姜片海参炖鸡汤】

【材料准备】

鸡腿1只

海参100克

姜1段

盐2小匙

【制作过程】①鸡切块，汆烫，捞起，备用；姜切片。②海参自腹部切开，洗净腔肠，切大块，汆烫，捞起。③煮锅加6碗水煮开，加入鸡块、姜片煮沸，转小火炖约20分钟，加入海参续炖5分钟，加盐调味即成。

【功能效用】本品能补肾益精、养血润燥、益气补虚，常食能有效防治心脑血管疾病，如高血压、冠心病、动脉硬化等。

【葱烧海参】

【材料准备】

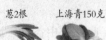

海参300克　　葱2根　　上海青150克

酱油适量　　料酒适量　　油适量

【制作过程】①海参洗净切条；上海青洗净，葱洗净，切段。②起锅，加入油加热，放入海参翻炒片刻，加盐、酱油、料酒调味，加适量清水烧一会儿，待汤汁变浓，放入葱段，用水淀粉勾芡，装盘。③锅入水烧开，放入上海青焯熟，摆盘即可。

【功能效用】本品能益气补虚、养血益精、滋阴润燥，还能防治动脉硬化。

【杜仲羊肉萝卜汤】

【材料准备】

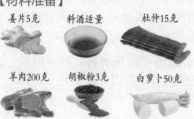

姜片5克　　料酒适量　　杜仲15克

羊肉200克　胡椒粉3克　　白萝卜50克

【制作过程】①羊肉洗净切块，氽去血水；白萝卜洗净，切块。②将杜仲同羊肉、羊骨汤、白萝卜、料酒、胡椒粉、姜片一起下锅，加水烧沸后小火炖1小时，加调料调味即可。

【功能效用】本品能补肝肾、强筋骨，对肾虚腰痛、畏寒怕冷、筋骨无力、阳痿、精冷不固、小便频数等症状均有食疗作用。

【杜仲艾叶鸡蛋汤】

【材料准备】

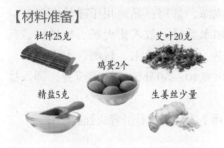

杜仲25克　　　　　　艾叶20克

鸡蛋2个

精盐5克　　　　　　生姜丝少量

【制作过程】①杜仲、艾叶分别用清水洗净。②鸡蛋打入碗中，搅成蛋浆，再加入洗净的姜丝，放入油锅内煎成蛋饼，切成块。③再将以上材料放入煲内，用适量水，猛火煲至滚，然后改用中火续煲2小时，精盐调味即可。

【功能效用】本品能补肝肾、理气安胎，可用于妊娠漏血、胎漏欲堕、胎动不安。

【莲子百合排骨汤】

【材料准备】

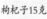

莲子50克　　百合50克　　枸杞子15克

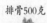

排骨500克　米酒适量　　盐适量

【制作过程】①将排骨洗净，斩块，放入沸水中氽去血水，捞出备用。②将莲子和百合一起洗净，莲子去心，百合瓣成瓣，备用。③将所有材料一同放入锅中炖煮至排骨完全熟烂，起锅前放入枸杞子及调味料即可。

【功能效用】本品具有健脾益气、安神定志、滋润肌肤等功效，常食可改善皮肤干燥、粗糙等。

【栗子羊肉汤】

【材料准备】

枸杞子20克　羊肉150克　栗子30克

吴茱萸10克　桂枝10克　　盐5克

【制作过程】①将羊肉洗净，切块。栗子去壳，洗净切块；枸杞子洗净，备用。②吴茱萸、桂枝洗净，煎取药汁备用。③锅内加适量水，放入羊肉块、栗子块、枸杞子，大火烧沸，改用文火煮20分钟，再倒入药汁，续煮10分钟，调入盐即成。

【功能效用】本品能暖胃散寒、温经通络，对肝肾不足、畏寒怕冷者有疗效。

【螺肉煲西葫芦】

【材料准备】

螺肉200克　　香附10克

西葫芦250克　　丹参10克

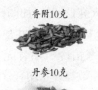

【制作过程】①将螺肉用盐反复搓洗干净；西葫芦洗净切方块备用；香附、丹参洗净，煎取药汁，去渣备用。②净锅上火倒入高汤，下入西葫芦、螺肉，大火煮开，转小火煲至熟，最后倒入药汁，煮沸后调入盐即可。

【功能效用】此汤可清热解毒、利尿消肿、凉血活血、行气疏肝、滋阴补肾。

【猪肠核桃仁汤】

【材料准备】

猪大肠200克　核桃仁60克　熟地30克　大枣10枚

姜丝适量　　葱末适量　　料酒适量　　盐适量

【制作过程】①将猪大肠反复漂洗干净，入沸水中焯2～3分钟，捞出切块；核桃仁捣碎。②大枣洗净，备用；熟地用干净纱布包好。③锅内加水适量，放入猪大肠、核桃仁、药袋、大枣、姜丝、葱末、料酒，大火烧沸，改用文火煮40～50分钟，拣出药袋，调入盐即成。

【功能效用】本汤可滋补肝肾、强健筋骨。

【五灵脂红花炖鱿鱼】

【材料准备】

盐适量　　五灵脂9克　　姜丝适量

葱末适量

红花6克　　绍酒10克　　鱿鱼200克
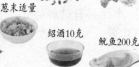

【制作过程】①把五灵脂、红花洗净；鱿鱼洗净，切块；姜洗净切片；葱洗净切段。②把鱿鱼放在蒸盆内，加入盐、绍酒、姜、葱、五灵脂和红花，注入清水150毫升。③把蒸盆置蒸笼内，用武火蒸35分钟即成。

【功能效用】本品具有活血化瘀、消肿止痛的功效，可用于血瘀型心绞痛、痛经、月经不调等病。

【田七郁金炖乌鸡】

【材料准备】

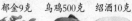

田七6克　　郁金9克　　乌鸡500克　绍酒10克

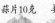
蒜片10克　姜片5克　　葱段5克　　盐5克

【制作过程】①田七洗净，打碎；郁金洗净润透，切片；乌鸡肉洗净，切块。②乌鸡块放入蒸盆内，加入姜片、葱段、蒜片、绍酒、盐、田七和郁金，再加入300毫升清水。③把蒸盆置于蒸笼内，用武火蒸50分钟即可。

【功能效用】本品具有补气血、祛瘀血、消腹水等功效。

【菟丝子大米粥】

【材料准备】

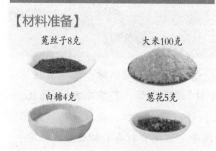

菟丝子8克　　　　大米100克

白糖4克　　　　葱花5克

【制作过程】①大米淘洗干净，置于冷水中浸泡半小时后捞出沥干水分，备用；菟丝子洗净；葱洗净，切花。②锅置火上，倒入清水，放入大米，以大火煮至米粒开。③再加入菟丝子煮至浓稠状，撒上葱花，调入白糖拌匀即可。

【功能效用】此粥有补肝肾、益精髓、养肌、强阴、坚筋骨、益气力之功效。

【板栗桂圆粥】

【材料准备】

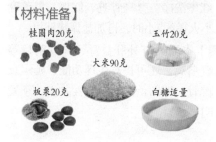

桂圆肉20克　　　　玉竹20克

大米90克

板栗20克　　　　白糖适量

【制作过程】①板栗去壳、去皮洗净，切碎；桂圆肉、玉竹洗净；大米泡发洗净。②锅置火上，注入清水，放入大米，用旺火煮至米粒开花。③放入板栗、桂圆肉、玉竹，用中火煮至熟后，放入白糖调味即可。

【功能效用】此粥能补肾强腰、补益心脾、养血安神、润肤美容。

【韭菜牛肉粥】

【材料准备】

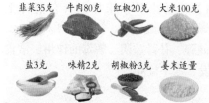

韭菜35克　牛肉80克　红椒20克　大米100克

盐3克　　味精2克　　胡椒粉3克　姜末适量

【制作过程】①韭菜洗净，切段；大米淘净，泡好；牛肉洗净，切片；红椒洗净，切圈。②大米放入锅中，加适量清水，大火烧开，下入牛肉和姜末，转中火熬煮至粥将成。③放入韭菜、红椒，待粥熬至浓稠，加盐、味精、胡椒粉调味即可。

【功能效用】本粥能补肾温阳、益肝健胃、提高免疫力，适合体质虚弱者食用。

【山药鹿茸山楂粥】

【材料准备】

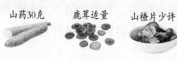

山药30克　　鹿茸适量　　山楂片少许

大米100克　　盐2克　　味精少许

【制作过程】①山药去皮洗净切块；大米洗净；山楂片洗净切丝。②鹿茸入锅，加水熬汁，放入大米，用大火煮至米粒绽开，放入淮山药、山楂同煮。③倒入熬好的鹿茸汁，改用小火煮至粥撒出香味时，放入盐、味精调味即成。

【功能效用】此粥补精髓、助肾阳、强筋健骨，可治疗肾虚阳痿、滑精早泄。

乌发明目药膳

　　每个人都渴望能拥有一头乌黑亮丽的头发和一双明亮动人的眼睛，但现实往往让人失望。中医学认为，"肝肾同源""肝开窍于目""肾主骨，其华在发"。因此，乌发明目的药膳主要以滋阴凉血、补肾养肝为主，伴以养血安神、疏风清热。常用药材有枸杞子、菊花、决明子、桂圆、首乌、泽泻等；常用食材有动物肝肾、红枣、木耳、山药、海带、芹菜、黄花菜等。

【芝麻润发汤】

【材料准备】

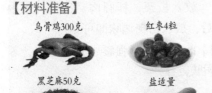

乌骨鸡300克　　红枣4粒

黑芝麻50克　　盐适量

【制作过程】①乌骨鸡洗净，切块，余烫后捞起备用；红枣洗净。②乌骨鸡、红枣、黑芝麻和水，以小火煲约2小时，再加盐调味即可。

【功能效用】本品具有补肝益肾、乌发明目等作用。常食乌鸡，还可提高生理功能、延缓衰老、强筋健骨，对防治妇女缺铁性贫血、须发早白等有明显效果。

【黑豆蛋酒汤】

【材料准备】

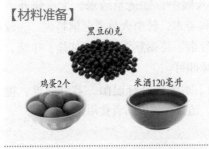

黑豆60克

鸡蛋2个　　米酒120毫升

【制作过程】①黑豆洗净泡发。②锅加水烧沸，打入鸡蛋煎成荷包蛋。③再加入黑豆一起煮至豆烂时，加入米酒稍煮即可。

【功能效用】黑豆性平、味甘，具有消肿下气、润肺燥热、活血利水、祛风除痹、补血安神、明目健脾、补肾益阴、解毒的作用。常食能乌发黑发、延年益寿。

【胡萝卜红枣猪肝汤】

【材料准备】

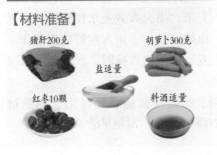

猪肝200克　　胡萝卜300克

盐适量

红枣10颗　　料酒适量

【制作过程】①胡萝卜洗净，去皮切块，放油略炒后盛出；红枣洗净。②猪肝洗净切片，用盐、料酒腌渍，锅内放油略炒后盛出。③把胡萝卜、红枣放入锅内，加足量清水，大火煮沸后以小火煲至胡萝卜熟软，放猪肝再煲沸，加盐调味。

【功能效用】本汤有清肝明目、增强记忆的功效。

【白芍竹荪山药排骨汤】

【材料准备】

白芍10克　　山药250克　　香菇3朵

竹荪15克　　排骨1000克　　盐2小匙

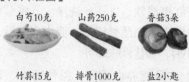

【制作过程】①排骨剁块，汆水；山药切块；香菇去蒂，冲净，切片；竹荪泡发，去伞帽、杂质，切段。②排骨盛入锅中，放入白芍，加水适量，炖煮20分钟。③加入山药、香菇、竹荪续煮10分钟，起锅前加青菜煮熟，再加盐调味即成。

【功能效用】此汤白芍能养肝补血，还能调经理带，改善血虚、脸色青黄或苍白。

【枸菊肝片汤】

【材料准备】

枸杞子10克　　　　菊花5克

猪肝300克　　　　盐1小匙

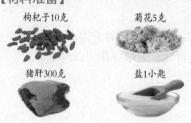

【制作过程】①猪肝冲净，切片；煮锅加4碗水，放入枸杞子以大火煮开，转小火续煮3分钟。②待水一沸，放入肝片和菊花，待水一开，加盐调味即可熄火起锅。

【功能效用】富含维生素B₂的猪肝，搭配富含β–胡萝卜素的枸杞子，能防止眼睛晶状体老化、眼睛干涩或致白内障，对视力恢复的影响很大。

【枸杞叶猪肝汤】

【材料准备】

猪肝200克　枸杞叶10克　黄芪5克

沙参3克　　姜片适量　　盐适量

【制作过程】①猪肝洗净，切成薄片；枸杞叶洗净；沙参、黄芪润透，切段。②将沙参、黄芪加水熬成药液。③下入猪肝片、枸杞叶和姜片，煮5分钟后调入盐即可。

【功能效用】此汤具有补肝明目的功效，常用于治疗风热目赤、双目流泪、视力减退、夜盲、营养不良等病。

【柴胡枸杞羊肉汤】

【材料准备】

柴胡15克　　　　枸杞子10克

羊肉片200克

上海青200克　　　盐3克

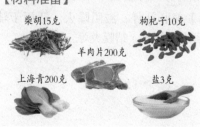

【制作过程】①柴胡冲净，放进煮锅中加4碗水熬高汤，熬到约剩3碗，去渣留汁。②上海青洗净切段。③枸杞子放入药汁中煮软，羊肉片入锅，并加入上海青；待肉片熟，加盐调味即可食用。

【功能效用】柴胡疏肝解郁，枸杞子养肝明目，羊肉对手脚冰冷、痛经的女性有很好的改善作用。

【木瓜墨鱼汤】

【材料准备】

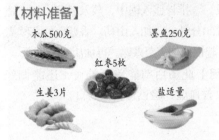

木瓜500克　　　墨鱼250克

红枣5枚

生姜3片　　　盐适量

【制作过程】①将木瓜去皮、籽，洗净，切块；将墨鱼洗净，取出墨鱼骨（清洗墨鱼时，应将其头浸入水中，以免墨鱼中的黑汁四处飞溅）。②将红枣浸软，去核，洗净。③将全部材料放入砂煲内，加适量清水，武火煮沸后，改文火煲2小时，加盐调味即可。

【功能效用】本品能养血滋阴、温经通络、调经利水、美肤乌发。

【谷精草菠菜羊肝汤】

【材料准备】

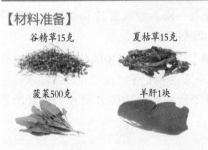

谷精草15克　　　夏枯草15克

菠菜500克　　　羊肝1块

【制作过程】①将菠菜洗净，焯熟；羊肝洗净汆水；谷精草、夏枯草均洗净。②将菠菜、羊肝、谷精草、夏枯草一起放入锅内，加水煎煮至熟即成。

【功能效用】养肝明目、补充维生素A。适应于辅助治疗夜盲症、老眼昏花、白内障等。

【红花绿茶饮】

【材料准备】

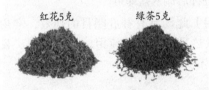

红花5克　　　绿茶5克

【制作过程】①用清水将红花、绿茶稍稍冲洗一下，去掉杂质。②将红花、绿茶放入有盖的杯中，用沸水冲泡，加盖。③泡好后过滤即可饮用。

【功能效用】本茶具有活血化瘀、养肝明目、降低血脂的功效。

【桑麻糖水】

【材料准备】

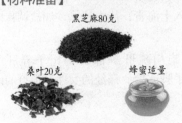

黑芝麻80克

桑叶20克　　　蜂蜜适量

【制作过程】①桑叶洗净，烘干，研成细末。②黑芝麻捣碎，与桑叶末一起加水煎40分钟。③稍凉后加入蜂蜜调味即可饮用。

【功能效用】养肝补肾、滋阴降火。适用于辅助治疗夜盲症、便秘、结膜炎等。

【柴胡菊花枸杞茶】

【材料准备】

柴胡10克　　枸杞子10克

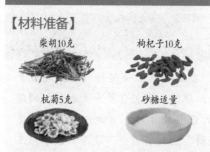

杭菊5克　　砂糖适量

【制作过程】①柴胡放入煮锅，加500毫升水煮开，转小火续煮约10分钟。②陶瓷杯先以热水烫过，再将枸杞子、菊花、砂糖放入，取柴胡汁冲泡，约泡2分钟即可。

【功能效用】柴胡、枸杞子、菊花都具养肝明目之功效，肝开窍于目，肝气不顺、肝火升旺都会表现在眼睛上，此茶品能改善两眼昏花、红痒涩痛等症状。

【黑芝麻山药糊】

【材料准备】

黑芝麻250克　　山药250克

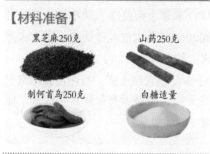

制何首乌250克　　白糖适量

【制作过程】①将黑芝麻、山药、制何首乌洗净，晒干，炒熟，研成细粉。②再将三种粉末盛入碗内，加入开水和匀。③调入白糖和匀即可。

【功能效用】本品可以健脾补肾、养血安神。对脾肾亏虚型贫血，证见面色、黄或苍白、面部长斑、头晕、乏力、心烦失眠、腰膝酸痛、舌淡苔白等均有改善效果。

【党参枸杞子猪肝粥】

【材料准备】

党参20克　　枸杞子30克

猪肝50克

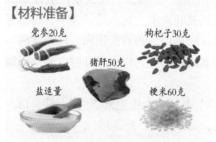

盐适量　　粳米60克

【制作过程】①猪肝洗净切片；粳米洗净；党参洗净切段；枸杞子洗净备用。②将猪肝、粳米、党参、枸杞子放入锅中加水，以武火煮制成粥。③加适量盐调味即可食用。

【功能效用】本品可以补气健脾、养肝明目。适用于辅助治疗肝脾不和所致的夜盲症。

【墨鱼粥】

【材料准备】

盐适量

粳米500克　　干墨鱼200克

猪肉30克

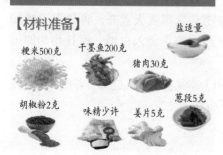

胡椒粉2克　　味精少许　　姜片5克　　葱段5克

【制作过程】①将干墨鱼用清水泡软，扯去皮、骨，洗净，切成丁；猪肉洗净切丁；粳米淘洗干净。②锅内注水，下入干墨鱼、猪肉、胡椒粉、姜汁、葱汁烧开，炖至五成熟。③下入粳米熬成粥，调入盐、味精即成。

【功能效用】本品能补益精气、养血滋阴、通调月经、美肤乌发。

滋阴润肤药膳

中医学认为，人体是一个普遍联系的整体，要从根本上唤起好气色，延缓衰老，使青春常驻，还要从内部调理开始，通过补血理气、调整营养平衡来让你的皮肤水嫩透亮！补水先要健脾，只有健脾益气，才能化生津液，通达阳气，滋润皮肤。滋阴润肤药膳，主要是润肺补脾，常用的药材、食材有百合、茯苓、莲子、玉竹、腰果、银耳、猪蹄、马蹄、雪梨、苹果等。

【益气润肤汤】

【材料准备】

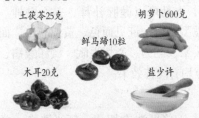

土茯苓25克　　　　胡萝卜600克

鲜马蹄10粒

木耳20克　　　　盐少许

【制作过程】①将所有材料洗净，胡萝卜、鲜马蹄去皮切块；木耳去蒂洗净，切小块。②将备好的材料和2000毫升水放入砂锅中，以大火煮开后转小火煮约2小时。③再加盐调味即可。

【功能效用】本品富含维生素，可使皮肤细嫩光滑，对皮肤干燥、粗糙者有很好食疗作用，还能补气益血、润泽肌肤。

【蜜橘银耳汤】

【材料准备】

银耳20克　　　　蜜橘200克

白糖150克　　　　水淀粉适量

【制作过程】①将银耳水发后放入碗内，上笼蒸1小时取出。②蜜橘剥皮去筋，成净蜜橘肉；将汤锅置旺火上，加入适量清水，将蒸好的银耳放入汤锅内，再放蜜橘肉、白糖煮沸。③沸后用水淀粉勾芡。待汤见开时，盛入汤碗内即成。

【功能效用】本品富含维生素C，能润肤美白、滋阴祛斑、美容养颜、补虚损。

【荞麦红枣羹】

【材料准备】

红枣30克　　　　桂圆肉50克

荞麦100克　　　　白糖30克

【制作过程】①荞麦洗净泡发；桂圆肉、红枣均洗净。②砂锅中加水，烧开，下入荞麦、桂圆、红枣，先用武火煮开，再转文火煲40分钟。③起锅前，调入白糖，搅拌均匀即可食用。

【功能效用】本品具有补气健脾、养血补心、开胃消食等功效。

【天门冬茶】

【材料准备】

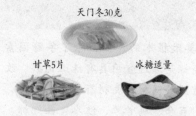

天门冬30克
甘草5片
冰糖适量

【制作过程】①用清水将天门冬、甘草冲洗干净，去除杂质，放入杯中备用。②倒入热水冲泡，加入冰糖。③焖泡10分钟，完全泡开即可饮用。

【功能效用】本品具有滋养心阴、生津润燥、改善便秘的功效。

【养阴百合茶】

【材料准备】

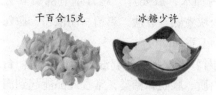

干百合15克
冰糖少许

【制作过程】①用清水将百合冲洗干净，去除杂质，放入杯中备用。②倒入热水冲泡，加入冰糖。③焖泡3~5分钟，完全泡开即可饮用。

【功能效用】本品具有滋阴养心、润肺止咳、美白护肤的功效。

【黄精牛筋煲莲子】

【材料准备】

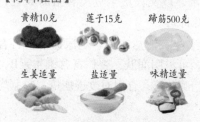

黄精10克
莲子15克
蹄筋500克
生姜适量
盐适量
味精适量

【制作过程】①莲子泡发，黄精、生姜洗净。②蹄筋切块，入沸水汆烫。③煲中加入清水烧沸，放入蹄筋、莲子、黄精、生姜片煲2小时，调味即可。

【功能效用】本品中黄精补气养阴；牛筋富含胶原蛋白，能增强细胞生理代谢，使皮肤更富有弹性和韧性，延缓皮肤的衰老。本品能滋润肌肤、增加皮肤弹性。

【清补养颜汤】

【材料准备】

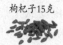

莲子10克
百合15克
北沙参15克
玉竹15克
桂圆肉10克
枸杞子15克

【制作过程】①将药材洗净；莲子洗净去心备用。②将所有材料放入煲中加适量水，以小火煲约40分钟，再加冰糖调味即可。

【功能效用】本品中莲子养心明目；百合鲜品富含黏液质及维生素，对皮肤细胞新陈代谢有益；北沙参、玉竹滋阴润肤；桂圆可补血养颜、抗衰老；枸杞子可滋阴润肤，清除自由基、抗氧化、抗衰老。

去皱去斑药膳

色斑和皱纹是女性健康美丽的一大杀手，其最根本的原因，除了年龄因素外，就是内分泌失调。最有效的祛斑祛皱的途径就是通过食用具有活血化瘀、改善循环功能的药膳，调理脏腑。加强皮肤保养常用的药材、食材有桃仁、红花、川芎、赤芍、柴胡、郁金、白芍、附子、杏仁、百合、鸡骨草、红枣、西红柿、田螺、苦瓜等。

【鸡骨草煲生鱼】

【材料准备】

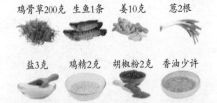

鸡骨草200克　生鱼1条　姜10克　葱2根

盐3克　鸡精2克　胡椒粉2克　香油少许

【制作过程】①生鱼1条，处理干净，入油烧煎至两面呈金黄色；鸡骨草泡发；姜去皮切片。②砂锅内加水，放姜片、鸡骨草煮沸煲40分钟，放鱼块煮熟，放盐、鸡精、胡椒粉，撒入葱段，淋上香油即可。

【功能效用】鸡骨草清热利湿，散瘀止痛；鱼富含蛋白质、脂肪和糖类，常食此品能起到润肤祛皱的功效。

【清热除斑汤】

【材料准备】

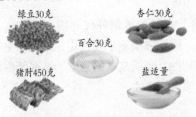

绿豆30克　杏仁30克

百合30克

猪肘450克　盐适量

【制作过程】①将所有食材洗净；猪肘砍成块，氽烫后捞起备用；②将所有材料放入煲中，注入水，以文火煲至豆类和猪肘软烂；③加盐调味即可。

【功能效用】绿豆清热解毒、利尿通淋；百合富含水分，可滋阴润肤；杏仁富含维生素B，可抑制皮脂腺分泌；合用对改善痤疮、粉刺均有疗效。

【木耳海藻猪蹄汤】

【材料准备】

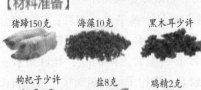

猪蹄150克　海藻10克　黑木耳少许

枸杞子少许　盐8克　鸡精2克

【制作过程】①猪蹄洗净，斩块氽水；海藻洗净，浸水；黑木耳泡发撕片；枸杞子洗净。②将猪蹄、枸杞子放入砂煲，倒上适量清水，大火烧开，下入海藻、黑木耳，改小火炖煮5小时，加盐、鸡精调味即可。

【功能效用】海藻中含有丰富的蛋氨酸、胱氨酸，能防止皮肤干燥，常食可使皮肤光滑润泽，还可改善油性皮肤油脂分泌。

【灵芝玉竹麦冬茶】

【材料准备】

灵芝5克　　　麦冬6克

玉竹3克　　　蜂蜜适量

【制作过程】 ①灵芝、麦冬、玉竹共入锅，加水600毫升，煎煮15分钟。②将煮好的灵芝、玉竹、麦冬茶滤去渣，倒入杯中，待茶稍凉后加入蜂蜜，搅拌均匀，即可饮用。

【功能效用】 灵芝能美白养颜、有效抗皱、抗衰老。麦冬能滋阴润肤、抗皱抗衰老。因此常喝此茶不仅能紧肤抗皱，还能增强体质。

【熟地丝瓜汤】

【材料准备】

熟地30克　丝瓜250克　盐8克　味精5克

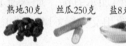

香油适量　姜适量　葱适量　蒜适量

【制作过程】 ①丝瓜洗净去皮，切片；姜切丝，葱切末，蒜切片。②熟地水煎取汁液。③锅内加水，下丝瓜片、姜丝、葱末、蒜片，大火烧沸，改用文火煮3～5分钟，兑入熟地汁，再煮沸，调入盐、味精、香油即成。

【功能效用】 丝瓜富含B族维生素，能防止皮肤老化、消除斑块；熟地可滋阴养血、滋补肝肾，对肝肾亏虚引起的色斑有效。

【玫瑰枸杞养颜羹】

【材料准备】

玫瑰20克　　　醪糟1瓶

枸杞子10克

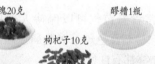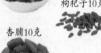

杏脯10克　　　葡萄干10克

【制作过程】 ①玫瑰洗净切丝备用。②锅中加水烧开，放入玫瑰露酒、白糖、醋、醪糟、枸杞子、杏脯、葡萄干煮开。③用生粉勾芡，撒上玫瑰花丝即成。

【功能效用】 玫瑰能理气和血、疏肝解郁、降脂减肥、润肤养颜，尤其对妇女痛经、月经不调、色斑有较好的功效，常饮能使面色红润。

【女贞子蜂蜜饮】

【材料准备】

女贞子8克　　　蜂蜜10克

橙汁10毫升

鸡蛋1个　　　雪糕1个

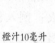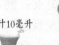

【制作过程】 ①取适量冰块放入碗中，再打入鸡蛋；女贞子洗净煎水备用。②再加入雪糕、蜂蜜、橙汁、女贞子汁。一起搅打成泥即可饮用。

【功能效用】 蜂蜜含富含抗氧化剂，能清除体内的垃圾，有抗癌、防衰老的作用。另外，蜂蜜能润肠通便，对便秘引起的痤疮、色斑有很好的治疗功效。

祛痘降火药膳

　　青春痘又名痤疮、暗疮或粉刺，分为湿热壅盛型、脾虚湿盛型和肝郁气滞型三种，治疗青春痘的药膳，主要也是以清热凉血、利水解毒、通腑泄浊、理气活血、化瘀散结为主，常用的药材和食材有夏枯草、玉竹、丹参、银杏、金银花、菊花、藏红花、丹皮、赤芍、陈皮、白芷、蘑菇、银耳、芹菜、苦瓜、山楂、梨、黄瓜、绿豆等。

【夏枯草黄豆脊骨汤】

【材料准备】

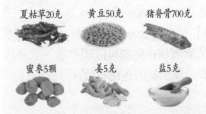

夏枯草20克　　黄豆50克　　猪脊骨700克

蜜枣5颗　　姜5克　　盐5克

【制作过程】①夏枯草洗净，浸泡30分钟；黄豆洗净浸泡。②猪脊骨斩件，洗净，飞水；蜜枣洗净；姜切片。③瓦煲内加水煮沸，加入所有原材料，武火煲滚后，改用文火煲2小时，加盐调味即可。

【功能效用】夏枯草能清热泻火、清肝明目、解疮毒、散结消肿；黄豆能消炎止痛、解毒排脓、美容养颜、排毒通便。

【薏仁焕彩茶】

【材料准备】

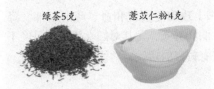

绿茶5克　　薏苡仁粉4克

【制作过程】①将薏苡仁粉炒熟。②将绿茶倒入杯中，冲入开水后，加入炒熟的薏苡仁粉即可。

【功能效用】常食薏苡仁可以保持人体皮肤光泽细腻，消除粉刺及色斑，对脱屑、痤疮、皲裂、皮肤粗糙等都有良好疗效。

【山楂玫瑰奶】

【材料准备】

山楂8克　　玫瑰花5克　　苹果350克

薄荷5克　　低脂鲜奶200克　　鲜奶油150克

【制作过程】①玫瑰花、山楂、薄荷共入锅，加清水煮沸后立即滤汁。②苹果去皮去籽，洗净切丁，入锅加糖煮15分钟，盛入小模型杯中。③药汁、低脂鲜奶、鲜奶油和40克白糖入锅混合加热，将沸腾时关火；倒入模型杯中待凉后，放入冰箱，冷藏至凝固即可食用。

【功能效用】本品能行气解郁、安抚情绪。

【奶香杏仁露】

【材料准备】

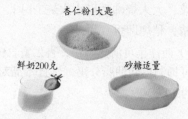

杏仁粉1大匙

鲜奶200克　　砂糖适量

【制作过程】 ①将鲜奶以微波炉加热1分钟，备用。②杏仁粉加入鲜奶中，加糖搅拌均匀。③待温度适中后即可饮用。

【功能效用】 本品具有敛肺止咳、滋阴润燥、安神助眠的功效。

【麦冬白米羹】

【材料准备】

西洋参5克　　麦冬10克　　石斛20克

枸杞子5克　　白米70克　　冰糖50克

【制作过程】 ①西洋参磨粉；麦冬、石斛洗净装入棉布袋；枸杞子洗净。②白米洗净，加水与枸杞子、药材包共入锅，大火煮沸转小火续煮直到黏稠。③捞起药材包，加入冰糖调味即可。

【功能效用】 此羹具有养阴生津、润肺清心的功效，对夏季燥热口干、心烦失眠等有食疗作用。

【荸荠鲜藕茅根汤】

【材料准备】

鲜白茅根50克　　　荸荠200克

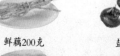

鲜藕200克　　　盐少许

【制作过程】①将荸荠、鲜藕洗净，去皮，切块；白茅根洗净，切碎备用。②锅内加适量水，放入荸荠块、藕块、白茅根，大火烧沸。③改用小火煮20分钟调入盐即可。

【功能效用】本品具有凉血止血、清热利尿、解暑止渴等功效。

【红豆沙】

【材料准备】

红豆25克　　　百合10克

枸杞子10克　　　冰糖25克

【制作过程】①红豆洗净泡发，百合洗净，枸杞子泡发。②锅中加水烧开，下入红豆煲烂。③红豆熟时，再下入百合、枸杞子、冰糖煲10分钟即可。

【功能效用】红豆能利水消肿、解毒排脓、补血美容，对消除痤疮有一定的功效。百合富含黏液质及维生素，能促进皮肤细胞新陈代谢，也可帮助消除痤疮。

【杏仁西洋菜瘦肉汤】

【材料准备】

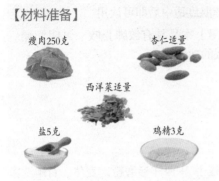

瘦肉250克　　　　杏仁适量

西洋菜适量

盐5克　　　　鸡精3克

【制作过程】①瘦肉洗净，切件；西洋菜、杏仁洗净。②将瘦肉放入沸水中氽去血污，捞出洗净。③锅中注水，烧沸后放入瘦肉、杏仁、西洋菜，大火烧沸后以小火炖5小时，调入盐、鸡精，稍炖即可食用。

【功能效用】西洋菜可清热解毒，杏仁富含B族维生素，可抑制皮肤油脂分泌，常食本品对油腻、长痘的肌肤有改善效果。

【海蜇马蹄汤】

【材料准备】

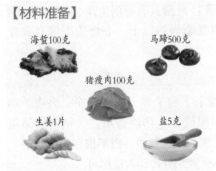

海蜇100克　　　　马蹄500克

猪瘦肉100克

生姜1片　　　　盐5克

【制作过程】①海蜇处理干净，切细丝；马蹄洗净，去皮，切开两半；猪瘦肉洗净切片，用油、盐稍腌；生姜洗净，切薄片。②把海蜇、马蹄放入锅内，加水煮半小时，放入猪瘦肉片和姜片，煮至海蜇、马蹄、肉片熟，加盐调味食用。

【功能效用】海蜇具有清热解毒、化痰软坚、降压消肿等食疗作用；马蹄味甜，清凉降火，可缓解咽干口燥、小便黄赤等上火症状。

【二冬生地炖龙骨】

【材料准备】

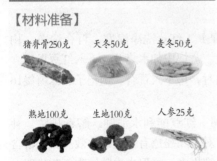

猪脊骨250克　　天冬50克　　麦冬50克

熟地100克　　生地100克　　人参25克

【制作过程】①天冬、麦冬、熟地、生地、人参洗净。②猪脊骨下入沸水中氽去血水后，捞出，斩块。③把全部用料放入炖盅内，加沸水适量，盖好，隔沸水用文火炖约3小时，调入调味料即可。

【功能效用】天冬适合咳嗽咯血、风寒、腹泻、内热消渴者；麦冬适合阴虚内热者、更年期女性、产后病后体虚者、血虚失眠者；熟地、生地适合肝肾阴虚者。此汤有滋阴润燥、清肺降火的作用，秋季食用还可缓解皮肤干燥、咽干口燥、咽喉肿痛等症状。

【苜蓿麦芽寿司】

【材料准备】

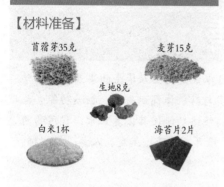

苜蓿芽35克　　　　麦芽15克

生地8克

白米1杯　　　　海苔片2片

【制作过程】①生地、麦芽装入布袋，加水煎1分钟，滤取药汁。②白米洗净，入锅加药汁煮沸，5分钟后放入调味料。③苜蓿芽洗净；海苔片放在卷帘上，铺一半白饭，放一半苜蓿芽；卷成寿司形状，其余的材料依照相同的手法制作后，切成小片即可食用。

【功能效用】苜蓿防一切出血症状，如鼻出血、牙龈出血、吐血、咯血、便血、子宫出血、肛门出血。本品具有滋养脾胃、增加食欲、凉血祛痘等功效。

【绿茶乌梅粥】

【材料准备】

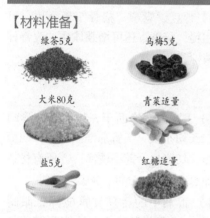

绿茶5克　　　　乌梅5克

大米80克　　　　青菜适量

盐5克　　　　红糖适量

【制作过程】①大米洗净；生姜去皮洗净切丝，与绿茶同加水煮，取汁；青菜洗净，切碎。②锅置火上，加入清水，倒入姜汁茶，放入大米，大火煮开。③加入乌梅肉同煮至浓稠，放青菜煮片刻，调入盐、红糖拌匀。

【功能效用】绿茶适宜高血压、高血脂、冠心病、动脉硬化患者及油腻食品食用过多者、醉酒者；乌梅适合便秘者、肝病患者。本品能排毒养颜、生津止渴、减肥塑身。

【地黄雪梨粥】

【材料准备】

粳米50克　竹叶卷心50克　莲子心30克　麦冬5克

灯芯草5克　生地黄20克　雪梨1个　白糖适量

【制作过程】①取粳米洗净煮粥。②莲子心、麦冬、竹叶卷心、灯芯草洗净煮后取汁，生地黄洗净单独煮后取汁加入锅中。③待粥将熟时加入以上药汁，加入白糖、雪梨汁即可。

【功能效用】生地黄治阴虚发热，消渴，吐血，鼻出血，血崩，月经不调，胎动不安，阴伤便秘。梨为"百果之宗"，有生津止渴、止咳化痰、清热降火、养血生肌、润肺去燥等功效。

美白养颜药膳

　　所谓"一白遮三丑""一白遮九五"，美白可以说是是女人毕生的事业。中医学认为，除了天生皮肤黑者外，女性皮肤不白大多与其机体气血失调、脏腑功能紊乱有关，美白药膳关键就是要补气养血，调节脏腑经络功能使其恢复正常，常用的药材食材、有红枣、枸杞子、玉竹、白芷、白及、银耳、茯苓、燕窝、人参、西红柿、豆腐、猪皮等。

【青豆党参排骨汤】

【材料准备】

青豆50克　　　　党参25克

排骨100克　　　　盐适量

【制作过程】①青豆洗净，党参润透切段。②排骨洗净砍块，氽烫后捞起备用。③将上述材料放入煲内，加水以小火煮约45分钟，再加盐调味即可。

【功能效用】青豆、党参、猪骨三者合用，可改善皮肤粗糙、暗黄，还可增强体质，改善神疲乏力、精神萎靡症状。

【番茄莲子咸肉汤】

【材料准备】

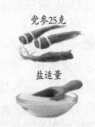

鲜猪肉50克　　　　番茄200克

胡萝卜30克　　　　莲子25克

【制作过程】①瘦肉洗净沥干，用盐搽匀腌24小时，第二天切小块。②番茄洗净切块；胡萝卜去皮洗净，切厚块；莲子洗净。③所有材料共入锅，加水煮滚煲20分钟，加盐调味即可。

【功能效用】番茄中的番茄红素能降低眼睛黄斑的退化、减少色斑沉着，还能防御紫外线，抑制黑色素的形成。

【银耳樱桃羹】

【材料准备】

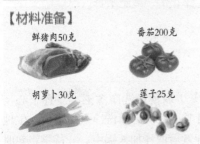

银耳50克　　　　樱桃30克

白芷15克

桂花适量　　　　冰糖适量

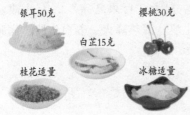

【制作过程】①将银耳洗净，泡软后撕成小朵；樱桃洗净，去蒂；白芷、桂花均洗净备用。②先将冰糖溶化，加入银耳煮20分钟左右，再加入樱桃、白芷、桂花煮沸后即可。

【功能效用】银耳含丰富胶原蛋白，能增强皮肤的弹性；银耳还能清除自由基，促进细胞新陈代谢，改善人体微循环，从而起到抗衰老的作用。

【健体润肤汤】

【材料准备】

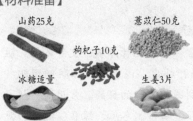

山药25克　薏苡仁50克
枸杞子10克
冰糖适量　生姜3片

【制作过程】 ①山药去皮，洗净切块；薏苡仁洗净；枸杞子泡发。②所以材料加水，加生姜，以小火煲约5小时。③再加入冰糖调味即可。

【功能效用】薏苡仁能利水消肿、健脾祛湿、清热排脓，常食可使皮肤光滑白皙、消除粉刺色斑；山药含有的营养成分和黏液质、淀粉酶等，能助消化、补虚劳、益气力、抗衰老，也有润肤美容的效果。

【通络美颜汤】

【材料准备】

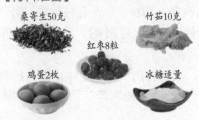

桑寄生50克　竹茹10克
红枣8粒
鸡蛋2枚　冰糖适量

【制作过程】 ①桑寄生、竹茹洗净；红枣洗净去核备用。②将鸡蛋用水煮熟，去壳备用。③药材、红枣加水以小火煲约90分钟，加入鸡蛋，再加入冰糖煮沸即可。

【功能效用】桑寄生对肝肾不足引起的面色暗沉、皮肤干燥、腰膝酸痛等均有效果；竹茹可滋阴清热、美容润肤，对色素沉积、皮肤暗沉以及痘瘢痕均有一定的疗效。

【灵芝麦冬茶】

【材料准备】

灵芝适量　玉竹适量

麦冬适量　蜂蜜少许

【制作过程】 ①将灵芝、玉竹、麦冬用清水稍稍冲洗，去除杂质，加600毫升水，煮沸。②待沸腾后小火再煮10分钟。③加入蜂蜜调匀即可饮用。

【功能效用】本品具有平衡阴阳、滋阴润肺、补气健脾、美白护肤等功效。

【洋葱汁】

【材料准备】

山楂5颗　洋葱70克

草莓50克　柠檬半个

【制作过程】①将洋葱洗净，切成细丝；草莓去蒂，洗净备用。②柠檬洗净，切片；山楂洗净，切开，去核，备用。③将洋葱、山楂、柠檬、草莓倒入搅拌机内搅打成汁即可。

【功能效用】本品具有发汗泻火、健脾消食、美白养颜等功效。

排毒瘦身药膳

中医学认为，肥胖的原因主要是先天禀赋异常、嗜食肥甘厚腻、久卧不动、脏腑失调，主张从饮食、运动、中药健脾化痰、调肝补虚，以调整人体脏腑阴阳气血平衡为手段，来将人体多余脂肪代谢掉，以达到减肥瘦身的目的。常用的药材、食材有薏苡仁、山药、白术、鸡内金、泽泻、茯苓、海带、冬瓜、绿豆、红豆、菠萝、木瓜、梨等。

【玉竹沙参炖鹌鹑】

【材料准备】

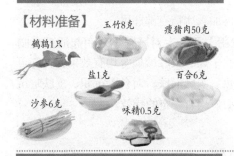

鹌鹑1只　玉竹8克　瘦猪肉50克　盐1克　百合6克　沙参6克　味精0.5克

【制作过程】①玉竹、百合、沙参用温水浸透，洗净。②鹌鹑（养殖），处理干净，斩件；瘦猪肉洗净，切块。③所有材料共入锅，加水炖30分钟后转小火炖1小时，用油、盐、味精调味即可。

【功能效用】玉竹补阴润燥、生津止渴；鹌鹑益中补气、强筋骨、耐寒暑、消结热、利水消肿。

【养肤瘦脸茶】

【材料准备】

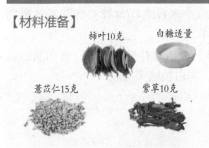

柿叶10克　白糖适量　薏苡仁15克　紫草10克

【制作过程】①将所有材料洗净，放入陶瓷器皿中，先放入薏苡仁，加水煎煮20分钟，再下入柿叶、紫草续煮5分钟即可关火。②滤去渣，加入少许白糖，即可饮服。

【功能效用】柿叶能利尿通便、消肿、减肥和安神美容；薏苡仁健脾利水、减肥消肿，还能排脓祛痘，对瘦脸美容有较好的效果；紫草可清热解毒、瘦脸减肥。

【茯苓清菊茶】

【材料准备】

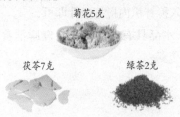

菊花5克　茯苓7克　绿茶2克

【制作过程】①将茯苓磨粉备用，菊花、绿茶洗净。②将茯苓粉、菊花、绿茶放入杯中，用300毫升左右的开水冲泡即可。

【功能效用】茯苓能利水渗湿、益脾和胃、宁心安神，对脾胃气虚引起的虚胖、面部水肿者有效；菊花散风清热、清肝明目、解毒消炎；绿茶可瘦身排毒；三者合用对消除脸部水肿有明显的效果。

【茯苓白萝卜排骨汤】

【材料准备】

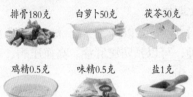

排骨180克　　白萝卜50克　　茯苓30克

鸡精0.5克　　味精0.5克　　盐1克

【制作过程】①将排骨斩成块，洗净焯水；萝卜切块，茯苓洗净。②将所有原材料放入盅内，用中火蒸2个小时。③最后放入调味料即可。

【功能效用】萝卜、排骨能补肾养血、滋阴润燥，营养价值丰富；茯苓能利水渗湿、健脾、安神。此汤有滋阴补血、利水瘦身之功效。

【冬瓜瑶柱汤】

【材料准备】

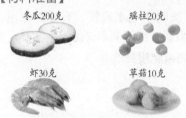

冬瓜200克　　　瑶柱20克

虾30克　　　草菇10克

【制作过程】①冬瓜去皮，切成片；瑶柱泡发；草菇洗净，对切。②虾剥去壳，挑去泥肠洗净；姜去皮，切片。③锅上火，爆香姜片，下入高汤、冬瓜、瑶柱、虾、草菇煮熟，加入调味料即可。

【功能效用】冬瓜利水消痰、除烦止渴、祛湿解暑；瑶柱滋阴、养血、补肾；此汤具有滋阴补血、利水祛湿之功效。

【薏苡仁煮土豆】

【材料准备】

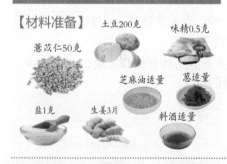

薏苡仁50克　　土豆200克　　味精0.5克

芝麻油适量　　葱适量

盐1克　　生姜3片　　料酒适量

【制作过程】①将薏苡仁洗净，去杂质；土豆去皮，洗净，切3厘米见方的块；姜拍松，葱切段。②将薏苡仁、土豆、姜、葱、料酒同放炖锅内，加水，置大火上烧沸。③转文火炖煮35分钟，加入盐、味精、芝麻油即成。

【功能效用】土豆含膳食纤维，多食不仅不会长胖，还可作为减肥者充饥的佳品。

【紫菜西红柿鸡蛋汤】

【材料准备】

西红柿200克　　盐1克

紫菜15克　　鸡蛋2个

【制作过程】①西红柿洗净，去蒂，切成片状；紫菜浸泡15分钟，洗净。②鸡蛋去壳，搅成蛋液备用。③将清水800毫升放入瓦煲内，煮沸后加入花生油、西红柿、紫菜，煲滚10分钟，倒入蛋液，略搅拌，加盐调味即成。

【功能效用】此汤有清热解毒、凉血平肝的功效，为减肥瘦身、美容润肺的常用食疗汤膳。

【山楂荷叶泽泻茶】

【材料准备】

山楂10克　　　荷叶5克

泽泻10克　　　冰糖10克

【制作过程】①山楂、泽泻冲洗干净。②荷叶剪成小片，冲净。③所有材料盛入锅中，加500毫升水以大火煮开，转小火续煮20分钟，加入冰糖，溶化即成。

【功能效用】此茶可以降血脂、健脾、降血压、清心神，可以预防肥胖症、高血压病、动脉硬化等疾病。

【草本瘦身茶】

【材料准备】

玫瑰花适量　决明子适量　山楂适量

陈皮适量　甘草适量　薄荷适量　泽泻适量

【制作过程】①将玫瑰花、决明子、山楂、陈皮、甘草、薄荷、泽泻洗净备用。②将所有材料用沸水冲泡15分钟即可饮用。

【功能效用】决明子利水通便，有缓泻作用，降血压、降血脂；泽泻利水，渗湿，泄热。常饮此茶能起到减肥瘦身效果。

【决明子柠檬茶】

【材料准备】

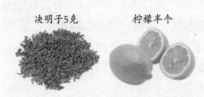

决明子5克　　　柠檬半个

【制作过程】①将决明子洗净，柠檬洗净切片，一起放入杯中，冲入沸水后加盖冲泡10分钟。②去渣，等茶水稍温后即可饮用。③可反复冲泡至茶味渐淡。

【功能效用】本品具有疏肝除烦、清肝明目、排毒瘦身的功效。

【柴胡疏肝茶】

【材料准备】

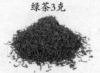

柴胡5克　　　绿茶3克

【制作过程】①将柴胡和绿茶洗净，放入杯中。②冲入沸水后加盖冲泡10分钟，等茶水稍温后即可饮用。③可反复冲泡至茶味渐淡。

【功能效用】本品具有疏肝除烦、清热解表、排毒瘦身的功效。

【瞿麦蔬果汁】

【材料准备】

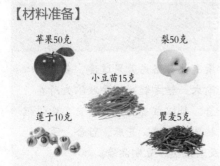

苹果50克
梨50克
小豆苗15克
莲子10克
瞿麦5克

【制作过程】①全部材料与清水置入锅中浸泡30分钟后，以小火加热煮沸，约1分钟后关火，滤取药汁待凉。②苹果、梨洗净切小丁；小豆苗洗净，切碎。③全部材料、药汁放入果汁机搅打，倒入杯中即可饮用。

【功能效用】苹果能养血护心，梨凉心降火，而小豆苗含丰富纤维及叶绿素助排毒，起到减肥瘦身效果。瞿麦利尿通淋、破血通经、清心热，利小肠、膀胱湿热。

【赤豆薏芡炖鹌鹑】

【材料准备】

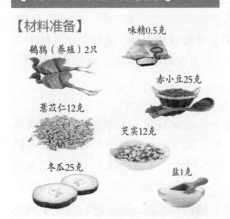

味精0.5克
鹌鹑（养殖）2只
赤小豆25克
薏苡仁12克
芡实12克
冬瓜25克
盐1克

【制作过程】①鹌鹑（养殖）洗净，去其头、爪和内脏，斩成大块。②赤小豆、薏苡仁、芡实用热水浸透并淘洗干净。③将所有用料放进炖盅，加沸水1碗半，把炖盅盖上，隔水炖至熟烂，加入适量油、盐、味精调味后便可服用。

【功能效用】本品具有清热解毒、利尿通淋的功效，对小便不利、大便秘结者均有效果。鹌鹑具有补五脏、益精血、温肾助阳之功效。

【冬瓜银杏高汤粥】

【材料准备】

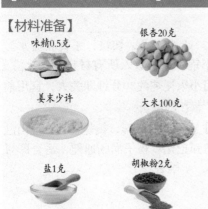

味精0.5克
银杏20克
姜末少许
大米100克
盐1克
胡椒粉2克

【制作过程】①银杏去壳、皮，洗净；冬瓜去皮洗净。②锅置火上，注入水后，放入大米、银杏，用旺火煮至米粒完全开花。③放入冬瓜、姜末，倒入高汤，改用文火煮至粥成，调入盐、胡椒粉入味即可。

【功能效用】银杏能预防心脑血管疾病，延缓衰老，美容养颜。冬瓜含不饱和脂肪酸，能降压降脂，消热祛暑。本品具有消暑去燥、排除毒素、利水降火、清热解毒的功效。

增强记忆药膳

中医学认为，记忆力减退和心、脾、肾的健康有关。思虑劳累过度，会导致心脾不足；机体循环不畅，会导致头沉头晕；年龄渐大，精亏髓减，导致脑失所养。要增强记忆，就要多进食具有养心安神、健脾补胃、补脑益智功效的药食。增强记忆的药膳，常用的药材、食材有人参、枸杞子、桂圆、核桃、芝麻、百合、莲子、何首乌、鱼、瘦肉、油菜、芹菜、莲藕、白菜等及坚果类、豆制品等。

【莲子桂圆炖猪脑】

【材料准备】

莲子50克　　猪脑2副　　桂圆肉25克

陈皮1块　　　盐3克　　　味精2克

【制作过程】 ①莲子、桂圆肉、陈皮分别用清水洗净，陈皮浸软备用。②猪脑处理干净，氽水捞起。③将全部材料放入炖盅内，注入适量清水，盖上盅盖，隔水炖4小时，以少许盐、味精调味即可。

【功能效用】 猪脑补脑安神、增强记忆，桂圆补血养心，常食可改善心烦失眠、健忘等症状。

【天麻炖猪脑】

【材料准备】

猪脑300克　　天麻15克　　葱2根

姜1块　　枸杞子10克　　红枣5克

【制作过程】 ①猪脑洗净，去净血丝，葱择洗净切段，姜去皮切片。②锅中注水烧开，放入猪脑焯烫，捞出沥水。③高汤放入碗中，加入所有原材料，调入调味料隔水炖2小时即可。

【功能效用】 猪脑补骨髓、益虚劳，对更年期头晕头痛、神经衰弱、失眠、健忘、记忆衰退等症状有改善作用。

【茯苓糙米鸡】

【材料准备】

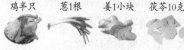
鸡半只　　葱1根　　姜1小块　　茯苓10克

淮山10克　　松子1汤匙　　红枣5个　　糙米半碗

【制作过程】 ①鸡洗净，切块，氽烫去血水。②烧开一小锅水，再放入所有材料，大火煮5分钟后，用小火慢炖约30分钟即关火，食用前撒入松子、葱花即可。

【功能效用】 茯苓健脾燥湿、镇静安神；淮山滋养补脾，增强记忆；松子润肠通便，适合脾胃虚弱、水肿、失眠者。

【马蹄腐竹猪肚汤】

【材料准备】

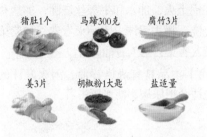

猪肚1个　　马蹄300克　　腐竹3片

姜3片　　胡椒粉1大匙　　盐适量

【制作过程】①猪肚处理干净，备用；②马蹄去皮，洗净；腐竹泡发，洗净。③煲锅中倒入水4000毫升，以大火煮开，加入所有原材料，转用中火煲2小时，捞出猪肚，切成长块，放入再煲3分钟，加盐调味即可。

【功能效用】腐竹具有良好的健脑作用，能预防老年痴呆症的发生、降低血液中胆固醇的含量。常吃腐竹可健脑并预防老年痴呆症，还能保护心脏、降低胆固醇，防治高脂血症、动脉硬化。

【椰子肉银耳煲乳鸽】

【材料准备】

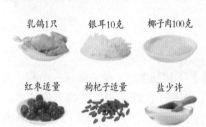

乳鸽1只　　银耳10克　　椰子肉100克

红枣适量　　枸杞子适量　　盐少许

【制作过程】①乳鸽洗净；银耳泡发洗净；红枣、枸杞子均洗净。②热锅注水烧开，下入乳鸽滚尽血渍，捞起。③将乳鸽、红枣、枸杞子放入炖盅，注水后以大火煲沸，放入椰子肉、银耳，小火煲煮2小时，加盐调味即可。

【功能效用】乳鸽补则不燥，银耳滋阴养胃，润肺生津，椰子润肺滋阴，其所含营养价值高，是一种无污染的生态食品。此汤具有补益滋润、健脑益智之功效。

【黄精陈皮粥】

【材料准备】

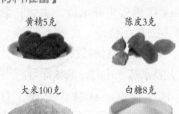

黄精5克　　陈皮3克

大米100克　　白糖8克

【制作过程】①黄精洗净；陈皮洗净，浸泡发透后，切成细丝；大米泡发洗净。②锅置火上，注入适量清水后，放入大米，用大火煮至米粒完全绽开。③放入黄精、陈皮，用小火熬至粥成闻见香味时，放入白糖调味即可。

【功能效用】黄精补气养阴、健脾润肺、益肾。用于虚损寒热、脾胃虚弱、体倦乏力、肺虚燥咳、精血不足、内热消渴。此粥具有滋阴补肾、补润心肺、行气健脾的功效。

【牛蒡肉汤】

【材料准备】

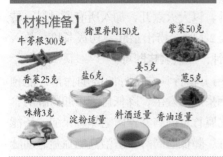

牛蒡根300克　猪里脊肉150克　紫菜50克
香菜25克　盐6克　姜5克　葱5克
味精3克　淀粉适量　料酒适量　香油适量

【制作过程】①牛蒡根洗净去皮，切丝，浸泡半小时。②猪里脊洗净切丝，加盐、味精、料酒、葱姜末和淀粉拌匀；紫菜泡发；香菜洗净切末。③锅上火，加水和牛蒡丝烧沸，加盐和肉丝再烧沸，撇去浮沫，改小火煮熟，加紫菜煮沸，撒入香菜，淋入香油即可。

【功能效用】本品具有清热解毒、泻火发汗的功效，也适合糖尿病、高血压患者。

【淮山鱼头汤】

【材料准备】

鲢鱼头400克　淮山100克　枸杞子10克　鸡精3克

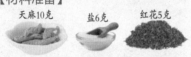

盐6克　香菜5克　葱5克　姜5克

【制作过程】①将鲢鱼头洗净剁成块，淮山浸泡洗净备用，枸杞子洗净。②净锅上火倒入油、葱、姜爆香，下入鱼头略煎加水，下入淮山、枸杞子煲至成熟，调入盐、鸡精，撒上香菜即可。

【功能效用】补脑益智、健脾益胃。

【天麻红花猪脑汤】

【材料准备】

天麻10克　盐6克　红花5克
枸杞子6克　山药10克　猪脑100克

【制作过程】①猪脑洗净，余去腥味；山药、天麻、红花、枸杞子洗净备用。②炖盅内加水，将所有材料放入电锅，加水半杯，煮至猪脑熟烂。③加盐等调味料即可。

【功能效用】天麻息风、定惊；红花活血通经、去瘀止痛；猪脑补骨髓、益虚劳。因此，本品具有益智补脑、活血化瘀、平肝降压的功效。

【核桃熟地猪肠汤】

【材料准备】

猪肠500克　核桃仁120克

熟地60克　红枣4颗

【制作过程】①核桃仁用开水烫，去衣；熟地洗净；红枣（去核）洗净。②猪肠洗净，余烫，切小段。③把全部材料放入蒸锅内，加适量清水，文火隔水蒸3小时，调味即可。

【功能效用】核桃性温，味甘，无毒，有健胃、补血、润肺、养神等功效。现代研究也表明，核桃中的磷脂，对脑神经有良好保健作用。核桃煮汤常食，更可有效地缓解健忘症。

【腰果鸡丁】

【材料准备】

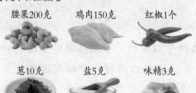

腰果200克　　鸡肉150克　　红椒1个

葱10克　　盐5克　　味精3克

【制作过程】①将鸡肉洗净切成丁状；红椒洗净切成丁；葱切圈。②锅中加油烧热，下入腰果炸至香脆。③原锅内加入红椒丁、葱圈和鸡丁炒熟后，调入调味料即可。

【功能效用】腰果补肾益精、益智补脑；鸡肉补气健脾；红椒暖胃散寒。

【枸杞鸭肉粥】

【材料准备】

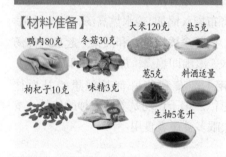

大米120克　　盐5克

鸭肉80克　　冬菇30克

枸杞子10克　　味精3克　　葱5克　　料酒适量

生抽5毫升

【制作过程】①大米净净；冬菇泡发洗净，切片；枸杞子洗净；鸭肉洗净切块，用料酒、生抽腌制。②油锅烧热，入鸭肉过油；锅加清水，放大米煮沸，下冬菇、枸杞子熬煮至米粒开花。③下鸭肉，将粥熬煮至浓稠，调入盐、味精，撒上葱花。

【功能效用】鸭肉滋补养胃；枸杞子抗衰老、养肝明目，适用于烦热、盗汗等症状。

【山药山楂黄豆粥】

【材料准备】

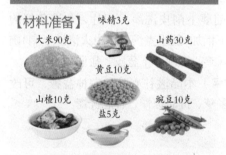

味精3克

大米90克

山药30克

黄豆10克

山楂10克　　盐5克　　豌豆10克

【制作过程】①先取大米洗净熬煮。②加入山药、黄豆、山楂、豌豆洗净后与大米一同煮粥。③加入盐、味精煮沸即可。

【功能效用】常食豆制品不仅可防肠癌、胃癌，还可防治老年斑、老年夜盲症，增强记忆力，是延年益寿的最佳食品。

【益智仁炖牛肉汤】

【材料准备】

益智仁30克

牛肉500克

姜5克

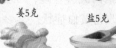

盐5克

【制作过程】①益智仁洗净。②牛肉洗净，切块，入沸水中氽去血水，捞出洗净。③将益智仁、牛肉、生姜片一起放入炖盅内，加适量开水，隔水炖3小时，加盐调味即可。

【功能效用】益智仁与牛肉同煮，具有醒脑开窍、平衡大脑神经、改善脑部血液循环的功能，尤其适宜用脑过度的人群食用。

镇静安眠药膳

治疗失眠的安眠药物，大多有不良反应，若选择宁心安神、帮助睡眠的中药材和食材配伍做成药膳食用，既镇静安眠，又滋补身体。适宜的药材和食材有远志、莲子、酸枣仁、核桃仁、柏子仁、夜交藤、益智仁、合欢皮、灵芝等。此外，可多食用核桃仁、桂圆肉、猪脑、莲子、何首乌、猪心、鱼头、酸枣等补脑食物。

【双仁菠菜猪肝汤】

【材料准备】

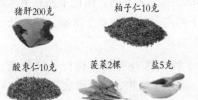

猪肝200克　　柏子仁10克

酸枣仁10克　　菠菜2棵　　盐5克

【制作过程】①将酸枣仁、柏子仁装在棉布袋里，扎紧。②猪肝洗净切片；菠菜去头，洗净切段；将布袋入锅加4碗水熬高汤，熬至约剩3碗水。③猪肝氽烫捞起，和菠菜一起加入高汤中，待水一滚沸即熄火，加盐调味即成。

【功能效用】菠菜和猪肝都是理想的补血佳品，酸枣仁、柏子仁均是养心安神的佳品。本品适合失眠多梦患者食用。

【远志菖蒲鸡心汤】

【材料准备】

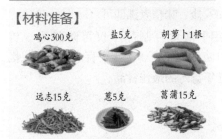

鸡心300克　　盐5克　　胡萝卜1根

远志15克　　葱5克　　菖蒲15克

【制作过程】①将远志、菖蒲装在棉布袋内，扎紧。②鸡心氽烫，捞起，备用；葱洗净，切段。③胡萝卜削皮洗净，切片，与准备好的材料先下锅加4碗水煮汤；以中火滚沸至剩3碗水，加入鸡心煮沸，下葱段、盐调味即成。

【功能效用】本品滋补心脏、安神益智，可改善失眠多梦、健忘惊悸、神志恍惚。

【灵芝红枣瘦肉汤】

【材料准备】

猪瘦肉300克　　灵芝4克

红枣适量　　盐6克

【制作过程】①将猪瘦肉洗净、切片；灵芝、红枣洗净备用。②净锅上火倒入水，下入猪瘦肉烧开，打去浮沫，下入灵芝、红枣煲至熟，调入盐即可。

【功能效用】灵芝可益气补心、补肺止咳；红枣补气养血；猪肉健脾补虚，三者同用，可调理心脾功能，改善贫血症状。

【酸枣仁莲子茶】

【材料准备】

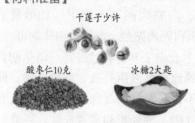

干莲子少许

酸枣仁10克　　冰糖2大匙

【制作过程】①干莲子泡水10分钟，酸枣仁放入棉布袋内备用。②将莲子沥干水分后放入锅中，放入酸枣仁后，加入清水，以大火煮沸，再转小火续煮20分钟，关火。③加入冰糖搅拌至融化，滤取茶汁即可。

【功能效用】酸枣仁具有镇静的作用，特别适合因情绪烦躁导致失眠的人。这道茶饮对产后抑郁，神经衰弱，经前烦躁均有效。

【丹参三七炖鸡】

【材料准备】

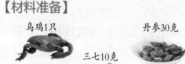

乌鸡1只　　　　丹参30克

三七10克

盐5克　　　　　姜丝适量

【制作过程】①乌鸡洗净切块；丹参、三七洗净。②三七、丹参装入纱布袋中，扎紧袋口。③布袋与鸡同放于砂锅中，加清水600毫升，烧开后，加入姜丝和盐，小火炖1小时，加盐调味即可。

【功能效用】丹参活血祛瘀、安神宁心；田七止血散瘀；乌鸡能滋阴补肾；合用可改善身体虚弱、心律失常、失眠、心悸。

【莱菔子萝卜汤】

【材料准备】

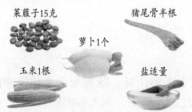

莱菔子15克　　　猪尾骨半根

萝卜1个

玉米1根　　　　盐适量

【制作过程】①猪尾骨洗净后以开水氽烫；莱菔子、萝卜、玉米均洗净。②锅中加清水煮开，放入莱菔子煮沸，加入猪尾骨同煮15分钟。③将萝卜、玉米切块，加入猪尾骨锅中续煮至熟，加盐调味即可。

【功能效用】本品具有增进食欲、消食化痰的功效。适用于消化不良、胃胀、痰多、失眠者。

【金瓜百合甜点】

【材料准备】

百合50克　　　　金瓜250克

白糖10克　　　　蜂蜜15克

【制作过程】①金瓜洗净，先切成两半，然后用刀在瓜面切锯齿形状的刀纹。②百合洗净，逐片削去黄尖，用白糖拌匀，放入勺状的金瓜中，放入锅中，煮开后转小火，约蒸煮8分钟即可。③熟后取出，淋上备好的蜜汁即可。

【功能效用】滋阴泻火，养心安眠。用于心阴虚、心火盛、烦躁不眠、手足心热、口干舌燥等症状。

【女贞子鸭汤】

【材料准备】

鸭肉500克

枸杞子15克

熟地黄20克 淮山20克

女贞子30克 牡丹皮10克

泽泻10克

盐适量

【制作过程】①白鸭处理干净，斩块，锅中放入清水烧热，放入鸭块焯去血水，备用。②将枸杞子、熟地黄、淮山、女贞子、牡丹皮、泽泻洗净，与鸭肉同放入锅中，加适量清水，煎煮至白鸭肉熟烂。③以盐调味即可。

【功能效用】女贞子具有补益肝肾、清热明目的功效；熟地黄可滋阴补血、益精填髓。此品对男性不育有很好的改善作用；鸭肉能有效抵抗脚气病、神经炎和多种炎症，还能抗衰老。

【桂圆干老鸭汤】

【材料准备】

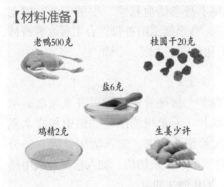
老鸭500克　桂圆干20克　盐6克　鸡精2克　生姜少许

【制作过程】①老鸭去毛和内脏洗净，切件，入沸水锅汆水；桂圆干去壳；生姜洗净，切片。②将老鸭肉、桂圆干、生姜放入锅中，加入适量清水，以小火慢炖。③待桂圆干变得圆润之后，调入盐、鸡精即可。

【功能效用】桂圆干补血安神、补养心脾；鸭肉养胃滋阴、大补虚劳；同用可补脑益智、补中益气，对脾胃虚弱、肢体倦怠、食欲不振都有效。

【山楂陈皮菊花茶】

【材料准备】

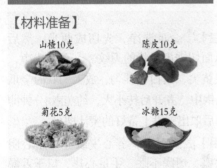
山楂10克　陈皮10克　菊花5克　冰糖15克

【制作过程】①将山楂、陈皮用清水稍微冲洗一下，一起放入锅中，加入400毫升清水，并以大火煮开。②然后转小火续煮15分钟，加入冰糖、菊花熄火，稍微焖一下，大约5分钟后即可饮用。

【功能效用】消食积，降血压。山楂能改善心脏活力、兴奋中枢神经系统、降血压和胆固醇、软化血管并有镇静作用。陈皮理气健脾、燥湿化痰，可用于胸脘胀满、食少吐泻、咳嗽痰多。

【燕麦核桃仁粥】

【材料准备】

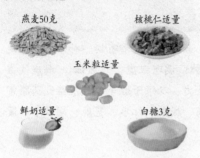

燕麦50克　　核桃仁适量
玉米粒适量
鲜奶适量　　白糖3克

【制作过程】①玉米粒、燕麦淘洗干净备用；核桃仁压碎。②锅置火上，倒入适量水烧开，放入燕麦煮开，转小火熬煮，加核桃碎、玉米，煮开后加冰糖调味即可。

【功能效用】燕麦可延缓衰老；核桃有润肺、补肾、壮阳、健肾等功能，是温补肺肾的理想滋补食品和良药。而其中所含丰富的磷脂和赖氨酸，对长期从事脑力劳动者，能有效补充脑部营养、健脑益智、增强记忆力。

【山药麦芽鸡肫汤】

【材料准备】

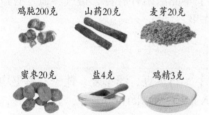

鸡肫200克　山药20克　麦芽20克
蜜枣20克　　盐4克　　鸡精3克

【制作过程】①鸡肫洗净，切块，余水；山药洗净，去皮，切块；麦芽洗净，浸泡，备用。②锅中放入鸡肫、山药、麦芽、蜜枣，加入清水，加盖以小火慢炖。③1小时后揭盖，调入盐和鸡精稍煮，出锅即可食用。

【功能效用】小麦养心神、敛虚汗、养心益肾、除热止渴的功效，对更年期综合征的潮热盗汗、五心烦热、失眠健忘有效。

【山药益智仁扁豆粥】

【材料准备】

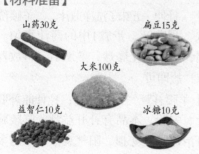

山药30克　　　扁豆15克
大米100克
益智仁10克　　冰糖10克

【制作过程】①大米、益智仁均泡发洗净；扁豆洗净，切段；山药去皮，洗净切块。②锅置火上，注水后放入大米、山药、益智仁用旺火煮至米粒开花。③再放入扁豆，改用小火煮至粥成，放入冰糖煮至溶化后即可食用。

【功能效用】山药补脾养胃、生津益肺、补肾涩精；大米调理脾胃；扁豆能健脾和中、消暑清热、解毒消肿。三者合用能补气健脾、祛湿止涎、养心安眠。

补血益气药膳

中医学认为，人体以脏腑为本，以气血为用，血与气的关系密切。补血益气就是通过性味甘平的药膳来养肝、护心、补脾胃、补肺，调理血虚、气虚证。血虚气虚常会导致面色萎黄、头昏眼花、心悸失眠、疲倦乏力、双眼干涩等。补虚益气药膳常用的药材和食材有当归、桂圆、人参、红参、山药、板栗、红枣、芝麻、胡萝卜、菠菜、香菇、豆腐、土豆、鸡肉、牛肉等。

【何首乌黑豆煲鸡爪】

【材料准备】

鸡爪8只　　猪瘦肉100克　　黑豆20克

红枣5颗　　何首乌10克　　盐3克

【制作过程】①鸡爪斩去趾甲洗净，备用；红枣、首乌洗净泡发，备用；猪瘦肉洗净，氽烫去腥，沥水备用。②黑豆洗净放锅中炒至豆壳裂开。③全部用料放入煲内加适量清水煲3小时，下盐调味即可。

【功能效用】本品滋阴补肝肾、益气养血，有很好的滋补作用。

【浮小麦莲子黑豆茶】

【材料准备】

黑豆30克　　　　　浮小麦30克

莲子7颗

黑枣7颗　　　　　冰糖少许

【制作过程】①将黑豆、浮小麦、莲子、黑枣均洗净，放入锅中，加水1000毫升，大火煮开，转小火煲至熟烂。②调入冰糖搅拌溶化即可，代茶饮用。

【功能效用】浮小麦、五味子均是敛阴固汗的常用药，莲子、黑豆滋阴补肾，黑枣益气补血。本品对盗汗、自汗有很好的改善作用。

【五味子爆羊腰】

【材料准备】

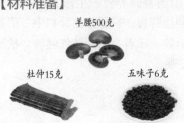

羊腰500克

杜仲15克　　　　　五味子6克

【制作过程】①杜仲、五味子洗净煎汁。②羊腰洗净，切小块，用芡汁、步骤1中的药汁裹匀。③烧热油锅，放入腰花爆炒，熟嫩后，再放入葱花、蒜末、盐即可。

【功能效用】羊腰补肾气，益精髓；杜仲能补肝肾、强筋骨、安胎。本品有补肝益肾、强腰膝的功效，可治疗肾虚劳损、阳气衰败所致的多汗等症。

【砂仁黄芪猪肚汤】

【材料准备】

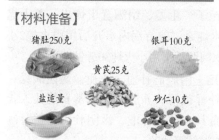

猪肚250克　　　银耳100克

黄芪25克

盐适量　　　砂仁10克

【制作过程】 ①银耳以冷水泡发，去蒂，撕小块；黄芪、砂仁洗净备用。②猪肚刷洗干净，汆水，切片。③将猪肚、银耳、黄芪、砂仁放入瓦煲内，大火烧沸后再以小火煲2小时，再加盐调味即可。

【功能效用】 黄芪、猪肚均可补气健脾；砂仁化湿止呕；银耳可滋阴益胃。本品对妊娠妇女恶心呕吐、厌油腻、神疲乏力有效。

【鲜人参炖竹丝鸡】

【材料准备】

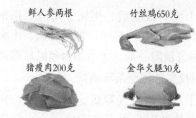

鲜人参两根　　　竹丝鸡650克

猪瘦肉200克　　　金华火腿30克

【制作过程】 ①将竹丝鸡去毛后，在背部开刀去内脏；猪瘦肉切件；金华火腿切粒。②把所有的肉料焯去血污后，加入其他原材料，然后装入盅内，移去锅中隔水炖4小时。③在炖好的汤中加入所有调味料即可。

【功能效用】 益气固表，强壮身体.

【淡菜枸杞煲老鸽】

【材料准备】

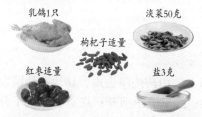

乳鸽1只　　　淡菜50克

枸杞子适量

红枣适量　　　盐3克

【制作过程】 ①乳鸽处理干净；淡菜、枸杞子均洗净泡发；红枣洗净。②锅上水烧热，将乳鸽放入煮5分钟，捞起。③将乳鸽、枸杞子、红枣放入瓦煲内，注入水，大火煲沸，放入淡菜，改小火煲2小时，加盐调味即可。

【功能效用】 淡菜补益肝肾、益精血；老鸽补肝壮肾、益气补血。此品对少精无精患者有很好的食疗功效。

【枸杞蒸鲫鱼】

【材料准备】

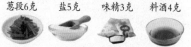

鲫鱼1条　枸杞子20克　生姜5克

葱段6克　盐5克　味精3克　料酒4克

【制作过程】 ①将鲫鱼洗净宰杀后，用姜丝、葱段、盐、味精、料酒等腌制入味。②将泡发好的枸杞子均匀地撒在鲫鱼身上。③再将鲫鱼上火蒸6~7分钟即可。

【功能效用】 枸杞子能养肝明目、补血安神；鲫鱼有健脾利湿、和中开胃、活血通络、温中下气之功效。

【阿胶淮杞炖甲鱼】

【材料准备】

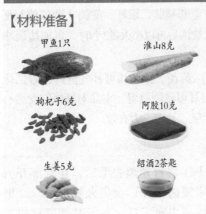

甲鱼1只　　　　　淮山8克

枸杞子6克　　　　阿胶10克

生姜5克　　　　　绍酒2茶匙

【制作过程】①甲鱼处理洗净，切块，汆水；淮山、枸杞子洗净。②甲鱼肉、清鸡汤、淮山、枸杞子、生姜、绍酒置于炖盅，盖上盅盖，隔水炖之。③待锅内水开后用中火炖2小时，放入阿胶后再用小火炖30分钟即可。

【功能效用】阿胶能补血、止血、滋阴润燥；枸杞子补肾益精、养肝明目，常食能让人长寿；甲鱼具有益气补虚、滋阴壮阳、益肾健体、净血散结等功效。

【益气养血茶】

【材料准备】

绞股蓝15克

枸杞子适量　　　　红糖适量

【制作过程】①将绞股蓝、枸杞子用清水稍稍冲洗，去掉杂质，放入杯中，加入红糖，用沸水冲泡，加盖稍闷一下。②当茶水稍温后即可饮用。③可反复冲泡至茶味渐淡。

【功能效用】绞股蓝益气养血、消炎解毒、止咳祛痰、安神助眠。用于气虚体弱、心烦失眠、头昏目眩。本品具有益气养血、养肝明目等功效，适用于眼睛干涩、贫血等症状。

【美味八宝羹】

【材料准备】

山药200克　　　红枣6颗　　　桂圆8颗

芡实1汤匙　　　枸杞子1汤匙

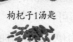

百合1汤匙　　　红豆半杯　　　糯米半杯

【制作过程】①山药洗净去皮，切块；桂圆取果肉切碎；红枣洗净切开；红豆、枸杞子分别洗净、泡发，备用；芡实、百合洗净备用。②糯米淘净，浸泡1小时，倒入锅中，加水适量，待开后，倒入所有材料，转小火煮30分钟，需定时搅拌，直到变黏稠为止。

【功能效用】此粥具有益气养血、养胃生津、清心安神等功效。本品中的桂圆治疗虚劳羸弱、失眠、健忘、惊悸、怔忡、心虚头晕效果显著。

【阿胶桂圆人参粥】

【材料准备】

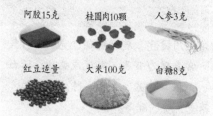

阿胶15克　桂圆肉10颗　人参3克

红豆适量　大米100克　白糖8克

【制作过程】①大米泡发洗净；人参、桂圆肉洗净；红豆洗净，泡发；阿胶打碎，以小火烊化备用。②锅置火上，注适量清水后，放入大米、红豆，用大火煮至米粒开花。③放入人参、桂圆肉，再加入已经烊化的阿胶，搅匀，小火煮，放白糖调味即成。

【功能效用】此粥具有补益气血、养阴健脾、安神助眠的功效。

【山药干贝猪血粥】

【材料准备】

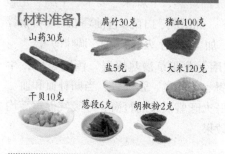

山药30克　腐竹30克　猪血100克

盐5克　大米120克

干贝10克　葱段6克　胡椒粉2克

【制作过程】①腐竹、干贝温水泡发，腐竹切条，干贝撕碎；猪血洗净切块；大米淘净；山药洗净去皮，切块。②锅中注水，放大米煮沸，下入干贝，中火熬煮。③转小火，放山药、猪血、腐竹，待粥熬至浓稠，加入盐、胡椒粉调味，撒上葱花即可。

【功能效用】本粥具有补血养胃、益气健脾、益智健脑的作用。

【大米神曲粥】

【材料准备】

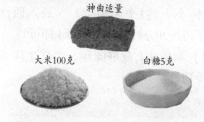

神曲适量

大米100克　白糖5克

【制作过程】①大米洗净、泡发后，捞出沥水备用；神曲洗净。②锅置火上，倒入清水，放入大米，以大火煮至米粒开花。③加入神曲同煮片刻，再以小火煮至浓稠状，调入白糖拌匀即可。

【功能效用】此粥可健脾消食、理气化湿、解表，适合冬季食用。

【三七粉粥】

【材料准备】

三七粉3克　红枣5枚　红糖适量

粳米100克

【制作过程】①粳米洗净；红枣去核、洗净备用。②将三七粉、红枣、粳米一同放入锅中，加水适量煮粥。③待粥将成时，加入红糖搅拌融化即可。

【功能效用】益气补虚、活血化瘀。

活血理气药膳

　　活血即要清热散瘀，促进血液循环；理气即是运用健脾、疏肝解郁、宽胸、行气止痛、散气破结的方法，来治疗气滞、气逆等病。常表现为呕恶、呃逆或喘息。活血理气药膳常用的药材和食材有板栗、桃仁、丹参、茅根、紫苏、杏仁、陈皮、砂仁、油菜、芦笋、香菜、豌豆、橘子、山楂、槟榔、荞麦、蟹、醋等。

【龙胆草当归牛腩】

【材料准备】

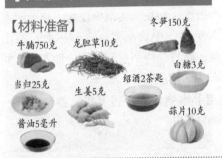

冬笋150克
牛腩750克　龙胆草10克
白糖3克
当归25克　生姜5克　绍酒2茶匙
酱油5毫升　蒜片10克

【制作过程】①牛腩洗净煮熟切块；冬笋切块。②锅内放油烧热，下蒜末、姜末、牛腩、龙胆草、冬笋，加绍酒、白糖、酱油翻炒。③将猪骨汤倒入，加当归，小火焖2小时，调味即可。

【功能效用】龙胆草清热燥湿、泻肝定惊；牛腩补脾胃、益气血、强筋骨；当归补血和血。本品对肝火旺盛引起的打鼾、呼吸气促声高均有一定效果。

【鸽子汤】

【材料准备】

西洋参20克　枸杞子10克　鸽子500克

葱少许　料酒少许　盐少许

【制作过程】①鸽子去毛去内脏，洗净；葱洗净切段；西洋参洗净，去皮切片；枸杞子洗净备用。②砂锅中注水加热至沸腾，放入鸽子、葱、料酒转小火炖1个半小时。③放入西洋参、枸杞子再炖20分钟，加入盐调味即可。

【功能效用】本品具有疏肝除烦、益气生津、滋阴明目等功效。

【香菇豆芽猪尾汤】

【材料准备】

枳实8克　鲜香菇200克　黄豆芽200克

胡萝卜1根　猪尾500克　盐5克

【制作过程】①猪尾剁段，余水。②香菇洗净去蒂，切片；黄豆芽掐去根部洗净；胡萝卜洗净削皮后切块；枳实洗净备用。③将鲜香菇、黄豆芽、胡萝卜、猪尾、枳实放入锅中，加水至盖过材料，以大火煮开，转小火续煮40分钟，加盐调味即可。

【功能效用】本品具有行气疏肝、补气益胃、降血脂等功效。

【川芎当归黄鳝汤】

【材料准备】

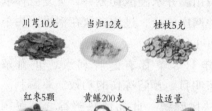

川芎10克　当归12克　桂枝5克

红枣5颗　黄鳝200克　盐适量

【制作过程】①将川芎、当归、桂枝洗净；红枣洗净，浸软，去核。②将黄鳝剖开，去除内脏，洗净，入开水锅内稍煮，捞起过冷水，刮去黏液，切长段。③将全部材料放入砂煲内，加适量清水，武火煮沸后，改文火煲2小时，加盐调味即可。

【功能效用】川芎能行气、祛风、活血；当归补血、活血，调经止痛、润燥滑肠；桂枝发汗解肌、温经通脉；黄鳝治疗消渴，除内脏冷气及消化不良、食物积滞。四者合用有行气开郁、祛风通络的作用。

【丹参槐花酒】

【材料准备】

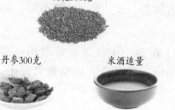

槐花300克

丹参300克　米酒适量

【制作过程】①将丹参、槐花切碎，倒入适量的米酒浸泡15天。②滤出，洗净，药渣压榨出汁，将药汁与药酒合并。③再加入适量米酒，过滤后装入瓶中，备用即可。每次服用10毫升，每日3次，饭前将酒温热服用。

【功能效用】槐花清热解毒、凉血止血；丹参既止血又活血，能排毒、止痛；米酒活血化瘀。合用对血瘀引起的异常勃起有一定疗效。

【猪骨黄豆丹参汤】

【材料准备】

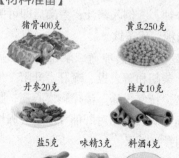

猪骨400克　黄豆250克

丹参20克　桂皮10克

盐5克　味精3克　料酒4克

【制作过程】①将猪骨洗净、捣碎；黄豆去杂，洗净。②丹参、桂皮用干净纱布包好，扎紧备用，砂锅加水，加入猪骨、黄豆、纱布袋，大火烧沸，改用小火炖煮约1小时，拣出布袋，调入盐、味精、料酒即可。

【功能效用】丹参活血调经、祛瘀止痛、凉血散结、除烦安神，对血热瘀滞所引起的阴茎异常勃起有一定的改善作用。黄豆具有健脾、益气、补血、降低胆固醇、利水、抗癌之功效。对缺铁性贫血有益。

【马齿苋荠菜汁】

【材料准备】

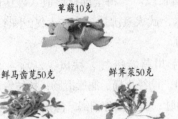

草薢10克

鲜马齿苋50克　　　鲜荠菜50克

【制作过程】①把马齿苋、荠菜洗净，在温开水中浸泡30分钟，取出后连根切碎，放到榨汁机中，榨成汁。②把榨后的马齿苋、荠菜渣及草薢用温开水浸泡10分钟，重复绞榨取汁，合并两次的汁，过滤，放在锅里，用小火煮沸即可。

【功能效用】荠菜具有健脾利水、止血解毒、降压明目、预防冻伤的功效。草薢利湿祛浊、祛风除痹。此品清热解毒、利湿泻火，对急性前列腺炎、尿路感染、血精均有疗效。

【莲子茅根炖乌鸡】

【材料准备】

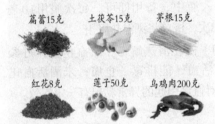

萹蓄15克　　土茯苓15克　　茅根15克

红花8克　　莲子50克　　乌鸡肉200克

【制作过程】①将莲子、萹蓄、土茯苓、茅根、红花洗净，备用。茅根切成小段。②乌鸡肉洗净，切小块，入沸水中汆烫，去血水。③把全部用料一起放入炖盅内，加适量开水，炖盅加盖，文火隔水炖3小时，加盐调味即可。

【功能效用】萹蓄、土茯苓、茅根均可清热利湿、消炎杀菌。此品适宜血精患者食用。

【延胡索橘皮饮】

【材料准备】

柴胡10克　　　　延胡索15克

鲜橘皮15克　　　丝瓜10克

【制作过程】①丝瓜去皮洗净切块；柴胡、延胡索洗净，煎汁去渣。②将橘皮、丝瓜洗净，一起放入锅中，加水600毫升，旺火煮开后转小火续煮15分钟。③倒入药汁，煮沸后即可关火，加少许白糖，代茶饮。

【功能效用】丝瓜有清暑凉血、解毒通便、通经络等功效。柴胡和解表里、疏肝、升阳。延胡索活血散瘀、行气止痛。治疗胸痹心痛，胁肋、脘腹诸痛等病。本品对肝郁气滞的乳腺增生者有一定的食疗效果。

【黄精黑豆塘虱汤】

【材料准备】

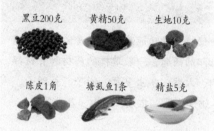

黑豆200克　　黄精50克　　生地10克

陈皮1角　　塘虱鱼1条　　精盐5克

【制作过程】①黑豆入锅，炒至豆衣裂开，用水洗净，晾干水。②塘虱鱼洗净，去潺，去内脏。黄精、生地、陈皮分别用水洗净。③加入适量水，猛火煲至水滚后放入全部材料，中火煲熟，加盐调味即可。

【功能效用】生地凉血止血；黄精滋阴补肾、养血补虚，对肝肾阴虚引起的耳鸣有很好的补益作用。黑豆具有祛风除湿、调中下气、活血、解毒、利尿、明目等功效。

【当归田七乌鸡汤】

【材料准备】

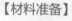

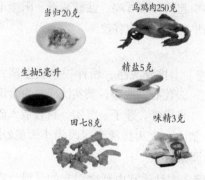

当归20克　　乌鸡肉250克

生抽5毫升　　精盐5克

田七8克　　味精3克

【制作过程】①当归、田七洗净；用刀把田七砸碎。②乌鸡洗净，斩块，氽水，取出过冷水。③把所有的材料放入炖盅中，加水，慢火炖3小时，放入盐、味精、生抽调味即可。

【功能效用】乌鸡具有滋阴、补肾、养血、填精、益肝、退热作用，能调节人体免疫功能，抗衰老。田七止血、散瘀、消肿、定痛，治疗吐血、咯血等症状。本品有活血补血、行气止痛、祛瘀血、生新血的功效，适合心血瘀阻型冠心病者食用。

【三味鸡蛋汤】

【材料准备】

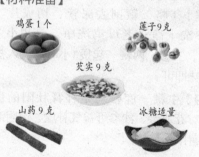

鸡蛋1个　　莲子9克

芡实9克

山药9克　　冰糖适量

【制作过程】①芡实、山药、莲子分别用清水洗净，莲子去心，山药去皮，切成小块，备用。②将莲子、芡实、山药放入锅中，加入适量清水熬成药汤。③鸡蛋煮熟，剥去壳，放入汤内稍煮入味汤内再加入冰糖即可。

【功能效用】本品具有补脾益肾、清心安神、固精安神的功效，可治疗遗精、早泄、心烦神昏、暑热烦渴、心悸失眠、烦躁、盗汗等症状。

补肾壮阳药膳

男人"以肾为本，以精为用"，如若肾虚，会使得全身功能衰退，如身倦畏寒、四肢不温、腰膝酸软、舌质淡白、脉沉而弱。补肾壮阳的药膳，一般选择的药材和食材都是热量较高且营养丰富的，常用的有核桃、桂圆肉、人参、冬虫夏草、附子、菟丝子、海参、河虾、海虾、泥鳅、狗肉、羊肉、羊骨、羊奶、淡菜、韭菜、胡椒、荔枝等。

【肾气乌鸡汤】

【材料准备】

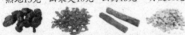

熟地15克　山茱萸10克　山药15克　丹皮10克

茯苓10克　泽泻10克　牛膝8克　乌鸡腿1只

【制作过程】①将乌鸡腿洗净，剁块，放入沸水余烫，去掉血水。②将乌鸡腿及所有的药材盛入煮锅中，加适量水至盖过所有的材料。③以武火煮沸，然后转文火续煮40分钟左右即可取汤汁饮用。

【功能效用】本品滋阴补肾、温中健脾，对因肾阴亏虚引起的耳聋耳鸣、性欲减退、阳痿不举、遗精早泄等症状均有效。

【莲子百合芡实排骨汤】

【材料准备】

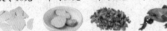

排骨200克　　　　莲子适量

芡实适量

百合适量　　　　盐3克

【制作过程】①排骨洗净，斩件，余去血渍；莲子去皮，去莲心，洗净；芡实洗净；百合洗净泡发。②将排骨、莲子、芡实、百合放入砂煲，注入清水，大火烧沸。③改为小火煲2小时，加盐调味即可。

【功能效用】本品适宜由肾虚引起的早泄、阳痿等患者食用。

【三参炖二鞭】

【材料准备】

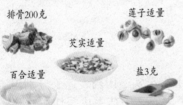

牛鞭200克　鹿鞭200克　花旗参5克　盐5克

人参5克　沙参5克　老母鸡1只　味精3克

【制作过程】①将二鞭削去尿管，切成片。②各种参洗干净；老母鸡洗净。③用小火将老母鸡、三参、两鞭一起煲3小时，调入盐和味精调味即可。

【功能效用】牛鞭、鹿鞭均是补肾壮阳的良药，人参、花旗参、沙参可益气补虚、滋阴润燥，可改善阳痿症状。

【枸杞水蛇汤】

【材料准备】

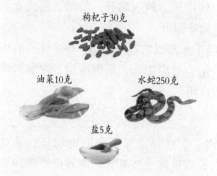

枸杞子30克

油菜10克　　水蛇250克

盐5克

【制作过程】①将水蛇洗净切片，氽水待用；枸杞子洗净；油菜洗净。②净锅上火，倒入高汤，下入水蛇、枸杞子，煲至熟时下入油菜稍煮。③最后加入盐调味即可。

【功能效用】枸杞子能清肝明目、补肾助阳，可治肝肾亏虚、头晕目眩、目视不清、腰膝酸软、阳痿遗精、虚劳咳嗽、消渴引饮等症状。蛇肉适合风湿痹证、肢体麻木、过敏性皮肤病等。

【板栗猪腰汤】

【材料准备】

板栗50克　　猪腰100克　　红枣适量

姜适量　　　盐1克　　　　鸡精适量

【制作过程】①将猪腰洗净，切开，除去白色筋膜；板栗洗净剥开；红枣洗净；姜洗净，去皮切片。②锅内注水烧热，入猪腰氽去表面血水，倒出洗净。③用瓦煲装水，在大火上滚开后放入猪腰、板栗、姜片、红枣，以小火煲2小时后调入盐、鸡精即可。

【功能效用】猪腰具有滋补肾脏、健肾补腰、利水等功效。本品对肾虚所致的腰酸痛、肾虚遗精、耳聋、小便不利有很好的疗效。

【海马汤】

【材料准备】

海马2只　　　枸杞子15克

红枣5颗　　　生姜2片

【制作过程】①将枸杞子、红枣均洗净。②海马泡发洗净。③所有材料加水煎煮30分钟即可。

【功能效用】海马能强身健体、补肾壮阳、舒筋活络、消炎止痛。适用于宫寒不孕、腰膝酸软、尿频等症状。本品具有温阳益气、补肾滋阴等功效，可改善阳痿遗精、腰膝酸软等症状。

【五子鸡肝汤】

【材料准备】

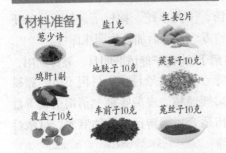

葱少许　盐1克　生姜2片

鸡肝1副　地肤子10克　萆薢子10克

覆盆子10克　车前子10克　菟丝子10克

【制作过程】①将鸡肝洗净，切片；姜洗净，切丝；葱洗净，切丝；药材洗净。②将药材放入棉布袋内，放入锅中，加水煎汁。③捞起棉布袋丢弃，转中火，放入鸡肝、姜丝、葱丝煮至熟，加盐调味即可。

【功能效用】本品具有益肾固精、提升性致的功效，十分适合肾虚阳痿、早泄滑精、腰酸胀痛等病患者食用。

【韭黄蚌仔羹】

【材料准备】

蚌仔90克　韭黄50克　木耳50克　鸡蛋1个

盐3克　鸡精2克　淀粉水6克　姜5克

【制作过程】①蚌仔洗净去壳取肉切丝；韭黄洗净切段；姜洗净去皮切末；木耳泡发洗净切丝。②水沸，入蚌仔、木耳、韭黄，大火煮沸。③调入鸡精、淀粉水勾成芡后，调入鸡蛋液拌匀，呈现蛋花时，加盐即可出锅。

【功能效用】本品具有升阳补肾、涩精止遗、滋阴补虚的功效。

【山茱萸覆盆子奶酪】

【材料准备】

山茱萸15克　覆盆子果酱30克　吉利丁片12克

鲜奶350克　鲜奶油150克　细粒冰糖15克

【制作过程】①山茱萸洗净，水煎取汁液；吉利丁片洗净，水泡软，沥干。②鲜奶和鲜奶油、冰糖入锅中，小火加热，倒入模具中，放入冰箱中凝固定型。③备好的汤汁和覆盆子果酱一起煮匀，淋在奶酪上，放凉后即可食用。

【功能效用】本品具有益肾固精、缩尿止遗的作用，可改善遗精、小儿遗尿等症状。

【五味山萸茶】

【材料准备】

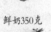

五味子5克　山茱萸5克

何首乌5克

山楂3克　白砂糖少许

【制作过程】①将以五味子、山茱萸、何首乌、山楂洗净，放入砂锅，加水1000毫升。②煎沸15分钟，取汁倒入茶杯。③加放白糖，搅匀待温饮用。每日1剂，分2次饮服。

【功能效用】本品具有补肾健脾、固精敛汗、缩尿止遗、增强免疫力等功效。

【金锁固精鸭汤】

【材料准备】

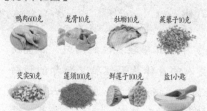

鸭肉600克　龙骨10克　牡蛎10克　菟蕶子10克

艾实50克　莲须100克　鲜莲子100克　盐1小匙

【制作过程】①鸭肉洗净氽烫；将莲子、芡实冲净，沥干。②药材洗净，放入纱布袋中，扎紧袋口。③将莲子、芡实、鸭肉及纱布袋放入煮锅中，加水至没过材料，以大火煮沸，再转小火续炖40分钟左右。

【功能效用】本品有补肾固精、温阳涩精的功效，适用于阳痿早泄、多汗盗汗、遗精等，对于不育症等也有很好的疗效。

【核桃拌韭菜】

【材料准备】

韭菜150克　　核桃仁300克

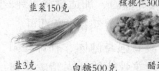

盐3克　　白糖500克　　醋适量

【制作过程】①核桃仁剥去皮，洗净；韭菜洗净，切成3厘米长的段备用。②锅内入熟油，待油烧至七成熟时，下入核桃仁炸成浅黄色后捞出。③在另一只碗中放入韭菜、白糖、醋、盐，拌入味，和核桃仁一起装盘即成。

【功能效用】韭菜可补肾壮阳、通便润肠，还能暖脾胃，是冬季常食的蔬菜；核桃补肾益气。

【韭菜籽枸杞粥】

【材料准备】

韭菜籽10克　　枸杞子10克

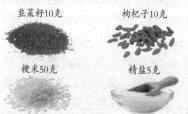

粳米50克　　精盐5克

【制作过程】①将粳米淘洗干净，放入砂锅中；枸杞子洗净。②将韭菜籽洗净用文火炒熟，和枸杞子一并放入砂锅内。③加入清水和少量精盐，用文火煮至米开粥稠即可。

【功能效用】本品具有温补肝肾、助阳固精的作用。可用于阳痿、遗精、精冷、夜尿增多、腰膝酸软等症状。

【六味地黄粥】

【材料准备】

熟地15克　淮山15克　山茱萸10克　牡丹皮10克

茯苓10克　泽泻10克　大米100克　冰糖适量

【制作过程】①各药洗净共入锅，加水400毫升，煎半小时，去渣取浓汁。②大米淘净，下入锅中，加水800毫升，大火烧开，转用小火慢熬成粥。③下入煲好的药汁和冰糖，熬化即可。

【功能效用】山茱萸能增强免疫力，抗菌抗炎；牡丹皮滋阴降火、利咽喉、通小便。共熬粥可补精益髓，抗老防衰。

强筋壮骨药膳

"筋骨隆盛,肌肉满壮。"这是《黄帝内经》中形容年轻男性的词句,正能反映出强壮筋骨对于男性来说是多么重要。一个男人的身体是否健壮,与肾的强弱有关,肾主骨生髓,其华在发,肾气充沛则骨坚齿固,脑充发荣。所以男人强壮筋骨,最重要还是补肾。强筋壮骨药膳常用的药材和食材有续断、海马、鹿茸、黄芪、虫草、韭菜、黑豆、蛤蜊、猪骨、牛肉、鳝鱼等。

【海马龙骨汤】

【材料准备】

龙骨220克　　海马2只　　胡萝卜50克

味精3克　　鸡精2克　　盐5克

【制作过程】①将龙骨斩件,洗净余水;胡萝卜洗净去皮,切块;海马洗净。②将龙骨、海马、胡萝卜放入炖盅内,加适量清水炖2小时。③最后放入味精、盐、鸡精调味即可。

【功能效用】海马具有强身健体、补肾壮阳、舒筋活络等功效;龙骨能敛汗固精、止血涩肠、生肌敛疮。此品对早泄患者有很好的食疗功效。

【肉桂煲虾丸】

【材料准备】

虾丸150克
盐5克
　　味精3克　　瘦猪肉50克

肉桂5克　　生姜15克　　薏苡仁25克

【制作过程】①虾丸对半切开;瘦猪肉洗净后切成小块;生姜洗净拍烂。②肉桂洗净;薏苡仁淘净。③将以上材料放入炖煲,待锅内水开后,先用中火炖1小时,然后再用小火炖1小时,放进少许熟油、盐和味精即可。

【功能效用】虾能补肾、壮阳;肉桂能补元阳、暖脾胃、除积冷、通血脉,共用能补火助阳、行气血、运经脉、散寒止痛。

【鹿茸黄芪煲鸡汤】

【材料准备】

鸡500克　　瘦肉300克

鹿茸20克　　黄芪20克

【制作过程】①鹿茸片、黄芪分别洗净;生姜去皮,切片;瘦肉切成厚块。②将鸡洗净,斩成块,放入沸水中焯去血水后,捞出。③锅内注入适量水,下入所有原材料武火煲沸后,再改文火煲3小时,调入调味料即可。

【功能效用】本品对肾阳不足、脾胃虚弱、精血亏虚所致的阳痿早泄、腰膝酸软、筋骨无力等症状均有较好的效果。

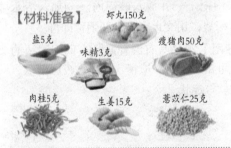

【天麻地龙炖牛肉】

【材料准备】

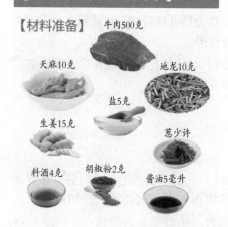

牛肉500克

天麻10克　　　　地龙10克

盐5克

生姜15克

葱少许

料酒4克　　胡椒粉2克　　酱油5毫升

【制作过程】①牛肉洗净切块，入锅略煮，汤待用。②天麻、地龙洗净。③油锅烧热，加葱段、姜片煸香，加酱油、料酒和牛肉汤烧沸，加盐、胡椒粉、牛肉、天麻、地龙同炖至肉烂，拣去葱段、姜片即可。

【功能效用】天麻息风、定惊，治眩晕、头风头痛、肢体麻木。地龙清热、镇痉、平喘。主治热病惊狂、小儿惊风、咳喘等症状。本品有平肝息风、通络止痛的功效，适合偏头痛的患者食用。

【黑豆猪皮汤】

【材料准备】

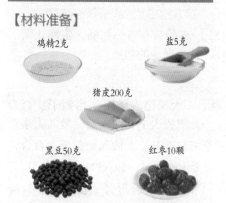

鸡精2克　　　　　　　　盐5克

猪皮200克

黑豆50克　　　　　红枣10颗

【制作过程】①猪皮处理干净，氽水，切块。②黑豆、红枣分别洗净，入锅加水，煲至豆烂。③加猪皮煲半小时，直到猪皮软化，便可加入适量盐、鸡精，用勺子搅拌均匀即可。

【功能效用】猪皮有滋阴补虚、养血益气之功效，可用于治疗心烦、贫血及各种出血性疾病。本品具有补肾壮骨、补充钙质、补血养颜等功效，适合骨质疏松、腰椎间盘突出、皮肤粗糙的患者食用。

【韭菜核桃炒猪腰】

【材料准备】

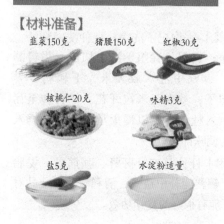

韭菜150克　　猪腰150克　　红椒30克

核桃仁20克　　　　　味精3克

盐5克　　　　　　水淀粉适量

【制作过程】①韭菜洗净切段；猪腰处理干净改花刀成条，氽水；红椒洗净，切丝。②盐、味精、水淀粉和鲜汤搅成芡汁，备用。③油锅烧热，加红椒爆香，加腰花、韭菜、核桃仁翻炒，调芡汁炒匀即可。

【功能效用】肾主骨，韭菜、猪腰、核桃均是补肾的佳品。本品对骨质疏松、肾虚所致的腰酸痛、遗精、耳聋、水肿、小便不利有很好的防治作用。

【丹参牛膝茶】

【材料准备】

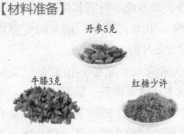

丹参5克

牛膝3克　　　　　红糖少许

【制作过程】①将丹参、牛膝分别用清水稍稍冲洗，一起放入锅中，加入2碗清水，稍微泡一下。②煎煮15分钟后加入红糖稍煮。③滤去渣，取汁饮用。

【功能效用】本品具有行气通络、活血化瘀、强筋壮骨等作用。

【青橄榄炖水鸭】

【材料准备】

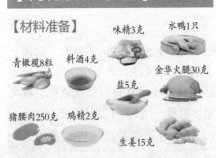

味精3克　　水鸭1只

青橄榄8粒　料酒4克

　　　　　　金华火腿30克

盐5克

猪腰肉250克　鸡精2克

生姜15克

【制作过程】①将水鸭脱毛，去内脏，在背部开刀；猪腰肉和金华火腿都洗净切成粒状。②将猪腰肉、水鸭汆水去净血污，洗净后加入金华火腿、青橄榄、生姜、料酒，装入盅内炖4小时。③将炖好的汤加入食盐、鸡精、味精即可。

【功能效用】本品具有清热利咽、生津止渴、润肺止咳、补虚强身的功效。

【百合葡萄粥】

【材料准备】

百合30克　　　　　葡萄干20克

大米100克　　　　白糖6克

【制作过程】①大米泡发洗净；葡萄干、百合分别洗净。②锅置火上，注水后，放入大米，用旺火煮至米粒绽开。③放入葡萄干、百合，改用文火煮至粥浓稠时，加入白糖入味即可。

【功能效用】此粥具有补肝肾、益气血、润肺燥、生津液、利小便的功效。

【杜仲鹌鹑瓦罐粥】

【材料准备】

鹌鹑2只　　味精3克　　枸杞子30克

杜仲50克　　盐5克　　大米80克

【制作过程】①枸杞子洗净；杜仲洗净熬汁；大米淘净；鹌鹑（养殖）洗净切块，用料酒稍腌制。②锅中注水放大米，下鹌鹑、姜丝、枸杞子，熬煮至米粒开花。③再转至瓦罐中，倒入杜仲汁，以慢火熬煮成粥，调入盐、味精调味即可。

【功能效用】杜仲具有补肝肾、强筋骨、安胎的功效；鹌鹑能补中益气、清利湿热。此品对男性不育症有很好的食疗功效。

第四章
112种常见疾病
调理药膳全解析

每个人的一生都会经历或多或少的疾病困扰，小至感冒发热，大至癌症。生病除了要有合理的食疗外，还必须到医院进行专业的治疗。本章节从呼吸科、消化科、皮肤科、五官科等方面，详细介绍了多种病证的特点。我们在生活中经常会遇到一些常见的疾病，如消化科的慢性胃炎，妇科中的月经不调、痛经等，皮肤科中的湿疹、痤疮等，这些疾病说大不大，但也不能忽略不顾。运用相关功效的药膳食疗、辅助调养，往往也能达到治病康复的目的。

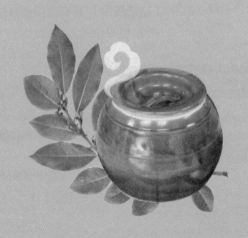

心脑血管科>>高血压

高血压是指在静息状态下动脉收缩压和舒张压增高的病症，一般正常血压小于140/90毫米汞柱（18.7/千帕），早期症状为：头晕、头痛、心悸、烦躁、失眠等。严重者不但头痛还伴有恶心、呕吐、眩晕、耳鸣、心悸气短、肢体麻木等症，最终易导致中风、猝死等现象。宜吃绿豆、玉米、山药、薏苡仁、枸杞、百合等。

对症药膳【绿豆薏苡仁汤】

【材料准备】

绿豆10克

薏苡仁10克　　低脂奶粉25克

【制作过程】①先将绿豆与薏苡仁洗净泡水。②将绿豆与薏苡仁加入水中煮滚，水煮开后转小火，将绿豆煮至熟透。③取出煮绿豆、薏苡仁的水，加入低脂奶粉搅拌均匀后，再倒入绿豆薏苡仁水。

【功能效用】可降血压、维持血压稳定，保护心脏，对心脑血管疾病有很好的食疗功效。此汤高血压患者可常食。

对症药膳【枸杞炒玉米】

【材料准备】

玉米粒300克　　枸杞子100克　　盐适量

植物油适量　　味精适量　　水淀粉适量

【制作过程】①将甜玉米粒、枸杞子分别放入清水中洗干净；锅置于火上，以大火烧沸，将甜玉米粒和枸杞子分别放进沸水中焯一下。②炒锅洗净，置于火上，加入油烧热，倒入甜玉米粒、枸杞子、盐、味精一起翻炒至玉米熟。③最后用水淀粉勾芡即可。

【功能效用】具有防治高血压、冠心病、高胆固醇血症的作用。

对症药膳【半夏薏苡仁粥】

【材料准备】

半夏15克　　薏苡仁1杯

百合10克　　冰糖适量

【制作过程】①将半夏、百合分别洗净；薏苡仁洗净，浸泡1小时，备用。②置锅于火上，锅中加水烧开，倒入薏苡仁煮至半熟，再倒入半夏、百合，用小火煮至薏苡仁熟透。③最后加入适量冰糖调味即可。

【功能效用】本方有效预防高血压，对痰湿型高血压患者有很好的疗效。

低血压

低血压是指体循环动脉压力低于正常的状态。低血压可以分为急性低血压和慢性低血压。病情轻微症状可有：头晕、头痛、食欲不振、疲劳、脸色苍白、晕车船等；严重症状包括：直立性眩晕、四肢冷、心悸、呼吸困难、共济失调、发音含糊甚至昏厥，需长期卧床。宜吃牛肉、荔枝、山药、人参、当归、黄芪等。

对症药膳【党参牛肉煲】

【材料准备】

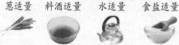

党参100克　牛肉500克　姜适量

葱适量　料酒适量　水适量　食盐适量

【制作过程】①将党参洗净，切段，放进纱布中，包好；牛肉洗净，切块。②把党参、牛肉一起放进砂锅中，加上姜、葱、料酒、水，大火烧沸，去浮沫，改小火炖至牛肉熟烂，去党参药包。③最后加食盐调味即可。

【功能效用】此方可以治血压下降引起的头晕、疲倦、四肢乏力等症状。

对症药膳【茯苓山药膏】

【材料准备】

山药粉100克

茯苓粉100克　　　蜂蜜200毫升

【制作过程】①将山药粉、茯苓粉放进锅中，加适量水。②将锅置于火上，先用大火煮沸，再改用小火慢熬，至水浓缩至一半时加入蜂蜜，一边搅一边倒。③关火，放凉后装瓶。

【功能效用】本方可以治血压降低，可有效治疗低血压引起的头晕等症状。

对症药膳【红枣山药粥】

【材料准备】

红枣10枚　　　山药50克

粳米150克　　　红糖适量

【制作过程】①将粳米洗净，泡发；红枣洗净去核，山药洗净，备用。②再把粳米、红枣、山药一起放进锅中，加适量水，先用小火煮沸，再改用小火煮至粥成。③待粥熟时，加上红糖，搅拌均匀即可。

【功能效用】此方具有健脾益肾、补血益气的功效，适用于气血不足型低血压。

贫血

贫血是指人体外周血红细胞容量减少，低于正常范围下限的一种常见的临床症状。本病属中医"血虚"范畴，中医学认为多由长期慢性肠胃疾患或长期失血，妊娠失养等所致。贫血除了有头晕眼花、疲乏耳鸣、心悸气短等症状外，还伴有营养障碍，如皮肤干燥、毛发干燥等。宜吃当归、人参、香菇、芝麻、木耳、猪肝、红枣、龙眼肉等。

对症药膳【猪肉蛋枣汤】

【材料准备】

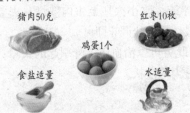

猪肉50克　　　　红枣10枚
鸡蛋1个
食盐适量　　　　水适量

【制作过程】①将猪肉洗净，切块；红枣洗净，去核。②再把猪肉和红枣一起放进锅中，加适量水，用大火煮沸后，加上鸡蛋，再用小火慢熬。③待汤熬好时，加上盐调味，搅拌均匀即可。

【功能效用】本方具有滋阴养血的功效。用于失血性贫血。

对症药膳【黑木耳枣汤】

【材料准备】

黑木耳15克　　　　红枣15枚
水适量　　　　冰糖适量

【制作过程】①将黑木耳洗净，用温水泡发；红枣洗净，去核，备用。②把黑木耳和红枣一起放进锅中，加适量水，用大火煮沸后加上冰糖，改用小火煮半小时。③搅拌均匀即可食用。

【功能效用】本方具有和血养颜、滋补强身的功效。对贫血有食疗作用。

对症药膳【大枣阿胶粥】

【材料准备】

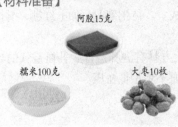

阿胶15克
糯米100克　　　　大枣10枚

【制作过程】①将糯米洗净，泡发；大枣洗净，去核；阿胶打碎，备用。②把糯米和大枣一起放进锅中，加适量水，用大火煮沸，再改用小火直至粥成。③待粥熟时，再加入阿胶，稍煮，搅拌令阿胶烊化即成。

【功能效用】此方具有养血止血、滋阴润肺的功效，适用于血虚萎黄、眩晕心悸等症状。

冠心病

"冠心病"是冠状动脉性心脏病的简称。冠心病的主要病因是冠状动脉粥样硬化，但动脉粥样硬化的原因尚不完全清楚，可能是多种因素综合作用的结果。中医学认为，冠心病是由于体质衰弱、脏腑功能虚损、加之七情六淫的影响，导致气滞血瘀、胸阳不振，使心脉痹阻而致。冠心病患者常会有胸痛、容易激动、愤怒、焦急、过度兴奋等。宜吃桂枝、丹参、香附、木耳、山药等。

对症药膳 【桂参大枣猪心汤】

【材料准备】

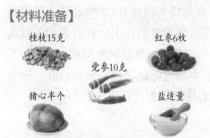

桂枝15克　红枣6枚　党参10克　猪心半个　盐适量

【制作过程】①猪心入沸水中汆烫，捞出，冲洗，切片。②桂枝、党参、红枣洗净，盛入锅中，加3碗水以大火煮开，转小火续煮30分钟；③再转中火让汤汁沸腾，放入猪心片，待水再开，加盐调味即可。

【功能效用】本方具有温经散寒、益气养心的功效，适合寒凝心脉型冠心病患者食用。

对症药膳 【参归山药猪腰汤】

【材料准备】

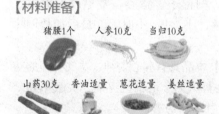

猪腰1个　人参10克　当归10克　山药30克　香油适量　葱花适量　姜丝适量

【制作过程】①猪腰子剖开去除筋膜，洗净，背面用刀划斜纹，切片备用；山药洗净，去皮，切片备用；人参、当归洗净，切片备用。②人参、当归放进砂锅中，加清水煮沸10分钟。③再加入猪腰片、山药，煮熟后加香油、葱花、姜丝即可。

【功能效用】本方可补肾壮腰、补中益气，适合心肾阳虚型冠心病患者食用。

对症药膳 【丹参山楂大米粥】

【材料准备】

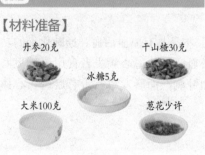

丹参20克　干山楂30克　冰糖5克　大米100克　葱花少许

【制作过程】①大米洗净，放入水中浸泡；干山楂用温水泡后洗净。②丹参洗净，用纱布袋装好扎紧封口，煎水取汁。③锅置火上，放入大米煮至七成熟，放入山楂，倒入丹参汁煮至粥成，放冰糖调匀，撒上葱花即可。

【功能效用】此粥活血化瘀、降压降脂，适合瘀血阻滞型的冠心病患者食用。

心律失常

心律失常指心律起源部位、心搏频率与节律或冲动传导等发生异常，即心脏的跳动速度或节律发生改变。心律失常按其发生原理分为冲动形成异常和冲动传导异常两大类。心律失常可由冠心病、心肌病、心肌炎、风湿性心脏病等引起，常会有心悸、胸闷、头晕、神疲乏力、食欲不振等。宜吃田七、丹参、黄芪、莲子、白术、茯神、远志等。

对症药膳【双仁菠菜猪肝汤】

【材料准备】

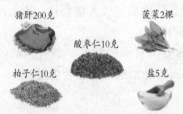

猪肝200克　　酸枣仁10克　　柏子仁10克　　菠菜2棵　　盐5克

【制作过程】①猪肝洗净切片；菠菜去头，洗净，切段。②将酸枣仁、柏子仁装在棉布袋内，扎紧；将布袋入锅加4碗水熬高汤，熬至约剩3碗水。③猪肝汆烫后捞出，和菠菜加入高汤中，待水一开即熄火，加盐调味即成。

【功能效用】本品可健脑镇静、滋补心肝，适合失眠多梦的心律失常患者食用。

对症药膳【莲子猪心汤】

【材料准备】

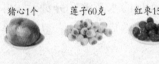

猪心1个　　莲子60克　　红枣15克　　枸杞子15克　　蜜枣适量　　盐适量

【制作过程】①猪心入锅中加水煮熟洗净，切成片；红枣、莲子、枸杞子泡发洗净。②把红枣、莲子、枸杞子、猪心、蜜枣放入锅中，加清水适量，小火煲2小时。③最后加盐调味即可。

【功能效用】本品具有养心安神、益气补虚的功效，适合心悸气短、心前区疼痛、失眠不安、易惊醒等心律失常患者食用。

对症药膳【田七丹参茶】

【材料准备】

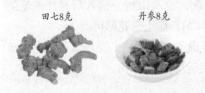

田七8克　　丹参8克

【制作过程】①田七、丹参洗净，备用。②将田七、丹参放入锅中，加水共煎。③滤去药渣后饮用。

【功能效用】本品具有凉血活血、通脉化瘀的功效，适合瘀血痹阻的冠心病患者食用，证见心前区疼痛如针刺、面唇发绀、舌有瘀斑、心律失常等。

心肌炎

心肌炎是指心肌发生的急性、亚急性或慢性的炎性病变，这种炎性病变可能是局限性的，也可能是弥漫性的。心肌炎可原发于心肌，也可是全身性疾病导致的。其病因主要包括病毒感染、理化因素及药物因素等。患者会有发热、疲乏、多汗、心慌、气急、心前区闷痛、头晕等。宜吃苦参、丁香、腐竹、冬菇、口蘑、牛肉等。

对症药膳【丁香绿茶】

【材料准备】

丁香少许　　　　　　绿茶少许

【制作过程】 ①将少许丁香、绿茶洗净放入杯中。②用开水冲泡，然后倒出茶水留茶叶。③再放入开水浸泡，1～2分钟后即可饮用。

【功能效用】 本品具有抗病毒、消炎止痛的功效，适合心肌炎患者饮用。

对症药膳【金银花莲心饮】

【材料准备】

金银花20克　　　　　　山楂10克

生甘草3克

莲子心5克　　　　　　蜂蜜适量

【制作过程】 ①将金银花、山楂、莲子心、甘草洗净，放入锅中。②锅中加水700毫升，大火煮开后即可关火。③过滤药渣，留汁，待药汁稍凉后，加入蜂蜜，搅拌均匀，分2次服用。

【功能效用】 本品具有清热解毒、活血化瘀的功效，对心肌炎有一定的疗效。

对症药膳【丹参猪心汤】

【材料准备】

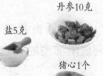

党参15克　　　　　　丹参10克

盐5克

黄芪10克　　　　　　猪心1个

【制作过程】 ①将党参、丹参、黄芪洗净，用纱布袋装好；猪心洗净，除去杂质，备用。②将药材袋和猪心放进锅中，加适量水，用大火煮沸，再改用小火煮1小时。③待汤成时，取出布袋，加少许盐即可。

【功能效用】 本方具有活血化瘀、抗病毒的功效，适用于心肌炎。

脑血管硬化

脑血管硬化是指脑部血管弥漫性粥样硬化、管腔狭窄及小血管闭塞致使脑部供血减少所引起的一系列病理变化，是中枢神经系统的常见病。患者常会有头晕、头痛、记忆力减退、注意力不集中、脑力劳动能力降低、意识障碍等。宜吃赤芍、昆布、桃仁、山药、红薯、南瓜等。

对症药膳【川芎白芷鱼头汤】

【材料准备】

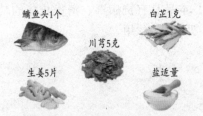

鳙鱼头1个　　白芷1克　　川芎5克　　生姜5片　　盐适量

【制作过程】①将鱼头洗净，去鳃及内脏，起油锅，下鱼头煎至微黄，取出备用；川芎、白芷、生姜洗净。②把鱼头、川芎、白芷、生姜一起放入炖锅内，加适量开水，炖锅加盖，小火隔水炖2小时。③以盐调味即可。

【功能效用】此汤具有活血化瘀的功效，适于脑血管硬化、脑卒中的患者食用。

对症药膳【薏苡仁南瓜浓汤】

【材料准备】

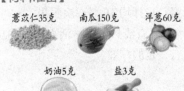

薏苡仁35克　　南瓜150克　　洋葱60克　　奶油5克　　盐3克

【制作过程】①薏苡仁洗净，入果汁机打成薏苡仁泥。②南瓜、洋葱洗净切丁，均入果汁机打成泥。③锅炖热，将奶油融化，将南瓜泥、洋葱泥、薏苡仁泥倒入锅中煮滚并化成浓汤状后加盐即可。

【功能效用】本品具有降血压、保护血管、抗动脉硬化的功效，还可健脾益气。

对症药膳【田七煮鸡蛋】

【材料准备】

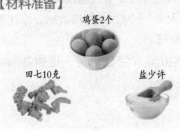

鸡蛋2个　　田七10克　　盐少许

【制作过程】①将田七用清水洗净，备用。②锅洗净，置于火上，将田七放入锅中，加入适量清水，煮片刻。③最后打入鸡蛋，煮至熟，再调入盐即可。

【功能效用】本品具有活血化瘀、止血止痛的功效，可防治瘀血阻滞型的脑血管硬化。

脑卒中后遗症

脑卒中是人们对急性脑血管疾病的统称。它是以猝然昏倒，不省人事，半身不遂或无昏倒而突然出现半身不遂为主要症状的一类疾病。中医学认为，凡中风，皆是真阳衰损的"阴盛阳虚"证候。脑卒中的发病因素是高血压、脑动脉硬化及先天性脑血管畸形等，情绪激动、血液凝固性增高等为常见发病诱因。

对症药膳【人参五味子紫苏汤】

【材料准备】

 五味子15克 人参15克

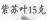 紫苏叶15克  赤砂糖150克

【制作过程】①将五味子、人参、紫苏叶洗净。②将3味药一起放进锅中，加水3000毫升，煎取1500毫升。③加入赤砂糖，拌匀饮服即可。

【功能效用】益气养阴固脱。适用于脑卒中手撒尿遗、四肢不温、肢体不遂等。

对症药膳【杞子羊肾粥】

【材料准备】

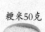 枸杞子30克 羊肾1个  羊肉50克

 粳米50克 葱花适量 五香粉适量

【制作过程】①将羊肾、羊肉洗净切片。②把羊肾、羊肉放进锅中，加上枸杞、五香粉，加适量水，煮20分钟，再将淘洗干净的粳米入锅，熬煮成稀粥。③待粥成时，撒上葱花即可。

【功能效用】益气，补虚，通脉。适用于脑卒中后遗症。

对症药膳【杞菊饮】

【材料准备】

 枸杞子30克 菊花10克

【制作过程】①将枸杞子、菊花洗净。②放进锅中，加适量水，用小火煎煮20分钟；③可代茶饮，1日服完。

【功能效用】滋阴补肾，疏风清肝。对脑卒中后血压偏高及头痛、头晕目眩的患者用之有效。

神经科>>头痛

头痛是临床常见的症状，通常将局限于头颅上半部，包括眉弓、耳轮上缘和枕外隆突连线以上部位的疼痛统称头痛。头痛的性质有晕痛、隐痛、胀痛、刺痛。中医学认为，伴随恶心呕吐的头痛是体内囤积的痰所致；此外，愤怒、焦躁等情绪也会引起头痛。中医学还认为，头痛是由外感或内伤杂病所致。外感头痛以驱邪为主；内伤头痛以虚者扶正、实者攻邪为治。

对症药膳 【鱼肚川芎汤】

【材料准备】

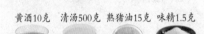

鱼肚40克　　川芎15克　　葱白25克　　精盐2克

黄酒10克　　清汤500克　　熟猪油15克　　味精1.5克

【制作过程】①将鱼肚用温水浸泡，然后用沸水煮2小时，等鱼肚焖透后，洗净。②待鱼肚发亮时，再切片。③再把鱼肚放进锅里，川芎用布包好放进锅中，加上适量清汤，用中火烧沸后，加葱白、猪油，出锅前加上盐、味精、黄酒即可。

【功能效用】活血行气，滋养筋脉，可治疗风寒型及血虚型头痛。

对症药膳 【半夏山药粥】

【材料准备】

怀山药30克　　　　清半夏30克

【制作过程】①将山药研末，清半夏洗净，放进锅中，煎水取汁。②再把半夏汁倒进锅中，调入山药末，再煮数沸。③酌加白糖，搅拌均匀即可，空腹食。

【功能效用】燥湿化痰，健脾助运。适宜头痛兼见咳嗽、恶心呕吐者服用。

对症药膳 【薄荷糖】

【材料准备】

薄荷粉30克　　　　白糖500克

【制作过程】①将白糖放进锅内，加少许水，以文火熬稠。②再加入薄荷粉，搅拌均匀，再继续熬至不粘手时，倒入涂有熟菜油的瓷盘中。③待冷，切成小块，随时含咽。

【功能效用】疏风热，清头目，利咽喉。主治风热所致头昏头痛。

失眠

失眠，指无法入睡或无法保持睡眠状态，导致睡眠不足，又称入睡和维持睡眠障碍，为各种原因引起的入睡困难、睡眠深度或频度过短、早醒及睡眠时间不足或睡眠质量差等，是一种常见病。睡前常会出现兴奋、烦躁、焦虑或思维活跃等，多噩梦、容易被惊醒。宜吃远志、人参、酸枣仁、合欢皮、牡蛎、豌豆、鱼类、瘦肉等。

对症药膳【远志锁阳乌鸡汤】

【材料准备】

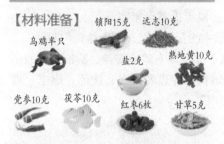

乌鸡半只　党参10克　茯苓10克　锁阳15克　盐2克　红枣6枚　远志10克　熟地黄10克　甘草5克

【制作过程】①乌鸡洗净，剁块，氽烫后捞起洗净。②将所有材料洗净，盛入炖锅，加入鸡块，加水至盖过材料，以大火煮开，转小火慢炖50分钟。③加盐即可。

【功能效用】此汤具有益气养血、养心安神的作用，适合气虚型失眠患者食用，证见心悸怔忡、头晕目眩、神疲乏力、失眠多梦等。

对症药膳【红枣桂圆莲子粥】

【材料准备】

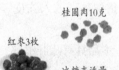

莲子20克　糯米60克　红枣3枚　桂圆肉10克　冰糖末适量

【制作过程】①莲子洗净，去心；桂圆肉洗净；红枣洗净，去核；糯米淘洗净，备用。②锅内放入莲子、桂圆肉、红枣、糯米、清水适量，先以大火烧沸，再改用小火煮30分钟。③最后加入冰糖末拌匀即可。

【功能效用】此品具有养血益心、宁神定志的功效，适用于因思虑过度所致的失眠、心悸、健忘。

对症药膳【苦瓜荠菜肉汤】

【材料准备】

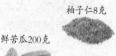

远志5克　鲜苦瓜200克　荠菜50克　柏子仁8克　猪瘦肉100克

【制作过程】①猪瘦肉洗净切片，苦瓜去瓤洗净切片，荠菜去根、洗净。②将远志、柏子仁洗净，装入纱布袋，扎紧。③先将药袋加水适量，文火煮20分钟，捞出，再入荠菜、苦瓜、瘦肉煮熟，调味。

【功能效用】清热泻火、养心安眠，用于心火旺所致的心悸失眠、烦躁易怒、口渴咽干等的辅助治疗。

抑郁症

抑郁症是一种常见的精神障碍性疾病，以显著而持久的情绪低落为主要临床特征，严重者可出现自杀念头和行为。多数病例有反复发作的倾向，每次发作大多数可以缓解，部分可有残留症状或转为慢性。常会出现情绪低落、意志活动减退、睡眠障碍、便秘、头痛、食欲减退等。宜吃柏子仁、合欢皮、菠萝、酸枣仁、苹果、香蕉、柚子等。

对症药膳【柏仁大米羹】

【材料准备】

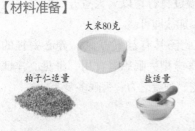

大米80克

柏子仁适量　　　盐适量

【制作过程】①大米泡发洗净；柏子仁洗净。②将大米、柏子仁一起放进锅中，倒入清水，置于火上，以大火煮至米粒开花。③加入柏子仁，以小火煮至呈浓稠状，调入盐拌匀即可。

【功能效用】本品具有养心安神、解郁助眠的作用，可缓解抑郁症患者失眠、忧郁、焦虑、食欲不振等症状。

对症药膳【香附陈皮炒肉】

【材料准备】

瘦猪肉200克　　　香附10克

陈皮3克　　　盐3克

【制作过程】①先将香附、陈皮洗净，陈皮切丝备用；猪肉洗净，切片备用。②在锅内放少许油，烧热后，放入猪肉片，翻炒片刻。③加适量清水烧至猪肉熟，放入陈皮、香附及盐翻炒几下即可。

【功能效用】本品具有疏肝解郁、行气止痛的功效，适用于郁郁寡欢、食欲不振的患者食用。

对症药膳【当归郁金猪蹄汤】

【材料准备】

当归10克　　郁金8克　　猪蹄250克

蜜枣5枚　　生姜15克　　盐适量

【制作过程】①将猪蹄刮去毛，处理干净然后用清水洗净，在沸水中煮2分钟，捞出，过冷后，斩块备用；其他用料洗净备用。②将全部用料放入锅内，加适量水，大火浇沸后，转成文火煮3小时。③待猪蹄熟烂后加入盐，调味即可。

【功能效用】理气活血，疏肝解郁。用于面色萎黄、郁郁寡欢等的辅助治疗。

眩晕

眩晕是多个系统发生病变时所引起的主观感觉障碍。眩晕是一种运动性和位置性的幻觉。一般患者会出现倾斜感、眼前发黑、头痛、下肢发软、耳鸣、复视，无旋转感觉的，即波浪起伏感、不稳感、摇摆感、头重脚轻感等。高血压、脑血管疾病、严重贫血、脑震荡等，均可引发眩晕。

对症药膳 【当归羊肉羹】

【材料准备】

羊肉250克　黄芪25克　党参25克

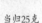
当归25克　生姜适量　食盐适量

【制作过程】①将黄芪、党参、当归洗净，用纱布包裹；羊肉洗净，切块。②再把药材与羊肉一起放进锅中，加适量水，放置火上，用大火煮沸，再用小火煮至肉烂。③放入生姜和食盐，稍煮即可。

【功能效用】补养气血，强壮身体，对气血双亏、血不上荣而致的眩晕疗效较好。

对症药膳 【枸杞麦冬粥】

【材料准备】

枸杞子30克　花生米30克

麦冬10克

粳米50克　白糖适量

【制作过程】①先将枸杞子、麦冬，水煎取汁。②然后将粳米洗净，放进锅中，加适量水、药汁和花生米，用大火煮沸，再转为小火煮至粥成。③待粥熟时，调入白糖，搅拌均匀即可。

【功能效用】滋补肝肾。适用于肝肾不足所致的头晕眼花、视物不清、耳鸣耳聋。

对症药膳 【人参茶】

【材料准备】

人参5克

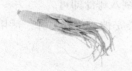

【制作过程】①将人参切成薄片，洗净。②放进保温杯中，用滚开水焖泡半小时。③早晨空腹或晚上睡前服。

【功能效用】补气养血，增强体质和抗病能力。可用于眩晕日久及气血两亏、体虚的患者食用。

神经衰弱

神经衰弱是指大脑由于长期的情绪紧张和精神压力，产生精神活动能力的减弱。其属于心理疾病，是精神容易兴奋和脑力容易疲乏，常有情绪烦恼和心理、生理方面的神经性障碍。此病多见于青壮年，16～40岁多发，以脑力劳动者、学生多见。常会出现神疲乏力、困倦嗜睡、头昏耳鸣、心悸心慌等。宜吃核桃仁、枸杞子、桂圆、酸枣仁、柏子仁、龙眼肉等。

对症药膳 【乌龟百合红枣汤】

【材料准备】

乌龟250克

百合30克

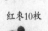
红枣10枚

冰糖少许

【制作过程】①乌龟去甲及内脏，洗净切成块；百合洗净；红枣去核洗净。②先将乌龟放进锅中，加上适量水，先用大火煮沸后，加入百合、红枣，再用小火煮至龟肉熟烂。③最后加冰糖炖化即可。

【功能效用】本品具有补气血、安心神的功效，适用于神经衰弱、气血亏损、失眠、体虚乏力等症状。

对症药膳 【小米鸡蛋羹】

【材料准备】

小米50克

鸡蛋1个

【制作过程】①将小米淘洗净。②锅中放入适量水，加入小米，用大火煮沸，再用小火煮成粥。③再打入鸡蛋，稍煮即成。

【功能效用】本品具有养心安神、益气健脾的功效，适合神经衰弱、脾胃虚弱、食欲不振的患者食用。

对症药膳 【莲子百合汤】

【材料准备】

莲子50克

百合10克

黑豆200克

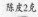
陈皮2克

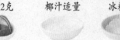
椰汁适量

冰糖适量

【制作过程】①将莲子、百合、黑豆、陈皮均洗净，莲子、黑豆用开水浸泡半小时。②水烧开，放入莲子、百合、黑豆，用中火煲40分钟，再下入陈皮稍煮片刻即可关火。③加入冰糖搅拌融化后，倒入椰汁即可。

【功能效用】清心安神，益气健脾，适用于神经衰弱者。

阿尔茨海默病

　　阿尔茨海默病，又叫老年痴呆症，是一种中枢神经系统变性疾病，起病隐袭，病程呈慢性进行性，是老年期最常见的一种类型。主要表现为渐进性记忆障碍、认知功能障碍、人格改变及语言障碍等神经精神症状，严重影响社交、职业与生活功能。临床表现为认知和记忆力不断减退、动作迟缓、走路不稳、偏瘫甚至卧床不起、大小便失禁、不能自主进食等。

对症药膳 【桂圆百合炖鹌鹑】

【材料准备】

桂圆肉15克　　　　　百合30克

益智仁10克　　　　　鹌鹑2只

【制作过程】①将鹌鹑（养殖）宰杀后去毛和内脏，洗净；桂圆、百合、益智仁洗净。②鹌鹑与桂圆、百合、益智仁同放碗内，加适量沸水。③再上笼隔水炖熟，调味后饮汤食肉。

【功能效用】此方可以养血补脑，益智安神。对缓解老年痴呆症有一定的食疗作用。

对症药膳 【山药芡实猪肉粥】

【材料准备】

山药30克　　　　　芡实20克

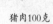　　

猪肉100克　　　　　小米适量

【制作过程】①将山药、芡实洗净捣碎，猪肉洗净剁烂，小米洗净。②将全部材料放入锅内，加适量水煲粥，粥熟即可。③分2次空腹服用。

【功能效用】此方具有补中益气、滋阴补脑的功效。

对症药膳 【何首乌煮鸡蛋】

【材料准备】

何首乌10克

鸡蛋1个　　　　　白糖20克

【制作过程】①将何首乌洗净，去渣取汁；鸡蛋磕开，放进碗中，打散。②把药汁放进锅中，一边搅拌一边加入鸡蛋。③加上白糖，搅拌均匀即可，停火。

【功能效用】本方可以补肝，益肾，益血，祛风。用于老年痴呆症患者。

帕金森病

帕金森病又称震颤麻痹，是所有动作障碍症中最常见的疾病之一。帕金森病起病隐匿，进展缓慢。首发症状通常是一侧肢体的震颤或活动笨拙，进而累及对侧肢体。帕金森病本身不会致命，但如果没有得到及时合理的治疗，病情将会逐渐加重，导致患者生活不能自理，并引起很多并发症。常会出现运动障碍、震颤、肌肉僵直、易激动、易冲动等。

对症药膳 【天麻川芎鱼头汤】

【材料准备】

鲢鱼头半个

天麻5克

川芎5克

盐6克

【制作过程】①将鲢鱼头洗净，斩块；天麻、川芎洗净，浸泡备用。②将鲢鱼头、天麻、川芎放进锅中，加入适量水，先用大火煮沸，再用小火煲至鲢鱼熟。③最后调入盐调味即可。

【功能效用】本品具有息风止痉、祛风通络的作用，适合帕金森病、动脉硬化、脑卒中半身不遂等患者食用。

对症药膳 【蝎子炖鸡】

【材料准备】

鸡1只

蝎子25克

猪肉100克

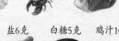
火腿20克　盐6克　白糖5克　鸡汁10克

【制作过程】①锅中注水烧开，分别放入蝎子、鸡、猪肉、火腿余烫，捞出沥水；将鸡斩件，猪肉切块，火腿切片。②锅中油烧热，放入余烫过的蝎子炒香，盛出。③将所有材料放入炖盅内，调入调味料，猛火炖4小时即可。

【功能效用】息风止痉，活血通络，适合脑卒中、日久体质虚弱的患者食用。

对症药膳 【薄荷茶】

【材料准备】

薄荷3克

茶叶10克

冰糖适量

热开水适量

【制作过程】①薄荷洗净，备用。②将薄荷、茶叶放进杯内，以热开水冲泡。③加入冰糖，调匀即可。

【功能效用】本品具有兴奋中枢神经、提神醒脑的作用，可缓解帕金森病患者动作迟缓的症状。

坐骨神经痛

坐骨神经是支配下肢的主要神经干，坐骨神经痛是指坐骨神经通路及其分布区域内的疼痛，包括臀部、大腿后侧、小腿后外侧和脚的外侧面。若疼痛反复发作，日久会出现患侧下肢肌肉萎缩，或出现跛行。常会出现疼痛、肢体麻木、活动功能障碍等。宜吃延胡索、板蓝根、何首乌、夜交藤、花椒、肉桂、附子、干姜等。

对症药膳 【五胡鸭】

【材料准备】

五灵脂10克　　　鸭肉500克

延胡索10克

盐适量　　　食醋适量

【制作过程】①将鸭肉洗净，用少许盐涂抹一遍。②五灵脂、延胡索洗净，放入碗内，加适量水，隔水蒸30分钟左右，去渣留汁。③将鸭肉放入大盆内，倒入药汁，隔水蒸至鸭熟软，滴少许醋调味即可。

【功能效用】本品具有理气止痛、活血散瘀的功效，适合坐骨神经痛呈针刺样患者食用。

对症药膳 【花椒猪脚冻】

【材料准备】

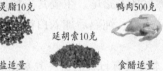

花椒1大匙

猪脚500克　　　盐1小匙

【制作过程】①猪脚剔去骨头，洗净，切小块，放入锅中，加入花椒。②加水至盖过材料，以大火煮开，加盐调味，转小火慢煮约1小时，至汤汁浓稠。③倒入方形容器内，待冷却成冻，切块食用即可。

【功能效用】温中健胃，祛寒保暖。适合坐骨神经痛、冻疮、畏寒怕冷、四肢冰凉的寒证患者食用。

对症药膳 【附子蒸羊肉】

【材料准备】

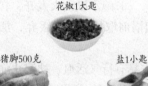

羊肉1000克　附子30克　葱段适量　姜片适量

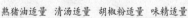

熟猪油适量　清汤适量　胡椒粉适量　味精适量

【制作过程】①将羊肉洗净，切片，放入锅中，加适量清水，煮至七成熟，捞出；附子洗净。②取一个大碗依次放入羊肉、附子、葱段、姜片、料酒、肉清汤、盐、熟猪油、味精、胡椒粉，拌匀。③再放入沸水锅中隔水蒸熟即可。

【功能效用】温肾强腰，祛寒除湿。适用于肾阳不足、畏寒怕冷患者食用。

三叉神经痛

三叉神经痛是最常见的脑神经疾病，以一侧面部三叉神经分布区内反复发作的阵发性剧烈痛为主要表现。多在唇、鼻翼、眉及口腔内等处骤然发作，痛如放电、刀割样，难以忍受。说话、刷牙或微风拂面时都会导致阵痛，阵发性的剧烈疼痛，历时数秒或数分钟，疼痛呈周期性发作，发作间歇期如正常人。常伴有面肌抽搐、流泪、流涎、面潮红、结膜充血等症状。

对症药膳 【白芍猪尾汤】

【材料准备】

白芍10克	吴茱萸10克	猪尾1条	猪瘦肉50克
鸡汤1000克	姜片适量	料酒适量	白糖适量

【制作过程】①将猪尾洗净砍成段；猪瘦肉洗净切成块；白芍、吴茱萸洗净备用。②锅中加水，下入猪尾段、猪肉焯去血水。③将鸡汤倒入锅内，煮沸后加入猪尾、生姜片、料酒、瘦肉、白芍、吴茱萸，炖熟后加入白糖、盐调味即可。

【功能效用】本方具有行气活血、散寒止痛的功效，可缓解寒凝血瘀型三叉神经痛。

对症药膳 【羌活鸡肉汤】

【材料准备】

羌活15克	红枣5枚
川芎10克	
鸡肉150克	盐2小匙

【制作过程】①鸡肉洗净，剁块；羌活、川芎洗净，装进干净纱布袋、扎紧。红枣洗净。②将鸡肉放入沸水中汆烫，捞起冲净。③将以上材料一起放入锅中，加7碗水以大火煮开，转小火续炖30分钟，起锅前取掉纱布袋丢弃，加盐调味即可。

【功能效用】本方具有行气活血、祛湿止痛的功效。对三叉神经痛有较好的效果。

对症药膳 【石膏沙参茶】

【材料准备】

生石膏30克	石斛15克
川牛膝9克	
沙参15克	白糖少许

【制作过程】①将石斛、沙参、川牛膝洗净。②再把所有药材放进锅中，加适量水，煎水取汁。③最后可加上少许白糖调味。

【功能效用】本方可以滋阴、清热，适用于阴虚胃热之三叉神经痛。

呼吸科>>感冒

感冒，中医学称"伤风"，是一种由多种病毒引起的呼吸道常见病。感冒虽多发于初冬，但任何季节，如春天、夏天也可发生，不同季节的感冒的致病病毒并非完全一样。中医将感冒分为风寒型感冒、风热型感冒、暑湿性感冒和时行感冒等四种类型。常会有鼻塞流涕、咳嗽、头痛、畏寒等症状。宜吃白芷、桑叶、砂仁、紫苏、石膏、菊花、金银花、枇杷、豆腐等。

对症药膳【白芷鱼头汤】

【材料准备】

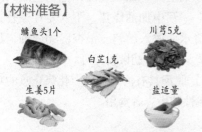

鳙鱼头1个　　川芎5克　　白芷1克　　生姜5片　　盐适量

【制作过程】①将鱼头洗净，去鳃和内脏，起油锅，下鱼头煎至微黄，取出备用；川芎、白芷洗净。②把川芎、白芷、生姜、鱼头一起放入炖锅内，加适量开水，炖锅加盖，小火隔水炖2小时。③最后加入盐调味即可。

【功能效用】本品具有发散风寒、祛风止痛的功效，适合风寒感冒的患者食用。

对症药膳【石膏退热粥】

【材料准备】

生石膏50克　　葛根25克　　淡豆豉2克

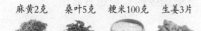

麻黄2克　　桑叶5克　　粳米100克　　生姜3片

【制作过程】①将生石膏、葛根、淡豆豉、麻黄、生姜片、桑叶等洗净。②将生石膏、葛根、淡豆豉、麻黄、生姜片、桑叶放进锅中，加入清水煎煮取汁去渣。③将洗净的粳米加清水煮沸后，加入药汁煮成粥。

【功能效用】本品具有解表、发汗、清热的作用，适合感冒发热、头痛、口渴咽干的患者食用。

对症药膳【苦瓜排骨汤】

【材料准备】

排骨100克　　苦瓜200克

麻黄10克　　盐适量

【制作过程】①将苦瓜洗净、去瓤，切成块；麻黄洗净；猪排骨洗净。②把排骨、苦瓜、麻黄一同放入锅内，加适量清水，大火煮沸后改为小火煮1小时。③最后加入盐调味即可。

【功能效用】本品具有发汗祛邪、宣肺止咳的功效。适合感冒汗出不畅、咳嗽痰多、鼻塞流涕的患者食用。

肺炎

　　肺炎是指终末气管、肺泡和肺间质的炎症，可由病原微生物、理化因素、免疫损伤、过敏及药物所致。肺炎通常发病急、变化快，并发症多，是内、儿科的常见病之一。常会出现寒战、高热、咳嗽、咳痰、呼吸困难、恶心、呕吐、腹胀等。宜吃菊花、鱼腥草、葱白、金银花、胡萝卜、香菇等。

对症药膳 【银杏炖鹌鹑】

【材料准备】

银杏20克　鹌鹑1只　生姜10克

盐5克　味精3克　鸡精5克　胡椒粉3克

【制作过程】①鹌鹑（养殖）洗净斩小块，生姜切片。②净锅上火，加水烧沸，把鹌鹑放入沸水中汆烫。③锅中加油烧热，下入姜片爆香，加入适量清水，放入鹌鹑、银杏煲30分钟，加入盐、味精、鸡精、胡椒粉即可。

【功能效用】此汤具有清热宣肺、化痰止咳的功效，适合慢性肺炎患者食用。

对症药膳 【白果扒草菇】

【材料准备】

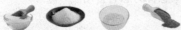

白果15克　草菇450克　陈皮6克　姜丝10克

葱花适量　花生油适量　味精适量　香油适量

【制作过程】①将草菇洗净，切片；白果去皮发好；陈皮泡后切成丝。②锅内加少许底油，下葱花、姜丝爆香后，下入陈皮和草菇炒。③最后加入白果和盐、味精、香油翻炒均匀即可。

【功能效用】补气健脾，止咳化痰。适用于咳白痰、口干、咳嗽痰少的肺炎患者食用。

对症药膳 【四仁鸡蛋粥】

【材料准备】

核桃仁40克　花生仁40克　鸡蛋2个

白果仁20克　杏仁20克　糖适量

【制作过程】①白果仁洗净，去壳、去皮；杏仁、核桃仁、花生仁洗净。②将白果仁、甜杏仁、核桃仁、花生仁共研成粉末，用干净、干燥的瓶罐收藏，放于阴凉处。③每次取20克加水煮沸，冲鸡蛋，成一小碗，加糖搅拌均匀即可。

【功能效用】补气敛肺，止咳化痰。适合肺气虚弱、久病不愈的肺炎患者食用。

支气管炎

支气管炎是指气管、支气管黏膜及其周围组织的感染性、慢性非特异性炎症。临床上以长期咳嗽、咳痰或伴有喘息及反复发作为特征。支气管炎主要原因为病毒和细菌的重复感染形成了支气管的慢性非特异性炎症，气温骤降、呼吸道小血管痉挛缺血、防御功能下降，以及烟雾粉尘、大气污染等慢性刺激，均可发病。

对症药膳 【杏仁核桃羹】

【材料准备】

杏仁50克

核桃仁25克

生姜15克

冰糖适量

【制作过程】①先将杏仁、核桃仁和生姜洗净。②再把所有材料一起捣烂，放进锅中，加入少量的清水和冰糖，用文火边炖边搅拌。③将其熬成黏稠状即成。每日吃1次。
【功能效用】此方具有下气止咳、补肾养血、润肺纳气、补肺定喘的功效，适合支气管炎患者食用。

对症药膳 【核桃姜糖水】

【材料准备】

核桃仁30克

杏仁15克

生姜9克

冰糖适量

【制作过程】①将核桃仁、杏仁、生姜洗净，放进捣蒜器中捣碎。②再将这些材料与冰糖放进锅中，加水适量，用慢火慢炖。
【功能效用】具有散寒化瘀、补肾纳气的功效，可治疗寒证型慢性支气管炎。

对症药膳 【紫苏干姜茶】

【材料准备】

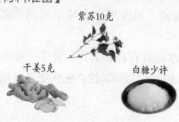
紫苏10克

干姜5克

白糖少许

【制作过程】①将紫苏、干姜各洗净。②材料放进锅中，加适量水，用大火煮沸，再用小火煮成茶。③最后加上少许白糖，搅拌均匀即可。
【功能效用】本方可以理气和营、行气宽中，对支气管炎有一定的疗效。

肺源性心脏病

肺源性心脏病主要是由于支气管—肺组织或肺动脉血管病变所致肺动脉高压引起的心脏病。根据起病缓急和病程长短，可分为急性和慢性两类。预防肺源性心脏病主要是防治引起本病的支气管炎、肺和肺血管疾病等。常会出现咳嗽、咳痰、呼吸困难、乏力、气喘、心律失常、水肿等症状。宜吃紫苏、白芍、黄连、黄檗、半夏、油菜、西红柿等。

对症药膳 【虫草红枣炖甲鱼】

【材料准备】

甲鱼1只　冬虫夏草5枚　红枣10枚　紫苏10克

鸡汤适量　蒜瓣适量　姜片适量　葱段适量

【制作过程】 ①甲鱼治净，切块；冬虫夏草、紫苏、蒜瓣洗净；红枣泡发。②将块状的甲鱼放入锅内煮沸，捞出备用。③甲鱼放入砂锅中，上放虫草、紫苏、红枣，加上所准备的调味品，注入适量鸡汤，炖2小时，取出，拣去葱、姜即成。

【功能效用】 益气补虚，养肺补心。可缓解肺源性心脏病患者咳嗽气喘、心慌气短等症状。

对症药膳 【川贝杏仁粥】

【材料准备】

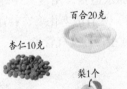

川贝母10克　　　　百合20克

杏仁10克

大米100克　　　　梨1个

【制作过程】 ①将川贝母、杏仁、百合洗净；梨洗净，捣烂挤汁，与川贝母、杏仁、百合共放锅内。②入洗净的粳米一起加水煮粥。③粥将熟时，加入蜂蜜，再煮片刻，待温即可食用。

【功能效用】 本品具有化痰止咳、清热润肺的功效，适合肺源性心脏病咳嗽痰多、咳黄痰的患者食用。

对症药膳 【五味子炖肉】

【材料准备】

五味子50克　　　　黄芩15克

猪瘦肉200克　　　　白果30克

【制作过程】 ①猪瘦肉洗净，切片，备用。②五味子、白果、黄芩洗净，备用。③将五味子、白果、黄芩与瘦肉一起放入炖锅中，加上适量水，用大火煮沸，再改用小火炖至肉熟，加入盐调味即可。

【功能效用】 本品具有补肺益肾、止咳平喘的作用，适宜于心肺气虚型肺源性心脏病患者食用。

哮喘

哮喘是一种慢性支气管疾病，患者的气管因为发炎而肿胀，呼吸管道变得狭窄，因而导致呼吸困难。分为内源性哮喘和外源性哮喘。哮喘反复发作可导致慢性阻塞性肺疾病、肺气肿、肺源性心脏病、心功能衰竭、呼吸衰竭等并发症。内源性哮喘表现为喘息、胸闷、气短、平卧困难等，外源性哮喘表现为喘息、胸闷、气短。宜吃麻黄、当归、陈皮、黄芩、鸡肉、牛奶等。

对症药膳【麻黄陈皮瘦肉汤】

【材料准备】

瘦猪肉200克　　麻黄10克
油适量
陈皮3克　　盐适量

【制作过程】①陈皮洗净，切小片；猪肉洗净，切片备用；麻黄、陈皮洗净，备用。②在锅内放食油少许，烧热后，放入猪肉片。③炒片刻，加入陈皮、麻黄，加适量清水煮熟，再放入食盐调味即可。

【功能效用】本品具有泻肺平喘、清热解毒、理气化痰的功效，适合热证哮喘患者食用。

对症药膳【果仁粥】

【材料准备】

白果10克　　浙贝母10克　　莱菔子15克
粳米100克　　盐适量　　香油适量

【制作过程】①白果、粳米、浙贝母、莱菔子洗净，备用。②再将所有材料一起放进锅中，加入2000毫升清水，用大火将米粒煮至开花，再改为小火慢煮成粥样。③下盐，淋香油，调匀即可。

【功能效用】此粥具有下气、平喘、止咳、化痰的功效，对哮喘痰多的患者有一定食疗效果。

对症药膳【菊花桔梗雪梨汤】

【材料准备】

甘菊5朵　　桔梗5克
雪梨1个　　冰糖5克

【制作过程】①甘菊、桔梗洗净，放进锅中，加1200毫升水，用大火煮开，转小火继续煮10分钟，去渣留汁。②加入冰糖搅匀后，盛出待凉。③梨子洗净，削去皮，梨肉切丁，加入已凉的甘菊水即可。

【功能效用】通宣肺气，清热止咳。适合咳嗽气喘、咳吐黄痰等哮喘患者食用。

肺气肿

肺气肿是指终末细支气管远端（包括呼吸细支气管、肺泡管、肺泡囊和肺泡）的气管弹性减退，过度膨胀、充气和肺容积增大或同时伴有气管壁破坏的病理状态。肺气肿是肺腺泡任何部分的永久性异常扩大，伴破坏性改变。常会出现乏力、体重下降、食欲减退、上腹胀满、咳嗽、心慌、颈静脉怒张等。宜吃鱼腥草、瓜蒌、旋覆花、党参、猪肺、枇杷等。

对症药膳 【核桃淮山蛤蚧汤】

【材料准备】

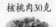 核桃肉30克　 淮山30克　 蛤蚧1个

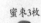 蜜枣3枚　 瘦猪肉200克　 盐5克

【制作过程】①核桃肉、淮山洗净，浸泡；猪瘦肉、蜜枣洗净，瘦肉切块。②蛤蚧除去竹片，刮去鳞片，洗净，浸泡。③将清水2000毫升放入瓦煲内，水沸后加入全部材料，武火煲沸后，改用文火煲3小时，加盐调味即可。

【功能效用】益肺固肾，定喘纳气。适合肺肾气虚型肺气肿患者食用。

对症药膳 【杏仁菜胆猪肺汤】

【材料准备】

 菜胆50克　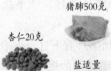 猪肺500克

 杏仁20克

 黑枣5粒　 盐适量

【制作过程】①杏仁洗净，浸泡，去皮，黑枣、菜胆洗净。②将猪肺反复多次冲洗，直到血水去尽、猪肺变白，切成块状，汆烫，烧锅放姜，将猪肺爆炒。③把材料放进锅中，武火煲开后，改用文火煲3小时，加盐调味即可。

【功能效用】益气补肺，平喘化痰。适合肺气肿日久迁延不愈患者食用。

对症药膳 【复方鱼腥草粥】

【材料准备】

 鱼腥草30克　 金银花30克　 生石膏30克

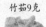 竹茹9克　粳米100克　 冰糖30克

【制作过程】①将鱼腥草、金银花、生石膏、竹茹用水煎汤；粳米洗净备用。②再把粳米、药汁及适量水一起放进锅中，用大火煮开，再改用小火共煮为粥。③最后加入冰糖，稍煮即可。

【功能效用】清热养肺，化痰排脓。适合热证慢性肺炎、肺气肿患者食用，证见咳嗽痰少、痰黄或腥臭、口干等症状。

肺脓肿

肺脓肿是由多种病原菌感染引起的肺组织化脓性炎症，从而导致肺组织坏死、破坏、液化形成脓肿。病原体常为上呼吸道、口腔的细菌，包括需氧、厌氧和兼性厌氧菌。分为急性肺脓肿和慢性肺脓肿。常表现为不规则的发热、咳嗽、咳脓臭痰、消瘦、贫血、杵状指（趾）等症状。宜吃鱼腥草、瓜蒌、旋覆花、桔梗、菠菜、青菜、茼蒿菜、萝卜等。

对症药膳 【旋覆花乳鸽止咳汤】

【材料准备】

乳鸽1只　　　　旋覆花10克

沙参10克　　　　山药20克

【制作过程】①将乳鸽去毛及肠杂，洗净切成小块。②山药、沙参洗净，切片；旋覆花洗净，备用；将所有药材煎水取汁。③将乳鸽放入砂锅中，加入药汁及盐、适量清水，用小火炖30分钟至肉烂，吃肉喝汤。

【功能效用】健脾益胃，润肺止咳。适合久咳引起的体虚、食欲不振患者食用。

对症药膳 【鱼腥草蛋汤】

【材料准备】

鱼腥草30克　　　　1个鸡蛋

【制作过程】①将鱼腥草洗净，放进锅中，加适量水，煮5分钟，滤去药渣。②在药汁中，加上1个鸡蛋，不断搅拌即可。③每日1剂，2次分服。

【功能效用】本方可以清热解毒，又能排脓消痈。对肺脓肿有一定的食疗作用。

对症药膳 【糯米阿胶粥】

【材料准备】

阿胶30克

糯米150克　　　　红糖适量

【制作过程】①将阿胶打碎；糯米洗净。②把糯米放进锅中，加适量水，煮成稀粥，然后加入阿胶，一边煮一边搅匀使其溶化，再稍煮2~3分钟，加入红糖调味即可食用。

【功能效用】滋阴润肺，补身益体。适用于慢性肺脓肿的患者。

肺结核

肺结核由结核分枝杆菌引起，是严重威胁着人类健康的疾病，我国是世界上肺结核疫情最严重的国家之一。结核分枝杆菌的传染源主要是排菌的肺结核患者，通过呼吸道传播。常会出现精神不振、盗汗、疲乏无力、饮食减退、体重减轻，伴有寒战、低热等症状。宜吃百部、远志、苍术、猪肺、茯苓、人参等。

对症药膳【百部甲鱼汤】

【材料准备】

甲鱼500克　生地黄25克　知母10克　百部10克

地骨皮10克　姜片5克　葱段3克　鸡汤适量

【制作过程】①将甲鱼除杂，斩成6块，放入清水锅中，烧开捞出洗净；百部、地骨皮、生地黄、知母洗净，入纱布袋。②锅中放进所有材料，加鸡汤适量用中火炖至六成熟，加入中药纱布袋。③继续炖至肉熟烂，去葱、姜、药袋，淋上猪油即成。

【功能效用】补肝肾虚，对肺虚久咳、咳吐血丝的肺结核患者有一定疗效。

对症药膳【猪肺花生汤】

【材料准备】

猪肺1个

花生米100克

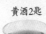

黄酒2匙

盐适量

【制作过程】①猪肺洗净，切块；花生米洗净。②将猪肺、花生米共入锅内，加适量水，用大火煮沸，再改用小火炖1小时。③去浮沫，加入盐、适量黄酒，再炖1小时煮至熟烂即可。

【功能效用】本品具有润肺、止血、止咳的功效，适合肺气虚弱、干咳、咯血的肺结核患者食用。

对症药膳【冬瓜白果姜粥】

【材料准备】

  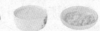

冬瓜250克　白果30克　大米100克　姜末少许

盐2克　胡椒粉3克　葱少许　高汤半碗

【制作过程】①白果去壳、皮，洗净；冬瓜去皮洗净，切块；大米洗净，泡发；葱洗净，切花。②锅置火上，注水后，加大米、白果，用旺火煮至米粒开花。③再加冬瓜、姜末，倒入高汤，小火煮至粥成，调入盐、胡椒粉入味，撒上葱花即可。

【功能效用】敛肺止咳，化痰利水。适合肺结核患者食用。

肺癌

肺癌多发生于支气管黏膜上皮，亦称支气管肺癌，分为早期肺癌和晚期肺癌。早期肺癌表现为咳嗽、低热、胸痛、咳带血痰等；晚期肺癌患者表现为咳嗽、气促、呼吸困难、胸腔积液等。宜吃北沙参、冬虫夏草、百合、薏苡仁、粳米等。

对症药膳 【玉竹沙参焖老鸭】

【材料准备】

老鸭1只

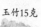
玉竹15克

北沙参15克

葱花适量

生姜适量

盐适量

【制作过程】①将老鸭洗净，余烫去血水，斩件备用。②北沙参、玉竹、生姜洗净；北沙参切块，玉竹切片，生姜去皮切片，备用。③净锅上火，加入北沙参、玉竹、生姜、鸭肉，用大火煮沸，转小火煨煮1小时，加盐调味，撒上葱花即可。

【功能效用】益气补虚，润肺生津。适合气阴两虚型肺癌患者食用。

对症药膳 【白及玉竹养肺饮】

【材料准备】

燕窝6克

白及5克

玉竹5克

冰糖适量

【制作过程】①燕窝、玉竹冲净泡发；白及略洗，备用。②将白及、玉竹放进锅中，煎水取汁；把燕窝入瓦锅中加上药汁和适量水。③用小火炖烂，加适量冰糖再炖。每日早晚各服1次。

【功能效用】本品具有补益肺肾、纳肺止血的功效，适合老年慢性支气管炎、肺气肿、肺结核或肺癌咯血等患者食用。

对症药膳 【党参百合粥】

【材料准备】

粳米100克

党参30克

薏苡仁50克

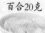
百合20克

冰糖少许

【制作过程】①党参洗净，切段；百合、薏苡仁、粳米洗净备用。②将百合、粳米、党参、薏苡仁放进锅中，加适量水，用大火煮沸，再改用小火煮至粥成。③待粥成时，再调入冰糖即成。

【功能效用】本品具有补脾益气、润肺止咳的功效，适合肺气虚、体虚的肺癌患者食用。

消化科>>慢性胃炎

慢性胃炎是指由各种原因引起的胃黏膜炎症，是一种常见病，其发病率在各种胃病中占据首位。幽门螺杆菌是慢性胃炎最主要病因。慢性浅表性胃炎表现为上腹疼痛等症状，慢性萎缩性胃炎患者有上腹部灼痛、食欲不振、恶心等症状，慢性糜烂性胃炎患者可出现上消化道出血等。宜吃酸奶、南瓜、木瓜、枳实、姜、半夏等。

对症药膳 【党参鳝鱼汤】

【材料准备】

 鳝鱼200克　 党参20克　 红枣10克

 佛手5克　 半夏5克　 盐适量

【制作过程】①将鳝鱼杀死，去内脏，洗净切段。②党参、红枣、佛手、半夏洗净，备用。③把党参、红枣、佛手、半夏、鳝鱼加适量清水，大火煮沸后，小火煮1小时，调入盐即可。

【功能效用】本品具有温中健脾、行气止痛的功效，适合气虚胃寒的胃炎患者食用。

对症药膳 【山药白术羊肚汤】

【材料准备】

 羊肚250克　 红枣15克　 枸杞子15克

 山药10克　 白术10克　 盐5克　 鸡精5克

【制作过程】①羊肚洗净，切块，余水；山药洗净，去皮，切块；白术洗净，切段；红枣、枸杞子洗净，浸泡。②锅中烧水，放入羊肚、山药、白术、红枣、枸杞子，加盖。③炖2小时后调入盐和鸡精即可。

【功能效用】本品具有健脾益气、暖胃宽中的功效，适合慢性胃炎患者食用。

对症药膳 【淮山五宝甜汤】

【材料准备】

 淮山200克　 莲子150克　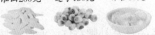 百合10克

 银耳15克　桂圆肉15克　红枣8枚　冰糖80克

【制作过程】①淮山削皮，洗净，切段；银耳泡发，去蒂，切小朵；莲子淘净；百合用清水泡发；桂圆肉、红枣洗净。②将材料放入煲中，加清水适量，中火煲45分钟。③放入冰糖，以小火煮至冰糖溶化即可。

【功能效用】本品具有健脾养血、滋阴益胃的功效，对胃阴亏虚，胃有烧灼感的胃炎患者有较好的食疗效果。

胃及十二指肠溃疡

　　胃及十二指肠溃疡是极为常见的疾病。溃疡多发生在胃十二指肠壁，表现为局限性圆形或椭圆形的缺损。十二指肠溃疡的发生和胃酸分泌过多有密切关系，患者有周期性上腹部疼痛、反酸、嗳气等症状。本病易反复发作，呈慢性病程。宜吃馒头、米饭、米粥、鸡蛋羹、牛羊肉、黄连、甘草、黄檗、西蓝花、西红柿、花菜等。

对症药膳【佛手元胡猪肝汤】

【材料准备】

佛手9克　元胡9克　制香附6克　甘草6克

猪肝100克　盐适量　姜丝适量　葱花适量

【制作过程】①将佛手、玄胡、制香附、甘草洗净；猪肝洗净，切片。②将药材放入锅内，加适量水煮沸，再用小火煮15分钟左右。③加入猪肝片，放适量盐、姜丝、葱花，熟后即可食用。

【功能效用】行气止痛，疏肝和胃。适合胃酸分泌过多及因情绪激动或抑郁所引起的胃脘胀痛的消化性溃疡患者食用。

对症药膳【麦芽槐花茶】

【材料准备】

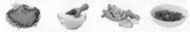

炒麦芽30克　　　　　槐花10克
　　　玄参8克
牡丹皮10克　　　　　白芍8克

【制作过程】①将所有的药材洗净，备用。②锅中加入炒麦芽，加水700毫升，大火煮开后转小火煮15分钟，再加入槐花、牡丹皮、玄参、白芍，小火煮15分钟即可。③去渣取汁，分2次服用。

【功能效用】健胃消食，凉血滋阴，止血止痛。对胃及十二指肠溃疡出血、消化不良有一定的疗效。

对症药膳【糖蜜红茶饮】

【材料准备】

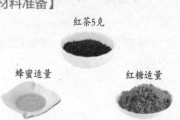

红茶5克

蜂蜜适量　　　　　红糖适量

【制作过程】①红茶放进杯中。②加入开水冲泡。③待凉后，再加入蜂蜜和红糖调味即可。

【功能效用】本品具有养胃益气、生津止渴的功效，适合胃阴亏虚、口干咽燥、胃脘灼痛的消化性溃疡患者食用。

胃酸过多症

　　胃酸过多症是由于用脑过度、摄取食物过多、喜欢抽烟喝酒、进食刺激性食物，致使胃黏膜受到刺激，胃酸分泌量超过正常的疾病。胃酸可以帮助消化，但如果胃酸过多就会伤及胃、十二指肠，造成胃溃疡或十二指肠溃疡等疾病。主要症状有经常嗳气、反酸、胸闷，空腹时胃有烧灼感或疼痛等。

对症药膳 【草果羊肉汤】

【材料准备】

薏苡仁200克

草果4个

羊肉200克

盐5克

【制作过程】①将薏苡仁洗净，入锅，加适量水，用武火烧沸，再用文火煮熟。②将羊肉和草果洗净共入锅，加适量水用武火熬煮大约20分钟，再将羊肉、草果捞起，将汤与薏苡仁合并，再用文火炖至羊肉熟透。③羊肉切块，与草果共入薏苡仁汤内，加盐即可。

【功能效用】温中散寒，和中健脾。适用于脾胃虚寒之腹胀、腹痛等症状。

对症药膳 【陈皮粥】

【材料准备】

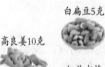
陈皮5克

白扁豆5克

高良姜10克

粳米100克

细盐少许

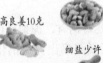

【制作过程】①将所有中药捣为末。②每次用10克，水煎，去渣取汁。③粳米洗净入锅煮粥，临熟，入盐少许。早、晚分2次服食。

【功能效用】此粥具有理气、温中、健胃的功效。用于脾胃虚弱、食欲不振等病症。

对症药膳 【海带姜茶】

【材料准备】

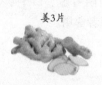
海带适量

姜3片

【制作过程】①将海带洗净，切段；生姜洗净，去皮，切片。②再将海带与姜一起放进锅中，加适量水，大火煮沸，小火煮40分钟即可食用。

【功能效用】此方可以温中散寒。对胃酸过多者有一定的食疗作用。

胃下垂

胃下垂是指站立时，胃下缘达盆腔，胃小弯弧线最低点降至髂嵴连线以下。该病的发生多是由于膈肌悬吊力不足，肝胃、膈胃韧带功能减退而松弛，腹内压下降及腹肌松弛等因素。患者常会出现腹部胀满感、沉重感、压迫感，可有恶心、呕吐、便秘、失眠、头痛、头晕、迟钝、忧郁等。宜吃升麻、人参、党参、白术、山药、柴胡、山楂、麦芽、神曲、鸡内金、苹果等。

对症药膳 【参芪炖牛肉】

【材料准备】

党参20克　黄芪20克　升麻10克　牛肉250克

姜片适量　黄酒适量　香油适量　味精适量

【制作过程】①牛肉洗净切块。②党参、黄芪、升麻分别洗净，同放于纱布袋中，扎紧袋口。③将药袋与牛肉同放于砂锅中，注入清水，烧开后，撇去浮沫，加入姜片和黄酒，炖至酥烂，捡出药袋，下盐、味精，淋香油即可。

【功能效用】益脾健胃，升提内脏。对胃下垂、子宫脱垂、脱肛等均有疗效。

对症药膳 【枣参茯苓粥】

【材料准备】

白茯苓20克　　　　　红枣10克

人参10克

大米100克　　　　　白糖8克

【制作过程】①大米泡发，洗净；人参洗净，切小块；白茯苓洗净；红枣去核洗净，切开。②锅置火上，注入清水后，放入大米，用大火煮至米粒开花，放入人参、白茯苓、红枣同煮。③改用小火煮至粥成，放入白糖调味即可。

【功能效用】健脾和胃，益气补虚。适合脾胃气虚引起的食少便溏等患者食用。

对症药膳 【姜韭牛奶】

【材料准备】

牛奶250克

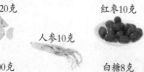

韭菜250克　　　　　鲜姜25克

【制作过程】①将姜、韭菜洗净，切碎。②将姜、韭菜与牛奶一同放锅中，煮沸即可。

【功能效用】本品具有益气健脾、升托内脏的功效，适合体质虚弱、气虚下陷引起内脏下垂的患者食用。

胃癌

　　胃癌起源于胃壁最表层的黏膜上皮细胞，可发生于胃的各个部位，可侵犯胃壁的不同深度和广度。早期胃癌患者常会出现胃脘疼痛、上腹部不适、饱胀感或重压感等，进展期胃癌患者会出现上腹部饱胀，有时伴有嗳气、反酸、呕吐等症。晚期胃癌患者有明显消瘦、贫血、神疲乏力、食欲不振等症状。宜吃山药、扁豆、薏苡仁、菱角、黄花菜、乌鸡、鸽子、鹌鹑、牛肉等。

对症药膳【山楂消食汤】

【材料准备】

花菜200克　土豆150克　瘦肉100克　山楂10克

桂枝10克　白芍10克　盐适量　胡椒粉适量

【制作过程】①将山楂、桂枝、白芍煎水取汁。②花菜洗净，掰小朵；土豆洗净，切小块；瘦肉洗净，切小丁。③花菜、土豆、瘦肉放入锅中，倒入药汁以大火煮沸，转小火续煮15分钟至土豆变软，加盐、胡椒粉，再次煮沸后关火即可食用。

【功能效用】本品具有健胃消食、温胃止痛的功效，适合无热证的胃癌患者食用。

对症药膳【佛手娃娃菜】

【材料准备】

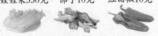
娃娃菜350克　佛手10克　红甜椒10克

盐3克　生抽8克　味精2克　香油10克

【制作过程】①娃娃菜洗净切细条，入水焯熟，捞出沥干水分，装盘；红甜椒洗净，切末。②佛手洗净，放进锅里加水煎汁，取汁备用。③用盐、生抽、味精、香油、佛手汁调成味汁，淋在娃娃菜上即可。

【功能效用】本品能防癌抗癌、开胃消食，可缓解胃癌患者食欲不振、胃脘胀痛等症状。

对症药膳【养血止痛粥】

【材料准备】

黄芪15克　白芍15克　当归15克

红糖适量　粳米100克

【制作过程】①将黄芪、当归、白芍洗净煎水取汁。②再将淘洗过的粳米与药汁一起放进锅中，加适量水，先用大火煮沸，再改用小火煮至粥成。③快熟烂时加入适量红糖继续煮熟即可。

【功能效用】本品具有补气血、健脾胃、止疼痛的功效，对气血亏虚型胃癌患者大有益处。

急性肠炎

急性肠炎是消化系统疾病中最常见的疾病。急性肠炎是由细菌及病毒等微生物感染所引起的疾病,多在进食后数小时突然出现,腹泻每日数次至10余次,大便呈黄色水样,夹杂未消化食物。腹痛,呈阵发性钝痛或绞痛,或伴呕吐、发热、头痛、周身不适等症状,严重者会脱水甚至休克。本病可发生在任何年龄,以夏秋季较多,公共卫生欠佳地区好发。

对症药膳【白头翁黄连粥】

【材料准备】

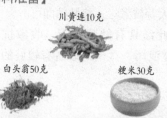

川黄连10克

白头翁50克　　粳米30克

【制作过程】①将黄连、白头翁洗净,入砂锅,水煎,去渣取汁。②另起锅,加清水400毫升,入淘洗过的粳米煮至米开花。③加入药汁,煮成粥,待食。每日3次,温热服食。

【功能效用】此粥具有清热解毒、凉血的功效。适合湿热下注型急性肠炎。

对症药膳【黄连甘草饮】

【材料准备】

黄连5克　　甘草5克　　当归5克

白芍5克　　黄芪5克　　白糖适量

【制作过程】①将黄连、甘草、当归、白芍、黄芪洗净,备用。②将洗净的药材放入炖盅内,然后加入适量的清水,用小火蒸煮大约5分钟。③取汁倒入杯中加入适量糖水,搅拌均匀等稍凉后即可饮用。每日3次,温热服食。

【功能效用】清热燥湿,解毒杀虫。可辅助治疗急性肠炎。

对症药膳【葛根荷叶田鸡汤】

【材料准备】

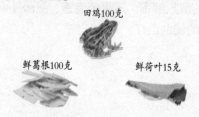

田鸡100克

鲜葛根100克　　鲜荷叶15克

【制作过程】①将田鸡洗净,除杂;葛根去皮,洗净,切块;荷叶洗净。②把全部材料一起放进锅中,加适量水,用武火煮沸,再用小火煮30分钟。③调味即可。

【功能效用】消暑清热,止湿止泻。适用于急性肠炎属湿热内蕴者食用。

慢性肠炎

慢性肠炎泛指肠道的慢性炎症性疾病，其病因可为细菌、病毒、原虫等微生物感染，亦可为变态反应等原因所致。中医学认为，其发病原因可见脾胃虚弱、肾阳虚衰、肝气乘脾、瘀阻肠络等。临床表现为长期慢性反复发作的腹痛、腹泻、完谷不化、面色无华、精神不振、少气懒言、四肢乏力、消化不良等症状，重者可有黏液便或水样便。

对症药膳 【蒜肚汤】

【材料准备】

芡实15克   山药15克   猪肚1000克

大蒜适量   生姜适量   盐适量

【制作过程】①将猪肚洗净，去脂膜，切块，大蒜、生姜洗净。②芡实洗净，备用；山药去皮，洗净切片。③将所有材料放入锅内，加水煮2小时，至大蒜被煮烂、猪肚熟即可。

【功能效用】此汤具有健脾止泻、收敛抗感染功效。对脾虚泄泻、久痢的患者有较好的食疗作用。

对症药膳 【山楂山药粥】

【材料准备】

山药20克   山楂20克

粳米70克   红糖适量

【制作过程】①将山楂、山药洗净，粳米洗净，泡发。②再把山楂、山药，煎水取汁，粳米放进锅中，加上适量水和药汁，用大火煮沸，小火煮至粥成。③加上红糖，搅拌均匀即可食用。

【功能效用】健脾止泻。适用于慢性肠炎，证见脾虚食滞、大便溏泄、完谷不化等。

对症药膳 【双花饮】

【材料准备】

金银花10克

白菊花10克   冰糖适量

【制作过程】①将银花、白菊花分别洗净。②再将金银花和白菊花一起放入净锅内，加适量水，用小火煮20分钟。③最后调入冰糖即可。

【功能效用】清热解毒。适用于流感、细菌性痢疾、肠炎等的辅助治疗。

便秘

　　便秘是临床常见的复杂症状，而不是一种疾病，主要是指排便次数减少、粪便干结、排便费力、粪便量减少等。患者有腹胀、腹痛、食欲减退等症状，部分患者还伴有失眠、烦躁、多梦。因便秘发病率高、病因复杂，患者常有许多苦恼，便秘严重时会影响生活质量。宜吃番薯、芝麻、南瓜、芋头、香蕉、桑葚、杨梅、土豆、菠菜。

对症药膳 【香蕉甜汤】

【材料准备】

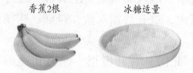

香蕉2根　　　　冰糖适量

【制作过程】①将香蕉去皮，切段。②将香蕉放入煲中。③加入适量冰糖和水，隔水蒸熟即可。

【功能效用】本品具有清热解毒、润肠通便、养阴润燥的功效，适合习惯性便秘、痔疮患者食用。

对症药膳 【大黄通便茶】

【材料准备】

大黄10克

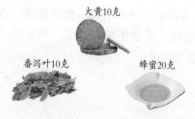

番泻叶10克　　　蜂蜜20克

【制作过程】①番泻叶洗净，备用。②大黄用适量水煎煮半小时。③熄火加番泻叶、蜂蜜，加盖焖10分钟，取汁即可。

【功能效用】本品具有清热、泻火的作用，适合胃肠燥热引起便结、腹部疼痛的患者食用。

对症药膳 【五仁粥】

【材料准备】

花生仁20克　核桃仁20克　杏仁20克　郁李仁10克

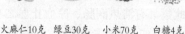

火麻仁10克　绿豆30克　小米70克　白糖4克

【制作过程】①小米、绿豆泡发洗净；郁李仁、火麻仁、花生仁、核桃仁、杏仁均洗净。②锅置火上，加入适量清水，放入除白糖以外所有准备好的材料，开大火煮开。③再转中火煮至粥呈浓稠状，调入白糖拌匀即可。

【功能效用】此粥有润肠通便、清热泻火的功效，适合便秘患者食用。

痔疮

痔疮又名痔、痔核、痔病、痔疾，是指人体直肠末端黏膜下、肛管皮肤下静脉丛发生扩张和屈曲所形成的柔软静脉团。痔疮包括内痔、外痔、混合痔，是一种慢性疾病。患者常会出现大便出血、大便疼痛、直肠坠痛，或伴有肛周湿疹等。宜吃生地、韭菜、党参、丹参、白芷、香菇、栗子等。

对症药膳【地黄乌鸡汤】

【材料准备】

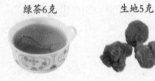

生地黄10克　牡丹皮10克　红枣6枚　乌鸡1只
盐适量　味精2克　葱适量
姜20克　骨头汤2500毫升　午餐肉100克　料酒25毫升

【制作过程】①将生地黄洗净浸泡5小时，取出切成薄片；红枣、牡丹皮洗净，沥干水；午餐肉切片。②乌鸡除杂，汆烫，切块。③将骨头汤倒入净锅中，放入乌鸡块、地黄片、红枣、姜片、午餐肉，烧开后加入盐、料酒、味精、葱调味即可。

【功能效用】此汤具有补虚损、凉血止血的功效，对痔疮出血有一定的疗效。

对症药膳【生地绿茶饮】

【材料准备】

绿茶6克　生地5克

【制作过程】①将绿茶、生地放入保温杯。②先用沸水泡1分钟，将水倒掉。③再冲沸水，泡20分钟后即可饮用。

【功能效用】本品具有清热解毒、润肠通便、改善微循环的功效，适合便秘、痔疮、癌症及心脑血管疾病患者饮用。

对症药膳【槐花大米粥】

【材料准备】

槐花适量　大米80克

牛蒡15克　白糖3克

【制作过程】①大米淘洗干净，泡发；槐花、牛蒡洗净，装入纱布袋，下入锅中，加适量水熬取汁备用。②锅置火上，倒入清水，放入大米，以大火煮至米粒开花。③加入槐花牛蒡汁煮至浓稠状，调入白糖拌匀即可。

【功能效用】此粥具有清热润肠、凉血止血之功效，适合痔疮出血、便血等患者食用。

痢疾

痢疾，古称肠澼、滞下，为急性细菌性肠道传染病之一。若发病急剧，伴有突然高热、神昏、惊厥者，为中毒性菌痢。患者会出现恶心、呕吐、腹痛、腹泻、口周青紫、肢端发冷等症状，严重者出现感染性休克。宜吃马齿苋、苹果、鱼腥草、金银花、蒲公英、薏苡仁、山药等。痢疾一年四季均可发生，但以夏、秋季发病率高。痢疾患者和带菌者是传染源，轻型、慢性痢疾和健康带菌者易被忽视。

对症药膳【枸杞猪肠鸡脚煲】

【材料准备】

 猪肠150克　 鸡脚适量　 莲子适量　 枸杞子15克

 党参15克　 红枣15克　 盐适量　 葱适量

【制作过程】①猪肠切段，洗净；鸡脚、红枣、枸杞子、党参均洗净；莲子去皮、去莲心，洗净。②锅注水烧开，下猪肠汆透，捞出。③将所有材料放入瓦煲，注入适量清水，大火烧开后改为小火炖煮2小时，加盐调味，撒上葱段即可。

【功能效用】健脾涩肠，止泻止痢。对久泻久痢均有一定的食疗作用。

对症药膳【大蒜银花茶】

【材料准备】

 金银花15克

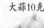 大蒜10克　 甘草3克

【制作过程】①将大蒜去皮，洗净，捣烂；金银花、甘草洗净。②大蒜、金银花、甘草一起加水煮沸。③滤渣后即可饮用。

【功能效用】本品具有清热解毒、消炎杀菌的功效，可用于流感、流脑、痢疾等流行性传染病的治疗。

对症药膳【黄连白头翁粥】

【材料准备】

 黄连10克　　 肉豆蔻10克

 白头翁50克　　粳米30克

【制作过程】①将黄连、肉豆蔻、白头翁洗净，入砂锅，煎水，去渣取汁；粳米洗净，泡发。②另起锅，放入粳米，加清水400毫升，煮至米开花。③加入药汁，煮成粥，待食。

【功能效用】清热解毒，止泻止痢。适合湿热型肠炎腹泻、痢疾等患者食用。

直肠癌

直肠癌是由于直肠组织的细胞发生恶变，它是大肠癌中最常见的疾病，发病率仅次于胃癌和食道癌。其发病与社会环境、饮食习惯、遗传因素等有关。早期直肠癌患者会出现肛门下坠、排便前腹痛、里急后重感等，晚期直肠癌患者会出现贫血、消瘦、乏力、食欲减退等。宜吃大蒜、白茅根、白菜、包菜、鸡内金等。

对症药膳 【银花茅根猪蹄汤】

【材料准备】

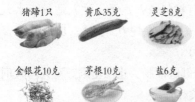

猪蹄1只　　黄瓜35克　　灵芝8克

金银花10克　　茅根10克　　盐6克

【制作过程】①将猪蹄洗净，切块，汆水；黄瓜去皮、籽，洗净，切块；灵芝洗净，备用。②金银花、茅根洗净，煎水取汁。③汤锅上火倒入水，下入猪蹄、药汁，调入盐、灵芝烧开，煲至快熟时，下入黄瓜即可。

【功能效用】本品具有清热解毒、消炎抗癌的功效，适合直肠癌、膀胱癌等患者食用。

对症药膳 【二白饮】

【材料准备】

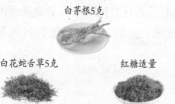

白茅根5克

白花蛇舌草5克　　红糖适量

【制作过程】①白茅根、白花蛇舌草洗净，备用。②将白茅根、白花蛇舌草放进杯中。③加入沸水冲泡10分钟，加入红糖调味即可。

【功能效用】本品具有清热解毒、凉血排脓的功效，适合便下脓血、有恶臭的直肠癌患者食用。

对症药膳 【芦荟炒马蹄】

【材料准备】马蹄100克　枸杞子5克　素油适量

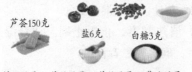

芦荟150克　　盐6克　　白糖3克

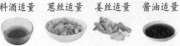

料酒适量　葱丝适量　姜丝适量　酱油适量

【制作过程】①芦荟去皮洗净，切条；马蹄去皮洗净，切片；枸杞子洗净。②芦荟和马蹄分别焯水，沥干待用。③锅烧热，加入素油烧热，下姜丝、葱丝爆香，再下芦荟、马蹄，炒至断生时加料酒、酱油、盐、白糖调味，翻炒入味，加入枸杞子即可。

【功能效用】杀菌消炎，防癌抗癌。适合直肠癌患者食用。

胆结石

　　胆结石在早期通常没有明显症状，大多数在常规体检中发现。有时可伴有轻微不适，常被误认为是胃病。胆结石主要为胆固醇性结石或以胆固醇石为主的混合性结石，主要见于成年人，女性常见，尤以经产妇和服用避孕药者常见。当胆囊结石嵌顿时会出现胆绞痛，呈持续性右上腹痛，阵发性加剧，可以向右肩背放射，往往会伴有恶心、呕吐等症状。

对症药膳 【洋葱炖乳鸽】

【材料准备】

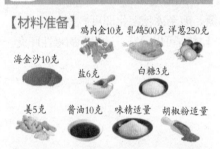

鸡内金10克　乳鸽500克　洋葱250克

海金沙10克

盐6克　　白糖3克

姜5克　酱油10克　味精适量　胡椒粉适量

【制作过程】①将乳鸽洗净砍成小块，洋葱洗净切成角状；海金沙、鸡内金洗净，备用。②锅中加油烧热，下入洋葱片爆炒至出味。③再下入乳鸽、海金沙、鸡内金，加入高汤用文火炖20分钟，放白糖、姜、胡椒粉、味精、酱油、盐至入味后出锅即可。

【功能效用】本方具有利胆除湿、固本扶正的功效。

对症药膳 【马蹄海蜇汤】

【材料准备】

川楝子10克

马蹄30克

海蜇丝50克

【制作过程】①将马蹄洗净，去皮，切块；海蜇丝、川楝子洗净。②将马蹄、海蜇丝、川楝子一同放入砂锅中。③加适量水，煎汤饮用。

【功能效用】本方具有清热、化痰、消积的功效。

对症药膳 【玉米须红枣茶】

【材料准备】

玉米须30克　　　白糖3克

白茅根30克

红枣8枚

【制作过程】①将玉米须、白茅根、红枣分别洗净。②把3种材料一起放进锅中，加适量水，用小火煮5分钟。③可依个人口味加上少许白糖调味，可代茶饮。

【功能效用】本方具有利水泄热、补益中气的功效，对胆结石有一定的食疗作用。

病毒性肝炎

病毒性肝炎是由几种不同的肝炎病毒引起的以肝脏炎症为主的一组感染性疾病，是法定乙类传染病，具有传染性较强、传播途径复杂、流行广泛、发病率高等特点。病毒性肝炎是世界范围内流行的疾病，病理上以肝细胞变性、坏死、炎症反应为特点，临床以恶心、呕吐、厌油、乏力、食欲减退、肝大、肝功能异常为主要表现，部分患者可出现黄疸。

对症药膳 【花生红枣汤】

【材料准备】

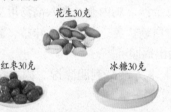

花生30克

红枣30克　　　　冰糖30克

【制作过程】①将花生、红枣分别洗净。②将花生放进锅中，加适量水，用小火煎煮，再放进红枣和冰糖，煎至冰糖溶化即可。

【功能效用】本方可以养肝，适用于病毒性肝炎。

对症药膳 【栀子粥】

【材料准备】

栀子20克

大米50克　　　　白糖少许

【制作过程】①将栀子洗净，大米洗净、泡发。②把栀子放进锅中，加适量水，煎水取汁。③把大米放进锅中，加适量水和药汁，熬煮成粥，最后加上白糖即可。

【功能效用】本方具有清热解毒、护肝利胆的作用，适用于病毒性肝炎患者食用。

对症药膳 【五味子红枣饮】

【材料准备】

五味子9克　　　　红枣10枚

金橘30克　　　　冰糖适量

【制作过程】①将五味子、红枣、金橘分别洗净。②把所有材料放进锅中，加上适量水，用小火煎成汁。③加入冰糖，待溶化即可。

【功能效用】本方可以养血补肝、滋肾强身，对病毒性肝炎有一定的效果。

脂肪肝

脂肪肝是指由各种原因引起的肝细胞内脂肪堆积过多的病变。一般而言，脂肪肝属可逆性疾病，早期诊断并及时治疗常可恢复正常。脂肪肝是一种常见的临床现象，而非一种独立的疾病。其临床表现轻者无症状，重者病情凶猛。常会出现食欲不振、疲倦乏力、恶心、呕吐、体重减轻、肝区或右上腹隐痛等症状。宜吃虎杖、白芍、田七、丹参、红花、郁金、芹菜、白菜、萝卜等。

对症药膳 【冬瓜豆腐汤】

【材料准备】

 泽泻15克　 白术15克　 冬瓜200克　 豆腐100克

 海米50克　 高汤适量　 味精适量　 香油适量

【制作过程】①将冬瓜去皮瓤洗净切片；海米用温水浸泡洗净；豆腐洗净切片备用；泽泻、白术洗净，备用。②净锅上火倒入高汤，调入盐、味精。③加入所有材料煲至熟，淋入香油即可。

【功能效用】此汤具有健脾、利水、渗湿、泄热的功效，适合脾气虚、痰湿重的脂肪肝及肥胖患者食用。

对症药膳 【山楂薏苡仁荷叶茶】

【材料准备】

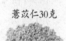 山楂10克　　　 荷叶10克

 薏苡仁30克　　 白糖适量

【制作过程】①山楂、荷叶洗净；薏苡仁洗净后，用温水浸泡30分钟。②将薏苡仁放入锅中先煮熟，再放入山楂、荷叶，煮5分钟即可关火。③加入白糖调匀即可饮用。

【功能效用】本品具有清热利水的功效，适合慢性病毒性肝硬化、尿路感染的患者食用。

对症药膳 【泽泻枸杞粥】

【材料准备】

泽泻适量　　　　枸杞子适量

大米80克　　　　盐1克

【制作过程】①大米泡发洗净；枸杞子洗净；泽泻洗净，加水煮好，取汁待用。②锅置火上，加入适量清水，放入大米、枸杞子大火煮开。③再倒入熬煮好的泽泻汁，以小火煮至浓稠状，调入盐拌匀即可。

【功能效用】此粥具有利小便、清湿热、降脂瘦身的功效，适合脂肪肝、小便不畅、肥胖的患者食用。

肝硬化

　　肝硬化是指由于多种有害因素长期反复作用于肝脏，导致肝细胞变性、坏死，肝组织弥漫性纤维化，是以假小叶生成和再生结节的形成为特征的慢性肝病。引起肝硬化的病因很多，其中主要是病毒性肝炎所致，如乙型肝炎、丙型肝炎等。常会出现轻度乏力、腹胀、肝脾轻度肿大、乏力消瘦、面色晦暗等症状。宜吃红薯、土豆、冬瓜、南瓜、茄子等。

【枸杞子炖甲鱼】

【材料准备】

甲鱼250克　　枸杞子30克　　熟地黄30克

红枣10枚　　　盐适量　　　味精适量

【制作过程】①甲鱼洗净。②枸杞子、熟地黄洗净；红枣去核，洗净。③将甲鱼、枸杞子、熟地黄、红枣一齐放入煲内，加开水适量，小火炖2小时，调入盐、味精即可。

【功能效用】本品具有滋阴养血、补益肝肾、软坚散结的作用，适合肝硬化患者食用，既可缓解患者体虚症状，又有利于抑制肿瘤生长。

【玉米车前大米粥】

【材料准备】

玉米粒80克　　　　车前子适量

大米120克　　　　盐2克

【制作过程】①玉米粒和大米一起泡发，再洗净；车前子洗净，捞起沥干水分。②锅置火上，加入玉米粒和大米，再倒入适量清水烧开。③放入车前子同煮至粥呈糊状，调入盐拌匀即可。

【功能效用】此粥具有清热利水、帮助排石的功效，适合肝硬化腹水、胆结石、胆囊炎、水肿、尿路结石等患者食用。

【素馨玫瑰茶】

【材料准备】

素馨花6克　　　　绞股蓝10克

玫瑰花10克　　　　红糖适量

【制作过程】①将素馨花、绞股蓝、玫瑰花洗净。②将3种材料放进锅中，加上适量水，煮5分钟，去渣取汁。③最后加上红糖，搅拌均匀即可。

【功能效用】本方具有疏肝行滞的功效，对肝硬化引起的阳痿、乳房增大有一定治疗作用。

肝癌

　　肝癌是指发生于肝脏的恶性肿瘤，包括原发性肝癌和转移性肝癌两种，人们常说的肝癌指的多是原发性肝癌。原发性肝癌是临床上最常见的恶性肿瘤之一。患者会出现食欲明显减退、腹部闷胀、消化不良、恶心、呕吐、右上腹隐痛、乏力、消瘦、黄疸、腹水、皮肤瘙痒、鼻出血、皮下出血等症状。宜吃牛奶、鸡蛋、猪肝、鸡肝、羊肝、山楂、香蕉、石榴、西瓜等。

对症药膳 【合欢佛手猪肝汤】

【材料准备】

合欢花12克　佛手片10克　生姜10克　鲜猪肝150克

食盐适量　大蒜适量　葱段适量　味精适量

【制作过程】①将合欢花、佛手片洗净置于砂锅中，加入适量水煎煮，煮沸约20分钟。②将猪肝洗净，切成片，加生姜末、葱段、食盐、味精、大蒜等略腌片刻。③将猪肝入锅中与药汁一起煮熟即可。

【功能效用】此汤具有疏肝解郁、补肝养血的功效。

对症药膳 【清炖牛肉】

【材料准备】

柴胡10克　白芍10克　茯苓10克　白术10克

牛肉400克　白萝卜200克　胡萝卜100克　姜1块

【制作过程】①将牛肉洗净剁成小块状；白萝卜、胡萝卜洗净切块。②锅中水煮沸后下入牛肉块，氽烫滤除血水。③锅中油烧热后爆香姜片，注入清汤，下入牛肉炖煮30分钟后，调入调味料，加入所有药材炖煮30分钟，撒上葱段即可。

【功能效用】本品具有疏肝升阳、养血柔肝、除湿解毒、燥湿利水的功效。

对症药膳 【苦瓜籽茶】

【材料准备】

苦瓜籽适量　　　白糖少许

【制作过程】①取熟透的苦瓜，取籽。②将苦瓜籽晒干，磨成粉，每次取30克苦瓜粉，用开水冲服。③可依个人口味加适量白糖即可。

【功能效用】本方可以抑制肿瘤生长。对肝癌患者有一定的食疗作用。

内分泌科 >> 糖尿病

糖尿病是由各种致病因子作用于机体导致胰岛功能减退、胰岛素抵抗等而引发的糖、蛋白质、脂肪、水和电解质等一系列代谢紊乱综合征，临床上以高血糖为主要特点。典型症状为"三多一少"症状，即多尿、多饮、多食和消瘦。常会出现眼睛疲劳、视力下降、手脚麻痹、神疲乏力、腰酸等症状。宜吃苦瓜、黄瓜、洋葱、南瓜、荔枝、木耳等。

对症药膳【苦瓜海带瘦肉汤】

【材料准备】

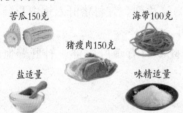

苦瓜150克　海带100克
猪瘦肉150克
盐适量　味精适量

【制作过程】①将苦瓜洗净，切成两半，挖去核，切块；海带浸泡1小时，洗净；瘦肉切成小块。②把苦瓜、瘦肉、海带放入砂锅中，加适量清水，煲至瘦肉烂熟。③调入适量的盐、味精即可。

【功能效用】本品具有降糖降压、排毒瘦身、清热泻火的功效，适合糖尿病、高血压、肥胖等患者食用。

对症药膳【薏苡仁黄芪粥】

【材料准备】

薏苡仁50克　大米50克
盐2克
黄芪8克　葱花适量

【制作过程】①大米、薏苡仁均泡发洗净；黄芪洗净切片，备用；葱洗净，切成葱花。②锅置火上，倒入清水，放入大米、薏苡仁、黄芪，以大火煮开。③转小火煮至浓稠，调入盐拌匀，撒上葱花拌匀即可。

【功能效用】本品具有补气固表、止汗托毒、生肌、利尿、退肿之功效。

对症药膳【荷叶甘草茶】

【材料准备】

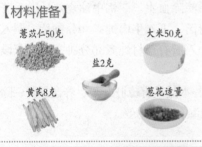

鲜荷叶100克　甘草5克
白术5克　桑叶5克

【制作过程】①将荷叶洗净，切碎；甘草、白术、桑叶洗净备用。②将甘草、白术、桑叶、荷叶放水中煮10余分钟。③滤渣后饮用。

【功能效用】本品具有清心安神、降糖降脂、清热利尿等功效，可缓解糖尿病患者伴五心烦热、口渴多饮、失眠多梦等症状。

甲状腺肿大

甲状腺肿大俗称"粗脖子""大脖子"或"瘿脖子"，是以缺碘为主的代偿性甲状腺肿大，多为单纯性甲状腺肿大，青年女性多见，一般不伴有甲状腺功能异常。可分三度：不能看出肿大但能触及者为Ⅰ度；能看到肿大又能触及，但在胸锁乳突肌以内者为Ⅱ度；超过胸锁乳突肌外缘者为Ⅲ度。严重时会出现咳嗽及呼吸困难、吞咽困难。

对症药膳【海带海藻瘦肉汤】

【材料准备】

瘦肉350克　　海带适量

海藻适量　　盐6克

【制作过程】①瘦肉洗净，切件，汆水；海带洗净，切片；海藻洗净。②将瘦肉汆一下，去除血腥。③将瘦肉、海带、海藻放入锅中，加入清水，炖2小时至汤色变浓后，调入盐即可。

【功能效用】此汤对单纯性甲状腺肿大的患者有很好的食疗作用。

对症药膳【薏苡仁黄瓜拌海蜇】

【材料准备】黄瓜200克　薏苡仁50克

海蜇300克　味精适量　盐2克

红椒1个　生姜适量　香油适量

【制作过程】①将海蜇洗净，切成丝；黄瓜洗净，切丝；薏苡仁洗净，用开水泡发；红椒、生姜均洗净，切丝。②锅中加水烧沸，下入海蜇丝稍焯后捞出；薏苡仁入锅中加水煮熟，捞出备用。③将海蜇、薏苡仁、黄瓜、红椒丝装入碗内，再加入盐、味精、香油、生姜丝拌匀即可。

【功能效用】适合甲状腺肿大的患者食用。

对症药膳【海藻茶】

【材料准备】

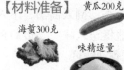

海带30克　　海藻30克

紫菜30克　　龙须菜30克

【制作过程】①将海带、海藻、紫菜、龙须菜，各洗净，切段。②再把所有材料放进锅中，加适量水，用小火熬煮10分钟。③可代茶饮用。

【功能效用】补充碘元素。本品对单纯性甲状腺肿大的患者有很好的食疗作用。

甲状腺功能亢进

甲状腺功能亢进症简称"甲亢"，是由于甲状腺分泌过多的甲状腺激素，引起人体代谢率增高的一种疾病。其病因不清，主要表现为弥漫性毒性甲状腺肿、多结节性毒性甲状腺肿和甲状腺腺瘤。常会出现怕热、多汗、易饿、多食、消瘦、心慌、大便次数增多、腹泻等症状。宜吃牡蛎、夏枯草、黄芪、麦冬、党参、西瓜、桑葚、枸杞子等。

对症药膳【香菇枣仁甲鱼汤】

【材料准备】

甲鱼500克　香菇适量　腊肉适量　豆腐皮适量

上海青适量　酸枣仁10克　盐适量　姜适量

【制作过程】①甲鱼洗净，氽烫；姜洗净，去皮切片；酸枣仁、豆腐皮洗净。香菇洗净；腊肉洗净切片。②将甲鱼放入瓦煲中，加入姜片、酸枣仁，加适量清水煲开。③继续煲至甲鱼熟烂，放入调味品，放入香菇、腊肉、豆腐皮、上海青摆盘。

【功能效用】软坚散结，养心安神。改善甲亢患者情绪亢奋、激动的症状。

对症药膳【牡蛎豆腐羹】

【材料准备】

牡蛎肉150克　豆腐100克　鸡蛋1个　韭菜50克

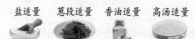

盐适量　葱段适量　香油适量　高汤适量

【制作过程】①将牡蛎肉洗净泥沙；豆腐洗净，均匀切成细丝；韭菜洗净，切末；鸡蛋打入碗中备用。②油热，将葱炝香，倒入高汤，下入牡蛎肉、豆腐丝，调入盐煲至入味。③最后再下入韭菜末、鸡蛋，淋入香油即可。

【功能效用】滋阴潜阳，软坚散结。适合甲状腺功能亢进、甲状腺肿大患者食用。

对症药膳【玫瑰夏枯草茶】

【材料准备】

玫瑰适量

夏枯草适量　　　蜂蜜适量

【制作过程】①玫瑰、夏枯草洗净，放进杯碗中。②往杯碗中注入开水冲泡。③加入蜂蜜调味即可。

【功能效用】本品具有行气解郁、清肝明目作用，可调节内分泌，缓和甲亢引起的情绪躁动、眼突眼干等。

痛风

痛风是由于嘌呤代谢紊乱导致血尿酸增加而引起组织损伤的一种代谢性疾病。痛风发病的关键原因是血液中尿酸含量长期增高。常会出现手臂、手指关节处疼痛、肿胀、发红，严重者会出现痛风石形成，或尿酸性尿路结石症。宜吃木瓜、红萝卜、海带、大米、樱桃、车前子等。痛风多见于中年男性，女性仅占5%，主要是绝经后女性。目前，痛风发病有年轻化趋势。

对症药膳 【独活当归粥】

【材料准备】

独活25克

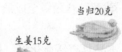
当归20克

生姜15克

粳米100克

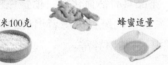
蜂蜜适量

【制作过程】 ①将独活、当归、生姜洗净，待干。②独活、当归、生姜水煎1小时，取汁与粳米煮粥。③待粥时，加入蜂蜜，搅拌均匀即可。

【功能效用】散寒除湿，活血止痛。适合风寒湿痹及脾肾阳虚型痛风患者食用。

对症药膳 【威灵仙牛膝茶】

【材料准备】

威灵仙10克

牛膝10克

车前草5克

砂糖适量

【制作过程】①先将威灵仙、牛膝、车前草洗净，放入茶杯。②置锅于火上，倒入600毫升水，烧开。③用开水冲泡威灵仙、牛膝、车前草，加入适量白糖加盖焖10分钟即可。

【功能效用】本品具有祛风除湿、活络通经、利尿通淋作用，适合痛风患者食用，有利于体内多余尿酸从小便排出。

对症药膳 【防风饮】

【材料准备】

防风9克

丹参6克

薏苡仁20克

冰糖20克

【制作过程】①把丹参去皮、心、尖，洗净；防风润透切片；薏苡仁去杂质，洗净。②把薏苡仁、防风、丹参同放炖锅内，加水250毫升。③把炖锅置武火上烧沸，再用文火煎煮50分钟，加入冰糖调味即可。

【功能效用】 解表祛风，除湿止痛，活血化瘀。适用于湿热痹阻型痛风患者食用。

系统性红斑狼疮

系统性红斑狼疮是一种侵犯皮肤和多脏器的弥漫性、全身性自身免疫疾病，主要累及皮肤黏膜、骨骼肌肉、肾脏及中枢神经系统，同时还可以累及肺、心脏、血液等多个器官和系统。系统性红斑狼疮的病因及发病机制不清，并非单一因素引起，可能与遗传、环境、性激素及免疫等多种因素有关。常会出现关节肿痛、肌肉痛、贫血、头痛、腹痛、呕吐等病。

对症药膳 【 当归猪蹄汤 】

【材料准备】

红枣5枚　黄豆10克

猪蹄200克　白糖适量　花生米10克

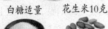

当归15克　黄芪10克　八角适量　盐适量

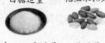

【制作过程】①将猪蹄洗净、切块，氽水；红枣、黄豆、花生米、当归、黄芪洗净浸泡备用。②汤锅上火倒入水，下入猪蹄、红枣、黄豆、花生米、当归、黄芪、八角煲至成熟。③最后调入盐、白糖即可。

【功能效用】本品具有活血化瘀、增强免疫的作用，可缓解系统性红斑狼疮患者出现的面部蝶形红斑，缓和精神情绪异常。

对症药膳 【 灵芝丹参粥 】

【材料准备】

灵芝30克　大米50克　茯苓5克

丹参5克　三七3克　白糖适量

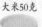

【制作过程】①将灵芝、丹参、三七、茯苓洗净放入锅内，加适量水共煎，取汁备用。②另起锅，加入药汁和淘洗干净的大米，用小火煮成稀粥。③熟时调入白糖即可。

【功能效用】本品具有补益气血、活血通络、养血安神的功效，可降低系统性红斑狼疮并发心血管疾病的风险。

对症药膳 【 鱼腥草茶 】

【材料准备】

鱼腥草50克

红枣15枚　水适量

【制作过程】①先将鱼腥草洗净，红枣切开去核。②二者加水3000毫升，煮沸后转小火再煮20分钟。③最后滤渣即可。

【功能效用】本品具有清热解毒，排脓消肿的功效，对系统性红斑狼疮有较好的食疗效果。

泌尿科>>急性肾炎

急性肾小球肾炎简称急性肾炎，是一组急性起病，因感染后免疫反应引起的弥漫性肾小球非化脓性炎性病变。发病前往往有感冒、扁桃体炎或皮肤化脓感染等前驱疾病，是小儿时期最常见的一种肾脏疾病。患者会出现呼吸道感染、水肿、尿少及血尿、高血压，头痛、呕吐及抽搐、心悸等症状。

对症药膳 【冬瓜小豆汤】

【材料准备】

冬瓜500克　　　　红小豆100克

【制作过程】 ①把冬瓜洗净，切成块；红小豆洗净，浸泡。②再将红小豆和冬瓜一起放进锅中，加适量水，用大火煮沸，小火煮至豆烂即可。

【功能效用】 本方具有利水消肿的作用，适用于急性肾炎。

对症药膳 【茅根粥】

【材料准备】

粳米30克

白茅根200克　　　　冰糖适量

【制作过程】①将白茅根洗净，去节间小根，洗净切碎入砂锅内煎煮取汁。②粳米洗净，放进锅中，加入茅根汁、冰糖和适量水，煮至粥成即可。③空腹服食。

【功能效用】 本方具有凉血止血、清热利尿的作用，适用于急性肾炎、小便不利、尿血等症状。

对症药膳 【莲子红糖茶】

【材料准备】

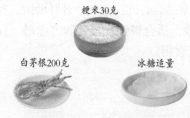

莲子50克

茶叶3克　　　　红糖30克

【制作过程】①将莲子洗净，用温水浸泡5小时即可；茶叶泡茶备用。②把莲子捞出放进锅中，加红糖和适量水，煮烂后再加入茶水，即可饮用。

【功能效用】 本方具有养心健脾、益肾固精的作用。适用于急性肾炎水肿。

慢性肾炎

慢性肾小球肾炎以蛋白尿、血尿、高血压、水肿为基本临床表现，病情迁延，病变缓慢进展，最终发展为慢性肾衰竭。慢性肾小球肾炎可发生于任何年龄，但以青、中年男性为主。常会出现水肿、血压升高、蛋白尿、血尿等症状。宜吃赤小豆、海金沙、茯苓、猪苓、蘑菇、白菜、苹果、草莓、葡萄等。

对症药膳 【泽泻薏苡仁瘦肉汤】

【材料准备】

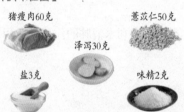

猪瘦肉60克　薏苡仁50克

泽泻30克

盐3克　味精2克

【制作过程】①猪瘦肉洗净，切件；泽泻、薏苡仁洗净。②把全部材料放入锅内，加适量清水，大火煮沸后转小火煲1～2小时。③拣去泽泻调入盐和味精即可。

【功能效用】本品具有健脾益气、利尿消肿的功效，适合慢性肾炎、水肿等患者食用。

对症药膳 【茯苓鸽子煲】

【材料准备】

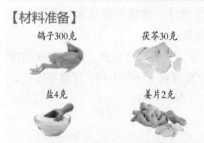

鸽子300克　茯苓30克

盐4克　姜片2克

【制作过程】①将鸽子宰杀洗净，斩成块汆水；茯苓洗净备用。②净锅上火倒入水，放入姜片，下入鸽子、茯苓煲至熟。③调入盐调味即可。

【功能效用】本品具有健脾益气、补肾助阳、利水消肿的功效，适合慢性肾炎伴脾气虚弱、食欲不振的患者食用。

对症药膳 【薏苡仁莲子红糖茶】

【材料准备】

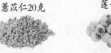

薏苡仁20克　莲子50克

茶叶3克　红糖30克

【制作过程】①将茶叶泡茶备用。②莲子、薏苡仁用水浸泡5分钟后，捞出放进锅中，加适量水和红糖。③煮烂后再加入茶水，即可饮用。

【功能效用】养心健脾，益肾固精。适用于慢性肾炎。

肾结石

肾结石是指发生于肾盏、肾盂及输尿管连接部的结石病。在泌尿系统的各个器官中，肾脏通常是结石易形成的部位。患者常会出现腰部隐痛、胀痛、血尿、肾积水等症状。宜吃金钱草、车前草、夏枯草、竹笋、土豆、香菇、西瓜、葡萄、草莓等。

【对症药膳】【车前草猪肚汤】

【材料准备】

 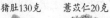

车前草30克　猪肚130克　薏苡仁20克

赤小豆20克　蜜枣1枚　盐适量

【制作过程】①车前草、薏苡仁、赤小豆洗净；猪肚翻转，用盐、生粉反复搓擦，用清水冲净。②锅中注水烧沸，加入猪肚氽至收缩，捞出切片。③将砂煲内注入清水，煮滚后加入所有材料，以小火煲2.5小时，加盐调味即可。

【功能效用】本品具清热利湿、利尿排石等功效，适合慢性肾炎、肾结石等患者食用。

【对症药膳】【核桃海金粥】

【材料准备】

 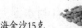
核桃仁10个　桃仁15克

海金沙15克
粳米100克　水1000毫升

【制作过程】①核桃仁、桃仁分别洗净捣碎，海金沙用布包扎好。②加水1000毫升，煮20分钟后，去掉海金沙，入粳米煮粥。③每日早、晚空腹温热服食。

【功能效用】本品具有补肾益气、活血化瘀、化石排石的作用，适合肾结石、尿路结石等患者食用。

【对症药膳】【马蹄茅根茶】

【材料准备】

鲜马蹄100克

鲜茅根100克　白糖少许

【制作过程】①鲜马蹄、鲜茅根洗净切碎。②鲜马蹄、鲜茅根入沸水煮20分钟左右，去渣。③加白糖适量，饮服。

【功能效用】本品具有凉血止血、利尿通淋的作用，可用于尿道刺痛、排尿不畅、肾结石、尿路结石等病的辅助治疗。

肾病综合征

　　肾病综合征是指一组因肾小球损伤导致的临床症状，包括大量的蛋白尿、低蛋白血症、高脂血症和水肿。临床特点：三高一低，即大量蛋白尿(≥3.5g/d)、水肿、高脂血症，血浆蛋白低（≤30g/L）。病情严重者会有浆膜腔积液、无尿。患者会出现水肿、尿少、皮肤感染，常有疲倦、厌食、苍白、精神萎靡等症状。宜吃冬瓜、黄瓜、鸭肉、鸡肉、绿豆、薏苡仁等。

对症药膳【山药蒸鲫鱼】

【材料准备】

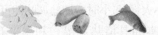

鲜山药100克　　藕节20克　　鲫鱼1条

葱适量　　姜适量　　盐适量　　味精适量

【制作过程】①鲫鱼去鳞及肠杂，洗净，用黄酒、盐腌15分钟。②山药去皮、切片，藕节洗净，铺于碗底，把鲫鱼置上。③加葱、姜、盐、味精、少许水，上笼蒸30分钟即可。

【功能效用】利水消肿。适用于肾虚体弱、肾病综合征、蛋白尿、血尿等的辅助治疗。

对症药膳【六味地黄鸡汤】

【材料准备】

熟地25克　山茱萸10克　山药10克　丹皮10克

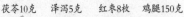

茯苓10克　泽泻5克　　红枣8枚　鸡腿150克

【制作过程】①鸡腿剁块，放入沸水中汆烫，捞出洗净。②将鸡腿和所有药材一起放入炖锅，加6碗水以大火煮开。③转小火慢炖30分钟即成。

【功能效用】此方具有利水泄热、解毒消炎的功效。

对症药膳【茅根赤小豆饮】

【材料准备】

鲜茅根20克

白糖适量　　　　　赤小豆20克

【制作过程】①将鲜茅根洗净，赤小豆洗净，浸泡。②将两种材料放进锅中，加适量水，用大火煮5分钟。③加适量白糖即可，可代茶饮。

【功能效用】利水消肿，清热解毒。对肾病综合征患者有一定的食疗作用。

尿路感染

尿路感染是指尿道黏膜或组织受到病原体的侵犯从而引发的炎症，可分为上尿路感染和下尿路感染。前者为肾盂肾炎，后者主要为膀胱炎。尿路感染95%以上是由细菌感染引起的，患者会出现寒战、发热、头痛、恶心、呕吐、食欲不振、尿频、尿急、尿痛等症状。宜吃乌梅、石榴皮、车前子、黄连、苦瓜、青螺、西瓜、梨等。

对症药膳【车前子田螺汤】

【材料准备】

 田螺500克

 车前子50克

 红枣10枚

 盐适量

【制作过程】①先用清水浸养田螺1~2天，经常换水以漂去污泥，洗净，钳去尾部。②车前子、红枣均洗净；用纱布包好车前子。③把田螺、车前子、红枣放入开水锅内，大火煮沸，改小火煲2小时，加盐即可。

【功能效用】本品具有利水通淋、清热祛湿的功效，对湿热蕴结型尿路感染、前列腺炎等属于膀胱湿热者有辅助治疗作用。

对症药膳【通草车前子茶】

【材料准备】

 通草5克

 车前子5克

 玉米须5克

 砂糖15克

【制作过程】①将通草、车前子、玉米须洗净，盛入锅中，加350毫升水煮茶。②大火煮开后，转小火续煮15分钟。③最后加入砂糖即成。

【功能效用】清泄湿热，通利小便。可治尿道炎、小便涩痛、排尿困难或短赤等病。

对症药膳【乌梅汁】

【材料准备】

 乌梅适量

 甘草适量

 山楂适量

冰糖适量

【制作过程】①乌梅、甘草、山楂洗净，备用。②将乌梅、甘草、山楂放入锅中，加适量水，煮至沸腾。③加入冰糖，煮至溶化即可。

【功能效用】本品具有抑制大肠杆菌的作用，适合大肠杆菌感染引起的尿路感染患者食用，证见尿频、尿急、尿痛等。

尿毒症

尿毒症即慢性肾衰竭，是指各种肾脏病导致肾脏功能渐进性不可逆性减退，直至功能丧失所出现的一系列症状和代谢紊乱的临床综合征，简称慢性肾衰竭。慢性肾衰竭是多种肾脏疾病晚期的最终结局。尿毒症患者消化系统的最早症状是食欲不振或消化不良，病情加重时可出现厌食，恶心、呕吐或腹泻。宜吃红豆、绿豆、毛豆、瓜子、花生、核桃、腰果等。

对症药膳 【猪肝菠菜汤】

【材料准备】

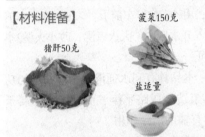

猪肝50克　菠菜150克　盐适量

【制作过程】①将猪肝洗净，切片；菠菜洗净，切段。②把猪肝放进锅中，加适量水，煮沸后，加上菠菜，煮熟。③最后加上盐调味即可。

【功能效用】本方可以解毒，适用于尿毒症。

对症药膳 【鸡蛋土豆羹】

【材料准备】

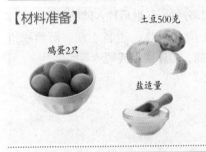

鸡蛋2只　土豆500克　盐适量

【制作过程】①将土豆洗净，去皮，切成丝；鸡蛋磕开，倒入碗中，打散。②将土豆丝放进锅中，加适量水，待熟烂后，加上鸡蛋。③最后加上盐即可。

【功能效用】本方可以清热解毒，对尿毒症患者有一定的食疗作用。

对症药膳 【绿豆西瓜皮汤】

【材料准备】

绿豆100克　西瓜皮适量

【制作过程】①将绿豆洗净，浸泡；西瓜皮洗净，切块。②将绿豆放进锅中，加适量水，煮汤，至汤色碧绿纯清后，去绿豆。③然后再将洗净切块的西瓜皮放入再煮，煮沸后即离火，待温热时饮汤。

【功能效用】清热解毒，泻火。适用于尿毒症患者食用。

妇科>>月经不调

月经不调是由于七情所伤或外感六淫，或先天肾气不足，多产、房劳、劳倦过度，使脏气受损，肾、肝、脾功能失常，气血失调，致冲任二脉损伤所致。月经不调常表现为月经周期不准，超前，落后，无定期，经量过多、过少，色泽紫黑或淡红，经血浓稠或稀薄，还伴有头晕、乏力、心慌、气急等。

对症药膳【百合腰花汤】

【材料准备】

猪腰1个　生姜10克　葱1根　百合15克

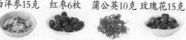

西洋参15克　红枣6枚　蒲公英10克　玫瑰花15克

【制作过程】①猪腰剖开，切除白筋，然后切片。②药材洗净，姜去皮切片，葱洗净切末，蒲公英和玫瑰花用纱布包好备用。③药材放入锅中，加水煮开后加入猪腰、姜片及其他调料，煮熟后去除纱布，加入葱末即可。

【功能效用】润肺，补肾气。适于月经不调及经血不足所致咳嗽者食用。

对症药膳【益母土鸡汤】

【材料准备】

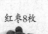

人参15克　　　　　　土鸡腿1只

红枣8枚

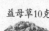

益母草10克　　　　　盐5克

【制作过程】①将人参片、红枣、益母草均洗净；鸡腿剁块，放入沸水中氽烫后捞出，洗净。②鸡腿和人参片、红枣、益母草放入锅中，加1000毫升水，以大火煮开，转小火续炖25分钟。③加盐即成。

【功能效用】活血化瘀，缓中止痛，调经。适合月经不调、经色淡、量少，并伴神疲乏力、面色苍白的患者食用。

对症药膳【艾叶止痛粥】

【材料准备】

艾叶10克　泽兰10克　黄芪15克

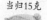

当归15克　粳米100克　红糖少许

【制作过程】①将黄芪、当归、泽兰、艾叶均洗净后煎15分钟，去渣取汁。②锅里放入洗净的粳米和药汁，加水煮至熟烂。③最后加入适量红糖即可。

【功能效用】补气血，健脾胃，温经散寒，止疼痛。适用于妇女月经不调、痛经等病。

痛经

痛经，或称为经期疼痛，是妇科最常见的症状之一。痛经是指妇女在经期及其前后出现小腹或腰部疼痛，严重者可伴有恶心呕吐、冷汗淋漓、手足厥冷，甚至昏厥。原发性痛经多指生殖器官无明显变化者，多见于青春期少女、未婚及已婚未育女性，此种痛经在正常分娩后可缓解或消失。继发性痛经多因生殖器官有器质性病变所致。

对症药膳【桂枝大枣汤】

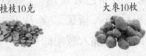

【材料准备】

桂枝10克　　　大枣10枚

山楂15克　　　红糖30克

【制作过程】①将桂枝用清水浸泡后洗净，用纱布包紧备用。②大枣去核并洗净；山楂去核并洗净。③将药材一起水煮，煮好后去除桂枝，调入红糖，温饮。

【功能效用】温经散寒，活血止痛。适用于经前或经期小腹疼痛，得热痛减，经行量少等状。

对症药膳【姜枣花椒汤】

【材料准备】

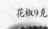

生姜24克

大枣30克　　　花椒9克

【制作过程】①将生姜去皮洗净，切片。②大枣去核洗净，花椒用清水冲洗干净备用。③将生姜、大枣、花椒一同入锅，加适量水，煎汤至熟即可。

【功能效用】温中止痛。适用于寒凝气滞、经行不畅、色暗有块、畏寒肢冷等痛经症状。

对症药膳【泽兰养血止痛粥】

【材料准备】

黄芪15克　　当归15克　　白芍15克

泽兰10克　　粳米100克　　红糖适量

【制作过程】①将黄芪、当归、白芍、泽兰用清水冲洗干净，然后一同入锅煎取汁液备用。②粳米淘洗干净，将药汁和粳米一同煮粥至熟，调入适量红糖拌匀即可。

【功能效用】补气血、健脾胃、止疼痛，适用于妇女痛经。

闭经

闭经是一种常见的妇科疾病，可分为原发性闭经和继发性闭经。凡年满18岁或第二性征已发育成熟2年以上仍未来月经称原发性闭经，多由遗传、性腺发育不良等所致；已有规则的月经周期，由于某些原因而停止行经达6个月以上者称继发性闭经，多由精神因素或病理因素所致。宜吃蛋、牛奶、大枣、桂圆、姜、大枣、红糖等。

对症药膳【番薯煲姜汤】

【材料准备】

番薯400克　　老姜1块　　郁金15克

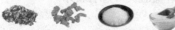

益母草8克　　三七粉5克　　糖适量　　盐适量

【制作过程】①番薯洗净削皮，并切块；老姜洗净，整块用刀拍散备用。②郁金、益母草洗净后用纱布包紧备用。③锅中加入800毫升水煮沸，放入番薯、老姜及药包，至番薯熟后去纱布，撒入三七粉，调入糖、盐即可。

【功能效用】行气化瘀，调经顺气。适用于妇女闭经。

对症药膳【虫草洋参鸡汤】

【材料准备】

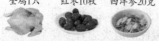

全鸡1只　　红枣10枚　　西洋参20克

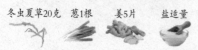

冬虫夏草20克　　葱1根　　姜5片　　盐适量

【制作过程】①将全鸡处置干净，并洗净，放入水中汆烫后捞出；葱洗净并切段；姜去皮切块；西洋参、虫草、红枣均洗净后备用。②将所有材料一同入锅，加水至完全淹没，大火煮开后改小火煮1小时，加盐调味即可。

【功能效用】补气，活血暖身。适用于妇女闭经。

对症药膳【四物芡实粥】

【材料准备】

当归20克　川芎6克　白芍6克

熟地20克　　芡实10克　　粳米100克　　红糖适量

【制作过程】①将当归、川芎、白芍、熟地洗净后，入锅煎水，去渣留汁备用。②芡实洗净泡水3小时后过滤备用。③粳米洗净，将芡实、药汁、粳米一同入锅煮粥，至熟后调入红糖拌匀即可。

【功能效用】滋养补血，活血祛瘀。适用于妇女闭经。

阴道炎

阴道炎是阴道黏膜及黏膜下结缔组织的炎症。引起女性阴道炎的病因主要是病原体的感染，自然防御能力低下，性生活不洁或月经期不注意卫生，手术感染，或盆腔或输卵管邻近器官发生炎症等。多因阴道的自然防御功能受到破坏，病原侵入，发生阴道炎症。主要表现为白带的性状改变及外阴瘙痒灼痛、性交痛，当感染累及尿道，也可发生尿痛、尿急等症状。

对症药膳【黄檗上海青排骨】

【材料准备】

排骨500克　上海青300克　黄檗15克

盐适量　鸡精5克　味精3克

【制作过程】①上海青洗净，切段，备用；黄檗洗净，备用。②排骨洗净，切成小段，用盐腌8小时至入味。③锅上火，注入适量清水，放入排骨、黄檗和上海青一起煲3小时，调入鸡精、味精拌匀即可。

【功能效用】清热燥湿，解毒止痒。适合阴道炎、阴道瘙痒、盆腔炎等患者食用。

对症药膳【大芥菜红薯汤】

【材料准备】

大芥菜450克　姜2片

红薯500克

花生油5克　盐5克

【制作过程】①大芥菜洗净，切段。②红薯去皮，洗净，切成块状。③锅中放入花生油、姜片、红薯爆炒5分钟，加入1000毫升水，煮沸后加入大芥菜，煲煮20分钟，加盐调味即可。

【功能效用】清热解毒，消炎杀菌。一般人皆可食用，尤其是慢性阴道炎患者多食。

对症药膳【马齿苋蒲公英粥】

【材料准备】

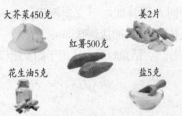

鲜马齿苋300克　蒲公英20克

粳米100克　白糖适量

【制作过程】①马齿苋用清水泡洗干净，蒲公英用清水冲洗，然后将马齿苋和蒲公英一起入锅加水煎汁，煎好后去渣留汁备用。②粳米淘洗干净，然后将药汁和粳米一同入锅煮粥，加入适量白糖调匀即可。

【功能效用】清热凉血，消炎杀菌。适用于阴道炎患者，可改善阴道瘙痒、带下异常的症状。

带下过多

　　中医所称"带下"，是指白带带下，色白无臭味，这是正常的生理现象。当带下量明显增多，并且色、质和气味异常，伴全身或局部症状者，称为带下过多。中医学认为，本病主要由于湿邪影响任、带二脉，以致带脉失约、任脉不应所形成。临床表现为白带增多、绵绵不断，腰痛、神疲乏力等，或见赤白带相兼，或五色杂下，或脓浊样，有臭气。

对症药膳 【蚕豆瘦肉汤】

【材料准备】

猪瘦肉100克　冬瓜200克

蚕豆60克

料酒适量　　胡椒粉适量

葱段适量　姜片适量　味精适量　盐适量

【制作过程】①冬瓜洗净切块；蚕豆洗净；瘦肉洗净切块。②锅内放入蚕豆、瘦肉、冬瓜、葱段、姜片，加水适量，大火煮沸后放入料酒，改用小火煮至蚕豆烂熟，加入盐、味精、胡椒粉，搅匀即可。

【功能效用】清热解毒，利水除湿。适用于带下过多、风湿病、疲倦食少等患者食用。

对症药膳 【马齿苋瘦肉汤】

【材料准备】

鲜马齿苋200克　　料酒适量

瘦肉150克

鸡精适量　　盐适量

【制作过程】①马齿苋泡发后洗净并切段；猪瘦肉洗净、切丝。②锅内放入马齿苋、猪瘦肉、料酒，加入清水，大火煮沸后改小火煮30分钟，加入盐、鸡精调味即可。

【功能效用】清热祛湿，消炎解毒。适用于带下过多患者食用。

对症药膳 【乌鸡莲子粥】

【材料准备】

白果6克　　莲子肉15克

粳米50克　　乌骨鸡1只

【制作过程】①先将白果、莲子肉洗净并研成细粉。②乌鸡处置干净后洗净，将细粉纳入鸡膛。③粳米淘洗干净后，将其一同入锅煮粥，至熟时加入调料调味即可。

【功能效用】收涩止带，滋养固肾。适用于带下过多患者食用。

盆腔炎

盆腔炎是指女性盆腔器官组织发生的炎症性病变，包括子宫内膜炎、输卵管炎、输卵管卵巢脓肿和盆腔腹膜炎，一般以子宫内膜炎和输卵管炎为多见，下腹部持续性疼痛和白带增多为其主要症状，若病情严重可有寒战、高热、食欲不振等。宜吃青菜、海带、豆腐、鸡蛋、菠菜、苹果、橙子等食物。

对症药膳【苦菜萝卜汤】

【材料准备】

苦菜100克　　金银花20克　　蒲公英25克

青萝卜200克　　盐适量　　鸡精适量

【制作过程】①将苦菜泡好后滤水备用；金银花用清水洗净；蒲公英用纱布包扎；萝卜洗净切块。②将蒲公英煎汁，煎好后去渣留汁。③将苦菜、金银花、萝卜和药汁一同入锅煮，至萝卜烂熟时调入调料即可。

【功能效用】清热解毒，消炎。适用于盆腔炎患者食用。

对症药膳【马齿苋鸡蛋汤】

【材料准备】

马齿苋200克　　鸡蛋2个　　猪瘦肉100克

盐适量　　生姜适量　　鸡精适量

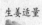

【制作过程】①将马齿苋泡好后，在开水锅中焯一下，捞出沥水备用；鸡蛋打碎加适量盐调匀；猪瘦肉洗净切块备用。②将马齿苋、瘦肉、生姜一同入锅煮汤，快熟时倒入鸡蛋，小火煮2分钟，调味即可。

【功能效用】消炎解毒，滋补强身。适用于盆腔炎患者食用。

对症药膳【三黄粥】

【材料准备】

黄连16克　　　　黄芩10克

黄檗12克

粳米100克　　白糖适量

【制作过程】①分别将黄连、黄檗、黄芩用清水冲洗干净后备用；然后将其一同入锅煎汁，煎好后去渣留汁备用。②将粳米淘洗干净，然后将药汁和粳米一同入锅煮粥，至粥好时加入白糖拌匀即可。

【功能效用】清热解毒，除湿。适用于盆腔炎患者食用。

宫颈炎

宫颈炎是指妇女子宫颈发生的炎症性病变，可分为急、慢性两种。急性宫颈炎较为少见，但不及时治疗，就可能转变成慢性宫颈炎。宫颈炎为妇科常见的妇科疾病，多发生于生育年龄的妇女。老年人也有随阴道炎而发病的。主要症状为子宫颈部红肿、疼痛、宫颈糜烂、宫颈肥大、子宫颈息肉、宫颈腺体囊肿、子宫颈管炎等。

对症药膳【萝卜枸杞汤】

【材料准备】

白萝卜200克　　　　枸杞子15克

白术12克

巴戟天10克　　　　瘦肉100克

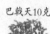

【制作过程】①白萝卜去皮洗净切块备用；将白术、巴戟天用清水冲干净，入锅煎汁，去渣留汁备用；枸杞子洗净，瘦肉洗净切片。②将药汁、白萝卜、瘦肉一同入锅煮汤，快好时加入枸杞子，调味即可。

【功能效用】健脾温肾，除湿。适用于脾肾虚弱所致宫颈炎。

对症药膳【冬瓜瘦肉汤】

【材料准备】

冬瓜300克　　　　盐适量

瘦肉100克

生姜适量　　　　鸡精适量

【制作过程】①将冬瓜去皮去瓤，洗净并切片备用；猪瘦肉洗净并切块。②将冬瓜和猪瘦肉一同入锅注入适量水，加生姜，至冬瓜熟烂后加入调料调味即可。

【功能效用】清热利湿，解毒，补虚。适用于体内有湿热所致宫颈炎食用。

对症药膳【龙胆生地粥】

【材料准备】

龙胆草8克　　黄芩10克　　车前子15克

泽泻15克　　生地15克　　粳米100克　　白糖适量

【制作过程】①将药材用清水冲洗干净备用；然后将其一起入锅加水煎汁，去渣留汁备用。②粳米淘洗干净，然后将药汁和大米一同入锅煮粥，至快好时加入白糖拌匀即可。

【功能效用】清热利湿，疏肝清风。适用于湿热下注所致宫颈炎。

不孕

女子不孕分为原发不孕和继发不孕。有正常性生活、配偶生殖功能正常，未避孕而不受孕者，为原发性不孕；如果曾一度怀孕，但此后就未能受孕为继发性不孕。女性不孕的原因有生殖道堵塞、生殖道炎症、卵巢功能不全和免疫因素等。中医学认为，女子不孕，是由于肾气不足，或冲任气血失调所致。宜吃野鸡、虾、龟、鳖、黑芝麻、核桃、桂圆等。

对症药膳 【鳖甲鸽汤】

【材料准备】

鸽子1只

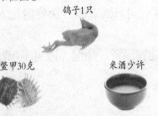

鳖甲30克　　　米酒少许

【制作过程】①将鸽子去毛和内脏并洗净，鳖甲打碎。②将鳖甲粉放入鸽子腹内，加清水适量及米酒少许。③放入瓦盅内隔水炖熟，调味服食。

【功能效用】滋补肾阴。适用于头晕耳鸣、不孕等。

对症药膳 【蛤蚧蒸鹌鹑蛋】

【材料准备】

鹌鹑蛋10个　　阿胶8克　　蛤蚧3克

黄酒5克　　　精盐1克　　味精1克

【制作过程】①鹌鹑蛋去壳后放进碗中，用竹筷搅散；阿胶、蛤蚧研成粉；在打好的鹌鹑蛋里加入阿胶粉、蛤蚧粉、黄酒、精盐、味精。②搅匀后，放蒸笼中蒸15~20分钟，取出佐餐食用。

【功能效用】温补肾阳。适用于肾阳不足所致不孕。

对症药膳 【鹿角胶粥】

【材料准备】

粳米100克　　　　鹿角胶15克

白糖适量

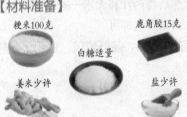

姜米少许　　　　盐少许

【制作过程】①将粳米淘洗干净后入锅，注入清水煮粥。②至粥熟后加鹿角胶，姜米、盐少许，搅拌均匀即可，也可调入适量白糖。

【功能效用】滋补肝肾，养血益精。适用于肾虚所致不孕。

先兆流产

先兆流产是指在妊娠早期出现的阴道少量出血，时下时止，伴有轻微下腹痛和腰酸的一种疾病。具有流产的表现，可能导致流产，但经过保胎处理后可能继续妊娠，主要发生在妊娠早期。主要是因为孕妇体质虚弱，或劳累、外伤（包括不当的阴道内诊、性交）所致。宜吃猪心、猪肝、龙眼、黑木耳、大枣、桂圆、羊肉等。

对症药膳 【艾叶鸡蛋汤】

【材料准备】

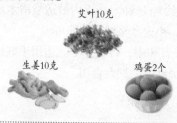

艾叶10克

生姜10克

鸡蛋2个

【制作过程】①将鸡蛋煮熟后去壳备用。②艾叶用清水冲洗干净，生姜洗净并切片，然后一起入锅煎水，去渣留汁备用。③将鸡蛋和药汁一同入锅稍煮即可。

【功能效用】止血补虚。适用于妊娠早期阴道有出血、先兆流产妇女食用。

对症药膳 【阿胶糯米粥】

【材料准备】

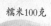

阿胶15克 桑白皮15克

糯米100克 红糖8克

【制作过程】①将桑白皮用清水冲洗净，然后煎水，去渣留汁备用；糯米泡好，洗净；阿胶研磨成粉末。②将糯米和药汁一同入锅煮粥，快好时撒入阿胶粉，至熟后调入红糖拌匀即可。

【功能效用】补血止痛。适用于先兆流产有出血妇女食用。

对症药膳 【山药固胎粥】

【材料准备】

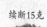

山药90克 续断15克 杜仲15克

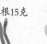

苎麻根15克 糯米100克 红糖适量

【制作过程】①将山药、续断、杜仲、苎麻根用清水冲洗干净后一同入锅煎水，煎好后去渣留汁备用。②糯米洗净后和药汁一起下锅煮粥，至好时调入适量红糖即可。

【功能效用】补肾固胎。适用于先兆流产妇女食用。

妊娠呕吐

妊娠呕吐又称妊娠恶阻。妇女在怀孕初期会出现食欲不振，有轻度恶心、呕吐等现象，重则不能进饮食、全身乏力、明显消瘦、小便少、皮肤黏膜干燥、眼球凹陷等。中医学认为，恶阻的主要病机是冲气上逆、胃失和降、每由脾胃虚弱和肝胃不和所致。多见于年轻初孕妇，停经6周左右出现早孕反应，逐渐加重直至频繁呕吐不能进食，呕吐物中有胆汁或咖啡样物质。

对症药膳【香菜鲼鱼汤】

【材料准备】

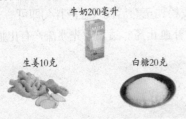

香菜50克　鲼鱼100克　紫苏叶10克

生姜5克　盐适量　酱油适量　味精适量

【制作过程】①将香菜洗净，切碎；紫苏叶洗净，切细丝；生姜去皮，切细丝；鲼鱼处置干净，切薄片，用适量盐、姜丝、紫苏叶丝、酱油拌匀，腌制约10分钟。②锅内放适量清水煮沸，放入鱼片，小火煮至熟调味即可。

【功能效用】暖胃和中，行气止呕。适用于妊娠呕吐、厌食、厌油腻的妇女食用。

对症药膳【生姜牛奶】

【材料准备】

牛奶200毫升

生姜10克　　　　白糖20克

【制作过程】①生姜去皮，洗净，切丝。②将鲜牛奶、生姜合在一起，用小火煮沸后熄火。③可依个人口味，加入白糖调味即可。

【功能效用】益胃，降逆，止呕。适合于胃寒呕吐的早孕反应患者食用。

对症药膳【红枣糯米粥】

【材料准备】

糯米60克　　　　红枣30克

生姜3片　　　　红糖适量

【制作过程】①将糯米泡好淘洗干净；红枣洗净去核备用。②将糯米入锅注水煮粥，煮成稀粥时加入红枣和生姜，至熟后调入适量红糖即可。

【功能效用】益气补血。适用于气机上逆、妊娠呕吐者食用。

妊娠水肿

妊娠水肿是指妊娠3~4个月以后出现的肢体、面目肌肤水肿，表现为体内充塞难受。若妊娠后期仅有轻度的下肢肿胀，无其他不适，经饮食起居调理，产后自消，不作病论。本病的发生主要是因素体脾肾阴虚，孕后更感不足，脾阳虚不能运化水湿等所致。宜吃洋葱、大蒜、南瓜、冬瓜、菠萝、葡萄、绿豆等。

对症药膳 【黑豆汤】

【材料准备】

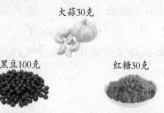

大蒜30克

黑豆100克　　　红糖30克

【制作过程】①黑豆洗净；大蒜洗净，去皮备用。②将炒锅放旺火上，加水煮沸后，倒入黑豆、大蒜、红糖，用文火烧至黑豆熟即可。

【功能效用】补脾健胃。适用于脾胃虚弱所致妊娠水肿。

对症药膳 【杜仲鲤鱼汤】

【材料准备】

杜仲30克

枸杞子30克

干姜10克

鲤鱼500克

【制作过程】①将杜仲、枸杞子、干姜分别洗净，然后装入纱布袋，扎口备用。②鱼去鳞、鳃及内脏，洗净，与药同煮1小时，去药袋，饭前食鱼饮汤。

【功能效用】补肾。适用于肾虚所致妊娠水肿者食用。

对症药膳 【黄芪白术粥】

【材料准备】

黄芪20克

白术15克

车前草14克

粳米100克

红糖适量

【制作过程】①将黄芪、白术、车前草分别用清水冲洗干净，然后一同入锅煎水，去渣留汁备用。②将粳米淘洗干净，与煎好的药汁一起煮粥，至煮好时调入适量的红糖拌匀即可。

【功能效用】健脾补虚，利水。适用于脾虚所致妊娠水肿妇女食用。

产后腹痛

产后腹痛指的是产妇生产后小腹疼痛，多见于初产妇，由于分娩时失血过多，冲任空虚，胞脉失养，或因血少气弱，运行无力，以致血流不畅，迟滞而痛。重者腹部疼痛剧烈，而且拒绝触按，按之有结块，恶露不肯下，恶露量少，色紫有块。

对症药膳【莲枣养血汤】

【材料准备】

猪血100克　　红枣70克　　莲子50克

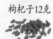
枸杞子12克　　白糖　　盐适量

【制作过程】①将猪血用水浸泡后洗净，切块，焯水；红枣去核洗净；莲子去心洗净；枸杞子洗净，备用。②先将红枣、莲子放入锅内，注水，煮开后用小火续煮30分钟。③加入猪血、枸杞子、白糖、盐，拌匀煮5分钟即可。

【功能效用】补血益气。适用于血虚气弱所致产后腹痛者食用。

对症药膳【红糖阿胶粥】

【材料准备】

红糖适量

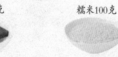
阿胶12克　　　糯米100克

【制作过程】①将糯米淘洗净，冷水浸泡1小时；阿胶研磨成细粉备用。②将糯米入锅，注入适量的清水，煮粥，至成稀粥的时候撒入阿胶拌匀，至煮好后调入适量的红糖搅拌均匀即可。

【功能效用】滋阴补血。适用于产后腹痛妇女食用。

对症药膳【泽兰粥】

【材料准备】

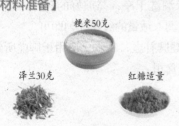
粳米50克

泽兰30克　　　红糖适量

【制作过程】①先将泽兰用清水冲洗干净，然后入锅注水煎取药汁，煎好后去渣留汁备用。②将粳米淘洗干净，与准备好的药汁一同入锅煮粥，至快好时调入适量红糖即可。

【功能效用】活血化瘀，行水消肿。适用于产后瘀滞所致腹痛者食用。

产后恶露不绝

产后恶露不绝，是指产妇分娩后恶露持续20日以上仍淋漓不断者。相当于西医的晚期产后出血、产后子宫复旧不全。中医学认为，本病主要是由冲任失调，气血运行失常所致。有虚、实之分，虚即恶露色淡、质稀、无臭味、小腹软而喜按；实即恶露紫黑黯，有块或有臭味，小腹胀而拒按。

对症药膳【人参乌鸡汤】

【材料准备】

人参10克　　　　　乌骨鸡1只

精盐少许　　　　　生姜片少许

【制作过程】①将人参浸泡软后切片，洗净备用。②乌鸡处置干净后，将准备好的人参片装入鸡腹中，然后将其放入砂锅内，放入洗净的姜片隔水炖至鸡烂熟，加入调料调味即可。

【功能效用】益气补虚。适用于产后恶露不绝妇女食用。

对症药膳【桃仁莲藕汤】

【材料准备】

桃仁10克

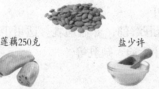

莲藕250克　　　　　盐少许

【制作过程】①桃仁洗净；莲藕洗净切块备用。②然后将其一同入锅，加水煮汤，至藕烂熟后加入适量的盐调味，拌匀即可。

【功能效用】清热，凉血活血。适用于血热血瘀所致产后恶露不绝妇女食用。

对症药膳【益母草粥】

【材料准备】

益母草50克

粳米100克　　　　　红糖适量

【制作过程】①将益母草用清水冲洗干净，然后将其入锅煎水，煎好后去渣留汁备用。②粳米淘洗干净，与煎好的药汁一同入锅煮粥，至煮好时加入适量的红糖，调匀即可。

【功能效用】活血化瘀。适用于血瘀所致产后恶露不绝妇女食用。

产后缺乳

缺乳又称为"乳汁不行""乳汁不下"，是指妇女分娩3天以后，即哺乳期间乳汁分泌过少或全无乳汁的疾患。多由于先天发育不良、精神紧张、劳逸失度、营养状况或哺乳方法不对都可影响乳汁分泌，而致缺乳。中医学认为，本病因气血虚弱或气滞血瘀引起。主要表现为乳汁稀薄而少，乳房柔软而不胀痛，面色少华，心悸气短等。

对症药膳【当归牛腩汤】

【材料准备】

生姜片少许　酱油适量

牛腩750克　植物油适量

冬笋150克

芝麻油适量　胡椒粉适量　绍酒10毫升

猪骨汤1000克　当归25克　大蒜30克　白糖适量

【制作过程】①将牛腩洗净，切块；冬笋洗净，切块。②在锅中下花生油烧热，加蒜末、姜末煸炒片刻，再加牛腩、冬笋，加绍酒、白糖、酱油炒10分钟。③倒入猪骨汤，待烧沸后共入砂锅，加当归，至肉烂熟后，淋上芝麻油，撒上胡椒粉即可。

【功能效用】行气活血，通利乳汁。适用于气血瘀滞引起的缺乳。

对症药膳【黄花瘦肉汤】

【材料准备】

盐6克　猪瘦肉150克

黄花菜100克

香菜50克

姜适量　葱末适量　胡椒粉适量

【制作过程】①将黄花菜泡发好，洗净；猪瘦肉洗净，切丝，备用。②锅内加适量水，放入黄花菜、猪肉丝、姜丝、葱末、胡椒粉，大火烧沸，改用小火煮20分钟。③熟后调入调味料，撒上香菜末即可。

【功能效用】疏肝解郁，养血通乳。适用于肝郁血虚引起的乳汁不通、缺乳等。

对症药膳【桂圆皮蛋瘦肉粥】

【材料准备】

皮蛋2个　桂圆肉15克　大米100克

排骨150克　猪瘦肉400克　料酒适量　盐适量

【制作过程】①皮蛋去壳，打碎；排骨、瘦肉洗净后，分别入沸水煮至八成熟时，捞入碗中，加盐、料酒拌匀，腌制片刻备用。②锅内注水，倒入桂圆肉、大米、排骨一起煮粥，至快好时下入瘦肉、皮蛋稍煮即可。

【功能效用】益脾健胃，补益气血。适用于产后缺乳。

急性乳腺炎

乳腺炎是指乳房部位发生的一种急性化脓性疾病，多发生于产后3 4周的妇女，尤其是初产妇多见。初期患者有发热恶寒，患侧乳房红、肿、热、痛，多因乳头破裂所致。中医学认为，本病为产后情志不舒，肝气郁结，乳络不通，郁而化热，瘀而成痈。

对症药膳【银花猪蹄汤】

【材料准备】

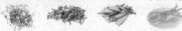

金银花10克　桔梗10克　白芷10克　茅根10克

通草12克　猪蹄1只　黄瓜35克　盐6克

【制作过程】①将猪蹄洗净、切块、汆水；黄瓜去籽洗净备用。②将金银花、桔梗、白芷、茅根、通草洗净装入纱布袋，扎紧。③汤锅上火倒入水，下入猪蹄、药袋，调入盐烧开，煲至快熟时，下入黄瓜，捞起药袋丢弃，至黄瓜熟即可。

【功能效用】清热解毒，排脓通乳。适用于急性乳腺炎。

对症药膳【黄檗生地饮】

【材料准备】

黄檗10克　　　黄连10克

生地10克　　　蜂蜜适量

【制作过程】①将黄檗、黄连、生地洗净，备用。②将洗好的药材放入杯中，以开水冲泡，加盖焖10分钟。③加入蜂蜜调味即可。

【功能效用】清热利湿，凉血消肿。适用于急性单纯性乳腺炎。

对症药膳【绿豆银花粥】

【材料准备】

绿豆50克　金银花50克　粳米100克

黄连10克　地肤子10克　白糖适量

【制作过程】①先将绿豆洗净后浸泡半天；粳米淘洗干净，备用。②金银花、黄连、地肤子洗净，加水煎汁，取汁备用。③取药汁与淘洗干净的粳米、绿豆一同煮粥，待粥熟烂后加入白糖即可。

【功能效用】清热解毒，消炎止痛。适用于急性乳腺炎，可改善乳腺红、肿、热、痛等症状。

乳腺增生

乳腺增生是女性最常见的乳房疾病，其发病率占乳腺疾病的首位。乳腺增生是一种乳腺组织既非炎症也非肿瘤的异常增生性疾病，为增生与复旧不全造成的乳腺正常结构的紊乱，乃女性常见的多发病之一。中医学认为，多由肝气郁结，气机阻滞，乳络不通，气滞血瘀所致。主要症状有乳房包块或硬节，质地不硬，可移动，常伴有乳房胀痛症状。

对症药膳【海带瘦肉汤】

【材料准备】

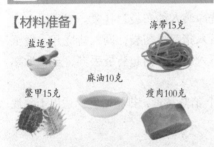

盐适量　　　　　海带15克
麻油10克
鳖甲15克　　　瘦肉100克

【制作过程】①海带用清水泡发好后洗净，切块；鳖甲洗净打碎；瘦肉洗净切块备用。②然将其一同入锅注水煮汤，至熟后加入适量盐、麻油调味即可。

【功能效用】软坚散结，散瘀止痛。适用于乳腺增生。

对症药膳【莪术三棱饮】

【材料准备】

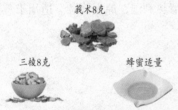

莪术8克
三棱8克　　　蜂蜜适量

【制作过程】①将莪术、三棱分别洗净后备用。②将其一同入锅注水后煎汁，煎好后去渣留汁，然后在药汁中调入适量的蜂蜜，搅拌均匀即可。

【功能效用】破血行气，消积止痛。适用于乳腺增生。

对症药膳【青皮山楂粥】

【材料准备】

青皮10克　　　山楂30克
粳米50克　　　红糖适量

【制作过程】①青皮、山楂洗净后一同入锅煎水，煎好后去渣留汁备用。②将粳米洗净和药汁一同入锅熬粥，至快煮好时加入适量红糖调匀即可。

【功能效用】疏肝破气，消积化滞。适用于肝气瘀滞所致乳腺增生。

乳腺癌

　　乳腺癌是由于雌激素的长期刺激、家族遗传、长期接受电离辐射及长期精神情志不畅等所致。乳腺癌患者会出现乳房肿块，乳头改变，乳房皮肤及轮廓改变，淋巴结肿大。主要有乳房疼痛、隐痛、胀痛、钝痛或刺痛，乳头回缩，乳头或乳晕处出现表皮糜烂或溃疡，乳头渗出血性分泌物等症状。宜吃黄豆，胡萝卜，椰菜花，谷类食物，新鲜水果等。

对症药膳 【佛手萝卜汤】

【材料准备】

胡萝卜100克　佛手瓜75克　马蹄35克

盐适量　姜末适量　香油适量　胡椒粉适量

【制作过程】①将胡萝卜、佛手瓜、马蹄均去皮，洗净，切丝，备用。②净锅上火注油烧热，将姜末爆香。③下入胡萝卜、佛手瓜、马蹄煸炒，锅内加入适量水烧开，调入盐、胡椒粉，淋入香油即可。

【功能效用】疏肝解郁，行气止痛，软坚散结。适合于肝郁气滞型乳腺癌患者食用。

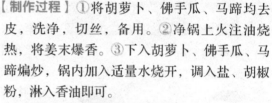

对症药膳 【黑芝麻拌莴笋】

【材料准备】

莴笋300克　　黑芝麻少许　　盐适量

味精适量　　醋适量　　生抽适量

【制作过程】①莴笋去皮，洗净，切丝。②锅内注水烧沸，放入莴笋丝焯熟后，捞起沥干并装入盘中。③加入盐、味精、醋、生抽拌匀，撒上熟黑芝麻即可。

【功能效用】可激活T淋巴细胞，能防治乳腺癌，预防癌细胞扩散。

对症药膳 【荔枝核粥】

【材料准备】

荔枝核15克　　　　粳米100克

【制作过程】①粳米淘净；荔枝核洗净，备用。②将荔枝核捣碎，置于锅中，加清水100毫升以大火煮开，10分钟后滤渣取汁。③将粳米、荔枝核汁一同倒入锅中，加清水500毫升，以大火煮开后改小火煮30分钟，成粥即可。

【功能效用】行气止痛，散结破气。适合乳腺增生、乳腺纤维瘤、乳腺癌患者食用。

功能性子宫出血

由于内分泌失调所致的子宫内膜发生异常出血为功能性子宫出血，简称功血。临床上分为无排卵型和排卵型。无排卵型功血的症状有：经期紊乱，出血量时多时少，伴有贫血等，多生发于青春期和围绝经期妇女；排卵型功血多发生于生育期妇女，症状有经期提前等。宜吃黑豆、发菜、胡萝卜、面筋、菠菜、金针菜、龙眼肉等。

对症药膳 【枸杞瘦肉汤】

【材料准备】

菟丝子20克

瘦猪肉200克

枸杞子18克

生姜10克

红枣10枚

【制作过程】①将菟丝子用清水洗净后用纱布包紧；枸杞子洗净；瘦肉洗净切块；红枣洗净去核备用；姜切片。②将瘦肉、红枣、姜片、药包一同入锅加水煮汤，至快好时去药包，撒入枸杞子，拌匀稍煮即可。

【功能效用】温补肾阳。适用于肾阳虚所致功血患者食用。

对症药膳 【地榆兔肉汤】

【材料准备】

地榆15克

海螵蛸30克

地骨皮25克

兔肉150克

【制作过程】①将地榆、海螵蛸、地骨皮分别用清水洗净，然后一同入锅煎汁，煎好后去渣留汁备用。②兔肉处置干净后与药汁一同入锅煮汤，至兔肉熟烂后，加入适当的调料拌匀即可。

【功能效用】清热，凉血，止血。适用于功血患者食用。

对症药膳 【龙眼莲子粳米粥】

【材料准备】

龙眼肉30克

莲子60克

粳米100克

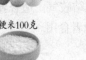
红糖适量

【制作过程】①龙眼肉用清水冲洗净；莲子去心洗净备用。②粳米淘洗干净，与莲子一同入锅，加入适量的清水煮粥，粥成时加入龙眼肉，煮熟后加入适量红糖，拌匀即可。

【功能效用】补血，养心，健脾。适用于脾虚所致功能性子宫出血者食用。

子宫脱垂

　　子宫从正常位置沿阴道下降，子宫颈外口达坐骨棘水平以下，甚至子宫全部脱出于阴道口外，称为子宫脱垂。常伴有阴道前、后壁膨出。本病主要病因是盆底支持组织的损伤、薄弱。该病多发于产后体质虚弱，气血受损，分娩时用力太大等。宜吃鸡、山药、扁豆、莲子、芡实、泥鳅、淡菜、韭菜、大枣、发菜、紫菜、海带、裙带菜等。

对症药膳【升麻鸡蛋汤】

【材料准备】

升麻10克

鸡蛋2个

盐适量

【制作过程】①将升麻用清水冲洗干净，入锅加水煎汁，煎好后去渣留汁备用。②将鸡蛋打碎加入适量的盐调匀，与药汁一起入锅煮汤，汤成后加入适当调料即可。

【功能效用】补气，补虚。适用于子宫脱垂者食用。

对症药膳【升麻炖大肠】

【材料准备】

升麻15克

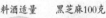

料酒适量

黑芝麻100克

姜适量

猪大肠1段

葱适量

【制作过程】①将大肠洗净，装入升麻与黑芝麻，线扎好。②将其放入锅内，加入适量的姜、葱、料酒和清水，先武火后文火炖3小时，撒入调料即可。

【功能效用】补气，补肾，固脱。适用于子宫脱垂者食用。

对症药膳【黄芪党参粥】

【材料准备】

黄芪30克

党参20克

粳米100克

白糖适量

【制作过程】①将黄芪、党参分别用清水洗净后备用。②粳米淘洗干净，与黄芪、党参一同入锅，加适量的清水，煮粥，至熟时加入适量的白糖拌匀即可。

【功能效用】补气固脱。适用于宗气下陷所致子宫脱垂者食用。

子宫癌

　　子宫癌是妇科最常见的恶性肿瘤之一，是指发生在子宫阴道内部及宫颈管的恶性肿瘤。导致子宫癌的病因很多，有外界因素和自身因素。宫颈癌的转移，可向邻近组织和器官直接蔓延，向下至阴道穹窿及阴道壁，向上可侵犯子宫体，向两侧可侵犯盆腔组织，向前可侵犯膀胱，向后可侵犯直肠。常见的转移部位是肺、肝及骨。

对症药膳 【绿豆老鸭汤】

【材料准备】

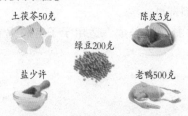

土茯苓50克　　　　　　陈皮3克

绿豆200克

盐少许　　　　　　　老鸭500克

【制作过程】①先将老鸭洗净，斩件，备用。②土茯苓、绿豆和陈皮用清水浸透，洗净，备用。③瓦煲内加入适量清水，先用大火烧开，然后放入土茯苓、绿豆、陈皮和老鸭，待水开，改用小火继续煲3小时左右，以少许盐调味即可。

【功能效用】清热利湿，解毒抗癌。适用于子宫癌患者食用。

对症药膳 【木耳瘦肉汤】

【材料准备】

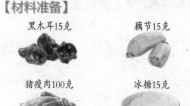

黑木耳15克　　　　　　藕节15克

猪瘦肉100克　　　　　　冰糖15克

【制作过程】①黑木耳洗净，泡发；藕节洗净，切成大块备用。②猪瘦肉洗净，切成丁。③将瘦肉丁、黑木耳、藕块放入砂锅中，加水炖熟，加冰糖调味即可。

【功能效用】凉血止血，防癌抗癌。适用于子宫癌及带下出血、有恶臭，伴烦热口渴、大便干结、舌红苔少等。

对症药膳 【香菇瘦肉粥】

【材料准备】

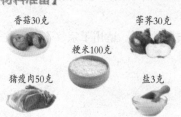

香菇30克　　　　　　荸荠30克

粳米100克

猪瘦肉50克　　　　　盐3克

【制作过程】①粳米淘洗干净；香菇泡发洗净并切薄片；荸荠去皮洗净，切半；猪瘦肉洗净切片备用。②将以上食材和粳米一同入锅注入适量的清水煮粥，至快好时加入盐调味即可。

【功能效用】养胃补血，清热，消癌肿。适用于子宫癌患者食用。

更年期综合征

　　更年期是指妇女从生育期向老年期过渡的一段时期，是卵巢功能逐渐衰退的时期。在此期间，因性激素分泌量减少，出现以自主神经功能失调为主的症候群，称更年期综合征。症状有潮热、出汗、情绪不稳定、易激动等，晚期因泌尿系统生殖道萎缩而发生外阴瘙痒、尿频急、膀胱炎等。宜吃香蕉、大枣、奇异果等。

对症药膳 【 燕麦莲藕汤 】

【材料准备】

 甘草12克

 红枣6枚

燕麦30克

 莲藕300克

盐适量

【制作过程】①燕麦洗净，泡水1小时；红枣洗净，泡软去核；甘草洗净备用。②将燕麦、甘草、红枣放入锅中加水煮开后加入莲藕，至熟烂加盐调味即可。

【功能效用】凉血，益胃，补心。适用于更年期妇女食用。

对症药膳 【 枸杞莲心茶 】

【材料准备】

 枸杞子10克

菊花5克

 莲子心2克

 苦丁茶5克

【制作过程】①将枸杞子、菊花、莲子心、苦丁茶各洗净。②将其放入杯中用沸水冲泡，加盖闷10分钟，即可，可频频饮用，可依个人口味加适量白糖调味。

【功能效用】滋阴清热，养肝益肾。适用于更年期妇女食用。

对症药膳 【 山药枸杞粥 】

【材料准备】

 鲜山药400克

枸杞子12克

面粉50克

 粳米100克

 冰糖适量

【制作过程】①枸杞子洗净；山药洗净去皮，磨成泥，放入碗中，加入面粉拌匀成面团，以沾水的汤匙舀入开水中，煮至浮起，捞出备用。②米洗净，入锅注水煮粥，至快熟时加入枸杞和山药团，调入适量的冰糖拌匀即可。

【功能效用】补肾，增强体力。适用于更年期妇女食用。

男科＞＞阳痿

阳痿是指男性阴茎勃起功能障碍，表现为男性在有性欲的情况下，阴茎不能勃起或能勃起但不坚硬，不能进行性交活动。勃起功能障碍是最常见的男性性功能障碍。部分患者常有神疲乏力、腰膝酸软、自汗盗汗、性欲低下、畏寒肢冷等身体虚弱现象。宜吃淫羊藿、牛鞭、羊鞭、鹿茸、冬虫夏草、杜仲等。

对症药膳【当归牛尾壮阳汤】

【材料准备】

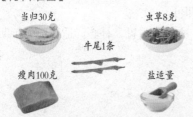

当归30克　虫草8克　牛尾1条　瘦肉100克　盐适量

【制作过程】①瘦肉洗净，切大块；当归用水略冲；虫草洗净。②牛尾去毛，洗净，切成段。③将以上所有材料一起放入砂锅内，加适量清水，用大火煮沸，再改用小火煮至瘦肉熟后调入盐即可。

【功能效用】此汤具有填补髓、补肾壮阳的功效。

对症药膳【陈皮川椒烧狗肉】

【材料准备】

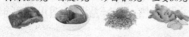

狗肉1500克　陈皮9克　炒茴香6克　生姜30克

葱白2根　胡椒30粒　川椒50粒　酱油适量

【制作过程】①先将狗肉洗净，去血水，放进砂锅中，加上盐、炒茴香、姜、葱、胡椒、川椒、陈皮和适量水，用武火煮沸，转小火煮烂。②取出狗肉，放进原汁原锅内煨烧。③加酱油，烧透即成。

【功能效用】温补脾肾。适用于脾肾虚损之阳痿、腰膝冷痛、性欲低下等症状。

对症药膳【人参壮阳茶】

【材料准备】

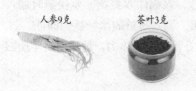

人参9克　茶叶3克

【制作过程】①将人参、茶叶洗净，备用。②再把人参、茶叶放进锅中，加水500毫升，煎汤。③每日1剂，温服。

【功能效用】壮阳补元，强肾益气。适用于阳痿不举或举而不坚、男性性功能障碍者服用。

早泄

早泄是指男子在阴茎勃起之后，未进入阴道之前或正当进入及刚刚进入而尚未抽动时便已射精，阴茎也随之疲软并进入不应期。患者会伴有精神抑郁、焦虑或头晕、神疲乏力、记忆力减退等全身症状。新婚夫妇由于缺少性经验，过于激动和紧张，出现"早泄"并不罕见。宜吃枸杞子、巴戟天、淫羊藿、菟丝子、杜仲、葡萄、蜂蜜、芝麻等。

对症药膳【北芪杞子炖乳鸽】

【材料准备】

北芪30克 　　枸杞子30克

乳鸽200克 　　盐适量

【制作过程】①先将乳鸽去毛及内脏，洗净，斩件；黄芪、枸杞子洗净，备用。②将乳鸽与黄芪、枸杞子同放炖盅内，加适量水，隔水炖熟。③加盐调味即可。

【功能效用】本品具有补心益脾、固摄精气的功效，适合遗精、早泄、滑精、腰膝酸软等患者食用。

对症药膳【首乌核桃羹】

【材料准备】

大米100克 　　核桃50克

盐适量　　何首乌10克

【制作过程】①何首乌洗净，加5碗水熬成汤汁，煮沸；去掉渣滓，保留汤汁，备用。②将大米淘洗干净，放入锅中，加入备好的何首乌汁一同熬煮约30分钟，直至大米软烂。③加入洗净的核桃、盐调味即可。

【功能效用】滋阴补肝肾。适合肝肾亏虚型早泄、遗精等患者食用。

对症药膳【五味子冰糖茶】

【材料准备】

五味子10克 　　冰糖适量

【制作过程】①将五味子洗净，用开水烫一下后取出。②把五味子放进杯中，加上开水，焖泡5分钟，加入冰糖即可。③可代茶饮用。

【功能效用】本品具有涩精止遗、滋肾、生津的功效。适用于早泄。

遗精

在非性交的情况下精液自泄，称之为遗精，又名遗泄、失精。其分为梦遗和滑精两种，在梦境中之遗精，称梦遗；无梦而自遗者，称为滑精。遗精的频度差别很大，正常未婚男子，每月遗精可达2～8次，并无异常。患者会出现神疲乏力、精神萎靡、困倦、腰膝酸软、失眠多梦或记忆力衰退等症状。宜吃芡实、山茱萸、金樱子、甲鱼、柏子仁、酸枣仁等。

对症药膳 【甲鱼芡实汤】

【材料准备】

甲鱼300克　　芡实10克　　枸杞子5克

红枣4枚　　盐适量　　姜片适量

【制作过程】 ①将甲鱼洗净，斩块，汆水。②芡实、枸杞子、红枣洗净备用。③净锅上火倒入水，加上甲鱼、芡实、枸杞子、红枣、姜，用大火煮沸，再用小火直至甲鱼熟烂，待汤成时，加盐即可。

【功能效用】 本品具有补肾固精、滋阴补虚的功效，可改善肾虚遗精、早泄、腰膝酸软、阴虚盗汗等症状。

对症药膳 【红枣柏子小米粥】

【材料准备】

小米100克　　红枣10枚

柏子仁15克　　白糖少许

【制作过程】 ①红枣、小米洗净，分别放入碗内，泡发；柏子仁洗净备用。②砂锅洗净，置于火上，将红枣、柏子仁放入砂锅内，加清水煮熟后转小火。③最后加入小米共煮成粥，至黏稠时加入白糖，搅匀即可。

【功能效用】 本品具有健脾养心、益气安神的功效，适合心神不宁、失眠多梦的梦遗患者食用。

对症药膳 【金樱鲫鱼汤】

【材料准备】

金樱子30克　　鲫鱼250克

香油5克　　食盐5克

【制作过程】 ①将鲫鱼洗净、除杂，金樱子洗净、备用。②把鲫鱼、金樱子放进锅中，加适量水，用大火煮沸，再改用小火煮至熟烂。③加香油、食盐即可。

【功能效用】 补肾固精，利尿消肿。适用于男子肾气不固而致遗精、滑精等。

前列腺炎

前列腺炎是成年男性的常见病之一。虽然它不是一种直接威胁生命的疾病，但严重影响患者的生活质量。前列腺炎是指前列腺特异性和非特异性感染所致的急慢性炎症。患者会出现尿急、尿频、尿痛和夜尿增多、性功能障碍、焦虑、抑郁、失眠等症状。宜吃桑葚、枸杞子、熟地黄、杜仲、人参、牡蛎、南瓜子、花生、核桃等。

【对症药膳】【冬瓜薏苡仁鲫鱼汤】

【材料准备】

鲫鱼250克

冬瓜60克

薏苡仁30克

生姜3片

盐少许

【制作过程】①将鲫鱼剖洗干净，去内脏，去鳃；冬瓜皮、薏苡仁分别洗净。②将鲫鱼、冬瓜皮、薏苡仁、生姜放进汤锅内，加适量清水，盖上锅盖。③用中火烧开，转小火再煲1小时，加盐调味即可。

【功能效用】清热解毒，利水消肿。可用于湿热下注所引起的前列腺炎、尿路感染、肾炎水肿等病。

【对症药膳】【竹叶茅根饮】

【材料准备】

鲜竹叶15克

白茅根15克

【制作过程】①鲜竹叶、白茅根洗净。②将鲜竹叶、白茅根放入锅中，加水750毫升，煮开后改小火煮20分钟。③滤渣取汁饮。

【功能效用】本品具有凉血止血、清热利尿的功效。可用于小便涩痛、排出不畅，或尿血伴腰酸胀痛等症，以及前列腺炎。

【对症药膳】【桑葚猕猴桃奶】

【材料准备】

桑葚80克

猕猴桃1个

牛奶150毫升

【制作过程】①将桑葚洗干净。②猕猴桃洗干净，去掉外皮，切成大小适合的块。③将桑葚、猕猴桃放入果汁机内，加入牛奶，搅拌均匀即可。

【功能效用】本品具有增加锌含量、利尿生津的功效，适合前列腺炎患者食用。

前列腺增生

前列腺增生是老年男性常见疾病。前列腺增生症是因前列腺肥大，压迫尿道，造成排尿困难，甚至小便闭塞不通为主要症状的一种老年男性泌尿生殖系统疾病。表现为尿频、尿急、夜间尿次增加和排尿费力，并能导致泌尿系统感染、膀胱结石和血尿等并发症。慢性前列腺增生患者常会出现尿道涩痛、腰膝酸软、畏寒肢冷、气短懒言、面色萎黄等症状。宜吃桃仁、川牛膝、车前子、茯苓、莴苣、白果等。

对症药膳 【补髓汤】

【材料准备】

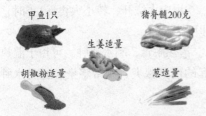

甲鱼1只
猪脊髓200克
生姜适量
胡椒粉适量
葱适量

【制作过程】①将甲鱼除杂，洗净，斩块。②将甲鱼放进铝锅中，加生姜、葱、胡椒粉，用大火煮沸，改用小火将甲鱼肉煮熟。③再放入洗净的猪脊髓，煮熟加味精、盐即成。吃肉喝汤。

【功能效用】适用于肾阴亏虚型前列腺增生。

对症药膳 【茅根赤小豆粥】

【材料准备】

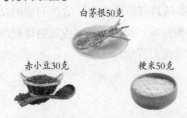

白茅根50克
赤小豆30克
粳米50克

【制作过程】①将白茅根洗净，切段，放进锅中，加上适量水，急火煮沸10分钟，滤渣取汁。②赤小豆、粳米洗净，放进锅中，加上药汁和适量水，急火煮开，改文火煮至粥成。③加适量盐即可。

【功能效用】清热利尿，通淋化瘀。适用于淤积内阻型前列腺增生症。

对症药膳 【车前发菜饮】

【材料准备】

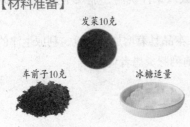

发菜10克
车前子10克
冰糖适量

【制作过程】①将车前子用纱布包扎好，发菜洗净。②将车前子药袋和发菜放进锅中，加适量水，武火煮沸，改用小火煎煮半小时，捞出药袋。③加入冰糖，待糖溶化，煮沸片刻后，即可食用。

【功能效用】健脾除湿，利水消肿。适用于前列腺增生。

不育

男性不育不是一种独立的疾病，而是一个较为复杂的临床综合征。男性不育症是指夫妇婚后同居1年以上，未采取避孕措施而未让女方受孕，其原因属于男方者，亦称男性生育力低下。长期精神紧张，严重营养不良，内分泌疾病，无精或精子过少等，都是不育的原因。宜吃巴戟天、淫羊藿、人参、韭菜、牛奶、鸡蛋、瘦肉等。

对症药膳【巴戟天黑豆炖鸡】

【材料准备】

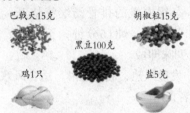

巴戟天15克　　胡椒粒15克　　黑豆100克　　鸡1只　　盐5克

【制作过程】①将鸡剁块，放入沸水中汆烫，捞出洗净；巴戟天、胡椒粒洗净。②将黑豆淘净，和鸡肉、巴戟天、胡椒粒一起放入锅中，加水至盖过材料。③以大火煮开，再转小火续炖40分钟，加盐调味即可食用。

【功能效用】补肾阳，强筋骨。本品有辅助治疗男子阳痿遗精、精冷不育的作用。

对症药膳【五味子煲羊腰】

【材料准备】

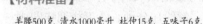
羊腰500克　清水1000毫升　杜仲15克　五味子6克

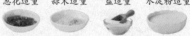
葱花适量　　蒜末适量　　盐适量　　水淀粉适量

【制作过程】①将杜仲、五味子洗净，放入锅中，加入适量水，煎水取汁，备用。②羊腰洗净，处理干净筋膜和臊线，切成小块的腰花，用芡汁、药汁拌匀。③烧热油锅，放入腰花爆炒，熟后，再放入葱花、蒜末、盐即可。

【功能效用】补肝，益肾，强腰。可治疗腰脊疼痛、头晕耳鸣的不育。

对症药膳【当归苁蓉炖羊肉】

【材料准备】

核桃15克　肉苁蓉15克　桂枝15克　黑枣6枚

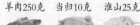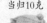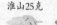

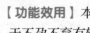
羊肉250克　当归10克　淮山25克　姜3片

【制作过程】①先将羊肉洗净，汆烫，去除掉血水和羊膻味。②核桃、肉苁蓉、桂枝、当归、淮山、黑枣洗净放入锅中，羊肉置于药材上方，再加入少量米酒及适量水，水盖过材料。③用大火煮滚后，再转小火炖40分钟，加入姜片及盐调味即可。

【功能效用】本品可以改善阳痿、遗精等病，对于不孕不育有较好的疗效。

儿科 >> 小儿感冒

小儿感冒以病毒感染为主，其次可有支原体和细菌感染，全年均可发生，以冬春季较多。风寒感冒型：恶寒，发热，不出汗，鼻塞，流涕，喷嚏，咳嗽，咳清稀白痰，口不渴，舌苔薄白。宜吃辣椒、大蒜、胡椒、扁豆、砂仁、洋葱、橘子等。风热感冒型：热重寒轻，有出汗，头痛，鼻塞流黄涕，咳嗽有黄痰，咽痛，口干，舌红苔薄白或者薄黄。宜吃梨、萝卜、胖大海、绿豆等。

对症药膳【白萝卜炖排骨】

【材料准备】

 猪排250克　白萝卜200克　白芷10克

 葱段适量　料酒适量　盐适量

【制作过程】①猪排剁块，氽水捞出，凉水冲净。②锅内加水，放猪排、葱、料酒，中火炖煮90分钟捞出去骨；白萝卜去皮切块，焯水去生味。③锅内煮的排骨汤继续烧开，投入剔骨肉和萝卜条，炖15分钟，至肉烂、萝卜软，加盐调味即成。

【功能效用】发散风热，利尿通淋。适合风寒感冒的小儿患者食用。

对症药膳【百合莲藕炖梨】

【材料准备】

 鲜百合200克　梨2个

 白莲藕250克　盐少许

【制作过程】①将鲜百合洗净，撕成小片状；白莲藕洗净去节，切成小块；梨削皮切块。②把梨与白藕放入清水中煲2小时，再加入鲜百合片，煮约10分钟。③下盐调味即成。

【功能效用】泻热化痰，润肺止渴。适合小儿感冒引起的干咳、咽喉干燥肿痛等症。

对症药膳【益智仁糯米粥】

【材料准备】

 桂圆肉20克　益智仁15克　糯米100克　白糖5克　姜5克

【制作过程】①糯米淘洗干净，放入清水中浸泡。②锅置火上，放入糯米，加适量清水煮至粥将成。③放入桂圆肉、益智仁、姜丝，煮至米烂后放入白糖调匀即可。

【功能效用】补益心脾，祛寒暖身。适合风寒型小儿感冒。

小儿流涎

　　小儿流涎就是小儿流口水，是指口中唾液不自觉从口内流溢出的一种疾病。多发于断奶前后，一岁左右的婴儿。患儿不断流涎，浸渍于两颊及胸前，衣服胸前部常被浸润湿透，且口腔周围发生粟粒样红疹及糜烂。随着生长发育，流口水的现象就会逐渐消失。宜吃益智仁、鸡内金、远志、陈皮、薏苡仁、绿豆等。

对症药膳【陈皮猪肚粥】

【材料准备】

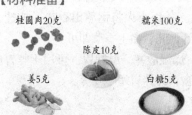

陈皮10克　　猪肚60克　　大米60克

黄芪15克　　盐3克　　鸡精1克　　葱花适量

【制作过程】①猪肚洗净，切成长条；大米淘净，浸泡半小时后，捞出沥干；黄芪、陈皮均洗净，切碎。②锅中注水，下入大米，大火烧开，放入猪肚、陈皮、黄芪，转中火熬煮。③待米粒开花，小火熬煮至粥浓稠，加盐、鸡精调味，撒上葱花即可。

【功能效用】健脾养胃，滋补虚损。用于脾虚引起的小儿流涎。

对症药膳【桂圆陈皮糯米粥】

【材料准备】

桂圆肉20克　　　　　　糯米100克

陈皮10克

姜5克　　　　　　白糖5克

【制作过程】①糯米淘洗干净，放入清水中浸泡；桂圆肉、陈皮洗净备用。②锅置火上，放入糯米，加适量清水煮至粥将成。③放入桂圆肉、陈皮、姜丝，煮至米烂后放入白糖调匀即可。

【功能效用】此粥具有补益心脾、益气养血的功效，对小儿流涎有很好的食疗作用。

对症药膳【山药绿豆糖水】

【材料准备】

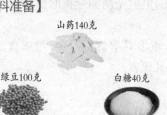

山药140克

绿豆100克　　　　　白糖40克

【制作过程】①将绿豆洗净，泡至膨胀，沥水。②将绿豆放入锅中，加入清水，以大火煮沸，转小火续煮40分钟至绿豆软烂，加入白糖搅拌至溶化后熄火。③山药去皮，洗净，切小丁，煮熟后捞起，与绿豆汤混合即可食用。

【功能效用】本品具有补益心脾、益气养血的功效，对小儿流涎有很好的食疗作用。

269

小儿厌食

　　小儿厌食是指小儿较长时期见食不贪、食欲不振，甚至拒食的一种常见疾病。多发于3~6岁的儿童。如果长期得不到矫正，会引发营养不良和发育迟缓、畸形，对儿童生长发育、营养状态和智力发育也有不同程度的影响。可伴有腹部胀满、腹泻、呕吐等症状。宜吃白术、党参、茯苓、黄芪、山药、芝麻、虾、紫菜等。

【山药内金黄鳝汤】

【材料准备】

鳝鱼1条　　　　　　　鸡内金10克

山药150克

生姜3片　　　　　　　盐适量

【制作过程】①山药去皮，洗净，切小段；鸡内金洗净。②鳝鱼除杂，洗净，在开水锅内稍煮，捞起，过冷水，刮去黏液，切成长段。③鳝鱼、山药、鸡内金、姜片均放入砂锅内，加适量清水，煮沸后，改用小火煲1~2小时，加盐调味即可。

【功能效用】补气健脾，增强食欲。适合脾虚食积型小儿厌食患者食用。

【羊肉草果豌豆粥】

【材料准备】

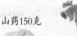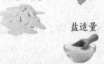

羊肉100克　草果15克　豌豆50克　大米80克

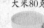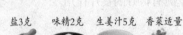

盐3克　　味精2克　　生姜汁5克　香菜适量

【制作过程】①草果、豌豆洗净；羊肉洗净，切片；大米淘净，泡好。②大米放入锅中，加适量清水，大火煮开，下入羊肉、草果、豌豆，改中火熬煮。③用小火将粥熬出香味，加盐、味精、生姜汁调味，撒上香菜即可。

【功能效用】燥湿散寒，温脾胃。可用于脾胃虚寒型小儿厌食，并伴胃寒呕吐等。

【山楂饼】

【材料准备】

山楂15克　　　　　　鸡内金7克

山药　　　　　　　　麦粉70克

【制作过程】①将山药、山楂和鸡内金研成细末。②与麦粉、山药粉加水，做成麦团，捏成饼，放到油锅里煎至两面金黄时即成。③每日1~2剂。

【功能效用】本方具有健胃消食、增加食欲的功效。适用于小儿厌食。

小儿夜啼

　　啼哭是婴儿一种本能性反应，因为在婴儿时期尚没有语言表达能力，"哭"就是表达要求或痛苦的一种方式。小儿夜啼是指小儿白天如常，入夜则经常啼哭不眠。本病多见于半岁以内的婴幼儿。中医学认为，小儿啼哭常因脾寒、心热、惊骇而发病。常会有面色青白、四肢欠温、烦躁不安、心神不宁等症状。宜吃砂仁、茯苓、灯芯草、百合、龙齿、冰糖等。

对症药膳 【砂仁茯苓粥】

【材料准备】

砂仁3粒

茯苓6克

粳米150克

【制作过程】①将砂仁、茯苓研成细末。②将粳米洗净，放进锅中，加上细末和适量水。先用大火煮沸，再改用小火煮至粥成。③可定时喂食。

【功能效用】温中和胃，健脾安神。适用于脾胃虚寒小儿型夜啼。

对症药膳 【姜糖饮】

【材料准备】

生姜10克

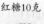
红糖10克

【制作过程】①将生姜去皮，洗净，切片。②再把生姜放进锅中加适量水，用小火一起煎煮。③最后再加上红糖，搅拌均匀即可。

【功能效用】温中散寒，适用于脾胃虚寒型小儿夜啼、大便溏泄、腹中冷痛者服用。

对症药膳 【清心宁神茶】

【材料准备】

淡竹叶3克

灯芯草1撮

绿茶1克

蝉衣1克

【制作过程】①将淡竹叶、灯芯草、蝉衣各洗净。②将所有材料放进锅中，加适量水，用小火煮20分钟煮沸。③可依个人口味加上白糖调味。

【功能效用】清心安神。主治小儿夜啼，手足心热或午后潮热，口干者。

小儿腹泻

小儿腹泻，是由多种病原、多种因素引起的以腹泻为主的一组疾病。本病多发于1~2岁的小孩。患者一般无发热或发热不高，伴食欲不振，偶有溢乳或呕吐，重者会出现精神差、皮肤干燥、小便减少等。宜吃白扁豆、马蹄、石榴、猪肚等。

对症药膳 【芡实莲子薏苡仁汤】

【材料准备】

芡实100克　干品莲子100克　薏苡仁100克　茯苓50克

淮山50克　猪小肠500克　肉豆蔻10克　盐2小匙

【制作过程】①将猪小肠洗净，处理干净，放入沸水中氽烫，捞出，剪成小段，备用。②将药材洗净，与备好的小肠一起放入锅中，加水至盖过所有材料。③用中火炖煮2小时左右，至熟烂后加入盐调味即可。

【功能效用】温补脾阳，固肾止泻。适合慢性小儿腹泻患者食用。

对症药膳 【茯苓粥】

【材料准备】

大米70克　　　薏苡仁20克

白茯苓10克　　白糖3克

【制作过程】①大米、薏苡仁均泡发洗净；白茯苓洗净。②锅置火上，倒入清水，放入大米、薏苡仁、白茯苓，以大火煮开。③待煮至浓稠状时，调入白糖拌匀即可。

【功能效用】本品具有清热利湿、健脾止泻的功效，适合湿热型慢性肠炎患者食用。

对症药膳 【藕楂泥】

【材料准备】

藕粉适量

山楂5枚

白糖3克

【制作过程】①将山楂洗净，去皮去核。②将山楂放进锅中，煮熟后，用纱布过滤，取汁，加入藕粉中。③可依个人口味加少许白糖调味，拌匀即可食用。

【功能效用】消食化积，主治小儿因贪吃油腻而引起的腹泻。

小儿营养不良

长期摄食不足是营养不良的主要原因。如多产、双胎及早产儿若不注意科学喂养，常引起营养不良。唇裂等先天畸形及结核等慢性消耗性疾病，也可产生营养不良。表现为体重不增或减轻，皮下脂肪逐渐消失，一般顺序为腹、胸背、腰部、双上下肢、面颊部位。重者肌肉萎缩，运动功能发育迟缓，智力低下，免疫力差，易患消化不良及各种感染性疾病。

对症药膳【红枣带鱼粥】

【材料准备】

 陈皮10克　 红枣5枚　 糯米50克　 带鱼50克

 葱花15克　 姜末10克　 香油15克　盐5克

【制作过程】①糯米洗净，泡水30分钟；带鱼洗净切块，沥干水分；红枣泡发；陈皮洗净备用。②陈皮、红枣、糯米加适量水大火煮开，转用小火煮至成粥。③加入带鱼煮熟，再拌入盐及香油，装碗后撒上葱花、姜末即可。

【功能效用】此粥可增强食欲，放松精神。

对症药膳【山楂山药茶】

【材料准备】

 山楂10克

 山药15克　 白糖适量

【制作过程】①将山楂、山药洗净。②将药材放进锅中，加适量水，用大火煮5分钟。③加糖，待温即可饮用。

【功能效用】本方可以增加食欲、补脾益气，对小儿营养不良有一定的食疗作用。

对症药膳【牛奶山药麦片粥】

【材料准备】

 豌豆30克　 牛奶100克　 山药10克

 莲子20克　 麦片50克　 白糖3克　 葱5克

【制作过程】①麦片洗净；豌豆、莲子均洗净，泡发后将莲子的心剔除；葱洗净，切花；山药去皮，洗净，切片。②锅置火上，加适量水，放麦片，大火煮开。③加入豌豆、莲子、山药同煮至浓稠状，再倒入牛奶煮5分钟后，撒上葱花，加白糖即可。

【功能效用】此粥具有补脾养胃、宁心安神的功效，适用于小儿营养不良者。

小儿惊风

惊风是小儿常见的一种急重病症，又称"惊厥"，俗名"抽风"。现代医学认为，惊风是中枢神经系统功能紊乱的一种表现，引发的原因较多，如高热、脑炎、脑膜炎、大脑发育不全、受到惊吓、癫痫等都可引发小儿惊风。中医以清热、豁痰、镇惊、息风为治疗原则。痰盛者必须豁痰，惊盛者必须镇惊，风盛者必须息风，然热盛者皆必先解热。

对症药膳 【蝉蜕薄荷茶】

【材料准备】

蝉蜕15克

薄荷汁15毫升

果糖15克

冰块适量

【制作过程】①蝉蜕洗净，放入锅内，加水煎汁，去渣取汁，放凉。②将冰块放入杯内约2/3满。③加入果糖、薄荷汁、蝉蜕汁，摇匀即可饮用。

【功能效用】本品具有息风止痉、清热安神的功效，适合小儿惊风、夜间啼哭不止、口渴咽干者饮用。

对症药膳 【枣仁粳米羹】

【材料准备】

粳米100克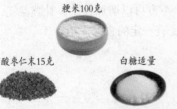

酸枣仁末15克

白糖适量

【制作过程】①将酸枣仁、粳米分别洗净，备用；酸枣仁用刀切成碎末。②锅中倒入粳米，加水煮至将熟，加入酸枣仁末，搅拌均匀，再煮片刻。③起锅前，加入白糖调好味即可。

【功能效用】本品具有益气镇惊、安神定志的功效，对小儿惊风、夜间啼哭等有食疗效果。

对症药膳 【天麻炖鹌鹑】

【材料准备】

天麻片10克

鹌鹑2只

生姜3克

盐适量

【制作过程】①将天麻洗净；生姜去皮，洗净，切片；鹌鹑（养殖）宰杀后去毛及内脏，洗净，斩件。②将天麻片、姜片和鹌鹑放入炖锅中，加适量清水，以大火煮沸，再改用小火炖至肉熟烂。③加入盐调味即可。

【功能效用】本品具有补血和血、平肝息风的功效，可改善小儿惊风、神昏高热、夜啼等症状。

小儿遗尿

小儿遗尿系指3周岁以上的小儿，睡中小便自遗，醒后方觉的一种疾病，俗称"尿床"。多数患儿易兴奋、性格活泼、活动量大、夜间睡眠过深、不易醒，遗尿在睡眠过程中一夜发生1 2次或更多。多因肾气不足，膀胱寒冷，下元虚寒，或病后体质虚弱，脾肺气虚，或不良习惯所致。宜吃金樱子、覆盆子、桑螵蛸、糯米、鸡肉等。

对症药膳【薏苡仁猪肠汤】

【材料准备】

薏苡仁20克

金樱子10克

猪小肠120克

山茱萸10克

盐适量

【制作过程】①薏苡仁洗净，用热水泡1小时；猪小肠洗净，放入开水中余烫至熟，切小段。②将金樱子、山茱萸装入纱布袋中，扎紧，与猪小肠、薏苡仁放入锅中，加水煮沸，转中火续煮2小时。③煮至熟烂后，将药袋捞出，加入盐调味即可。

【功能效用】补肾健脾，缩尿止遗。适合遗尿的小孩食用。

对症药膳【山药莲子羹】

【材料准备】

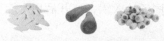
山药30克　胡萝卜15克　莲子15克

大米90克　盐2克　味精1克　葱花少许

【制作过程】①山药去皮，洗净，切块；莲子洗净，泡发，挑去莲心；胡萝卜去皮，洗净，切丁；大米洗净，泡发。②锅内注水，放入大米，用旺火煮至米粒绽开，再放入莲子、胡萝卜、山药。③改用小火煮至浓稠时，加调味料，撒上葱花即可。

【功能效用】健脾补虚，缩尿止遗。适合脾肾虚弱所致的遗尿、盗汗患者食用。

对症药膳【玉竹茶】

【材料准备】

玉竹5克　白糖3克

【制作过程】①将玉竹洗净。②放进杯中，加开水冲泡。③可依个人口味加上少许白糖调味，可代茶饮用。

【功能效用】本方具有补阴益肾、生津止渴的功效。适用于体质虚弱、肾气不固引起的遗尿。

小儿夏季热

　　小儿夏热是指在夏天，由于气温升高而引发的一种儿科常见病、多发病，多见于6个月至3岁体质弱小儿，发病与气候炎热密切相关。这种病除了规律性发热，没有别的症状，精神状态尚好，食欲差一些。中医学认为，小儿夏热的发病原因主要与小儿的体质因素有关。常会出现食欲减退，面色苍白，形体消瘦，倦怠乏力，烦躁不安等症状。宜吃淡竹叶、西瓜、冬瓜等。

对症药膳 【豆腐冬瓜汤】

【材料准备】

豆腐250克

冬瓜200克　　　　盐适量

【制作过程】①豆腐洗净，切小块；冬瓜去皮，洗净，切薄片。②锅中加水，放入豆腐、冬瓜，煮汤。③煮熟后加盐调味即可。

【功能效用】本品具有清热解暑、生津止渴的功效，可缓解小儿夏季热的症状。

对症药膳 【太子参莲子羹】

【材料准备】

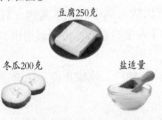

菠萝150克　　　　莲子300克

太子参10克

冰糖适量　　　　水淀粉适量

【制作过程】①太子参泡软，洗净，切片；菠萝去皮，切块。②莲子洗净放碗中，加清水，上蒸笼蒸至熟烂，加入冰糖、太子参，再蒸20分钟后取出。③锅内加清水，放入冰糖熬化，下入备用材料连同汤汁入锅，烧开后用水淀粉勾芡即可。

【功能效用】清热宁心，可缓解小儿夏季热所见的心烦、啼哭、口渴咽干等症状。

对症药膳 【薄荷竹叶茶】

【材料准备】

鲜薄荷叶10片 　　　　竹叶5克

太子参10克

绿茶5克 　　　　白糖适量

【制作过程】①鲜薄荷叶、竹叶洗净；太子参洗净，切片。②将鲜薄荷叶、竹叶、绿茶、太子参用沸水冲泡10分钟，滤去其渣。③加适量白糖，调匀即可。

【功能效用】本品具有清热解暑、除烦利尿的功效，可改善小儿夏热、口渴喜饮、烦躁啼哭等症状。

小儿单纯性肥胖

医学上指儿童体内脂肪积聚过多，体重超过按身高计算的平均标准体重20%。20%~29%为轻度肥胖，30%~49%为中度肥胖，超过50%为重度肥胖。多由遗传及饮食摄入过多等因素造成。过度肥胖的小儿到了成年期易出现高血压、冠心病及糖尿病等并发症。宜吃冬瓜、豌豆、黄瓜等。

对症药膳【茯苓豆腐】

【材料准备】

茯苓30克　枸杞子5克　豆腐500克

香菇适量　精盐适量　料酒适量　淀粉适量

【制作过程】①豆腐洗净挤压出水，切成小方块，撒上精盐；香菇洗净切成片；茯苓、枸杞子洗净备用。②将豆腐块下入高温油中炸至金黄色。③清汤、精盐、料酒倒入锅内烧开，加淀粉勾成白汁芡，下入炸好的豆腐、茯苓、香菇片炒匀即成。

【功能效用】本品具有健脾化湿、减肥、降血糖等功效。

对症药膳【防己黄芪粥】

【材料准备】

防己10克　　　　　　　黄芪12克

甘草3克

白术6克　　　　　　　粳米50克

【制作过程】①将防己、黄芪、白术、甘草洗净一起放入锅中，加入适量的清水，至盖过所有的材料为止。②用大火煮沸后，再用文火煎煮30分钟左右。③加入粳米煮成粥即可。

【功能效用】此粥可补血健脾、利水消肿，用于肥胖。

对症药膳【双苓黄瓜汤】

【材料准备】

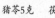 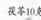

黄瓜150克　豆腐100克　西红柿25克

猪苓5克　茯苓10克　麻油10克　盐适量

【制作过程】①将豆腐洗净，切块；黄瓜洗净切片；西红柿洗净，切块；猪苓、茯苓，装进纱布袋中，备用。②再将豆腐和药袋放进锅中，加适量水，约煮20分钟后，除去药袋，放进黄瓜和西红柿，稍煮。③加上麻油和盐即可。

【功能效用】本汤可以利水消肿、调理脾胃。对小儿单纯性肥胖有一定的效果。

小儿腮腺炎

小儿腮腺炎是由腮腺炎病毒引起的急性呼吸道传染病，全年均可发病，以冬春季为高峰，多发于儿童，呈散发或流行，在儿童机构中可形成暴发流行。常有发热、食欲不振、全身无力、头痛、呕吐等症状。发热程度不等，也有体温正常者。少数患儿并发脑膜炎，可出现脑膜刺激征。宜吃绿豆、赤小豆、莲藕、白菜、萝卜、马齿苋等。

对症药膳 【海带绿豆汤】

【材料准备】

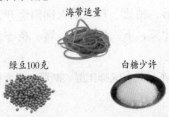

海带适量

绿豆100克　　白糖少许

【制作过程】①将绿豆洗净，浸泡；海带洗净，切段。②将绿豆放进锅中，加适量水，用大火煮沸，再用小火煮至豆开花；再把海带放进锅中，稍煮。③加白糖，搅拌均匀，即可食用。

【功能效用】本方具有清热解毒、消痰去肿的功效。对小儿腮腺炎有一定的食疗作用。

对症药膳 【金银花茶】

【材料准备】

金银花60克

【制作过程】①将金银花稍加水浸洗。②放入砂锅内，加水适量煎沸3分钟，去渣取汤约250毫升。③以上为1日量，作冷饮或凉茶，分2~3次饮服，连用3~5日。

【功能效用】本方具有清热解毒、疏散风热的功效，对小儿腮腺炎有一定的食疗作用。

对症药膳 【绿豆白菜粥】

【材料准备】

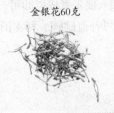

绿豆60克

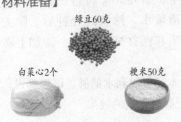

白菜心2个　　粳米50克

【制作过程】①将绿豆洗净，浸泡；白菜心洗净，切碎。②把粳米洗净，和绿豆一起放进锅中，用大火中煮沸，再用小火煮至豆开花。③加上菜心，稍煮，加盐即可。

【功能效用】本方具有清热解毒的功效，适用于小儿腮腺炎。

小儿自汗盗汗

自汗是指小儿清醒时，稍一活动就全身出汗，尤以头面部为甚；盗汗是指入睡后即出汗，醒来即止，尤以上半身最为明显。表现为精神不振，形体瘦弱、胃口欠佳、面色苍白，或萎黄、怕风寒、易感冒等，或面目红赤、口渴喜冷饮、手足心热、睡眠不佳、大便干燥等。宜吃糯米、小米、南瓜、香菇、胡萝卜、木耳、西红柿等。

对症药膳【西洋参冬瓜野鸭汤】

【材料准备】

西洋参10克　石斛10克　荷梗（鲜）30克　食盐适量

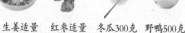

生姜适量　　红枣适量　　冬瓜300克　野鸭500克

【制作过程】①将野鸭除杂，洗净，切块。②西洋参洗净，切成薄片；将冬瓜、石斛、荷梗、生姜、红枣分别洗净备用。③把野鸭、西洋参、冬瓜、石斛、荷梗、生姜、红枣放入锅内，用武火煮沸后，再用文火煲大约2小时，加盐即可。

【功能效用】此汤可解暑益气，用于夏季因感暑伤津气、口渴心烦、自汗较多者食用。

对症药膳【黄芪牛肉粥】

【材料准备】

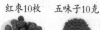
黄芪10克　　红枣10枚　　五味子10克

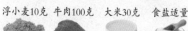
浮小麦10克　牛肉100克　大米30克　食盐适量

【制作过程】①将牛肉洗净切成小丁；黄芪、五味子、浮小麦、红枣洗净，备用。②将牛肉丁同黄芪、五味子、浮小麦、红枣放入锅中，煮半小时后，去渣。③加入大米，用文火煮成稀粥，加食盐即可。

【功能效用】补脾健胃，益气固表，调和营卫。适用于脾胃气虚、面色苍白、大便稀溏、脉大而虚软、自汗盗汗等症状。

对症药膳【红枣乌梅汤】

【材料准备】

红枣15枚

乌梅10枚　　　　白糖适量

【制作过程】①将红枣、乌梅各洗净。②再把药材放进锅中，加适量水，用武火煮5分钟。③可加白糖，调匀即可饮用。每天1次。

【功能效用】本方具有益气敛阴、止汗的功效，对小儿自汗盗汗有一定的食疗作用。

新生儿黄疸

新生儿黄疸是新生期常见症状之一，尤其是一周内的新生儿，既可以是生理现象，又可为多种疾病的主要表现。黄疸位于面部、躯干多为生理性黄疸。若四肢及手、足心均黄，可能为病理性黄疸。溶血性黄疸多伴有贫血、肝脾大、皮肤出血点、水肿、心衰。感染性黄疸多伴发热、感染中毒症状及体征。梗阻性黄疸多伴肝大、大便色发白、尿色黄。

对症药膳 【 牡蛎肉玉米须汤 】

【材料准备】

葱花少许

玉米须10克

鲜牡蛎肉50克

生姜适量

食盐适量

味精2克

【制作过程】①玉米须洗净，放入纱布袋中，扎紧袋口；将鲜牡蛎肉洗净，切片。②将玉米须药袋和牡蛎肉共入锅，加水适量，大火煮沸，小火煨煮。③待牡蛎肉熟烂，取出药袋，加葱花、姜末、精盐、味精各少许，拌匀，再煨煮至沸，即成。

【功能效用】本方可以敛阴潜阳、滋阴养肝、清热退黄，对新生儿黄疸有一定的功效。

对症药膳 【 茵陈汤 】

【材料准备】

茵陈10克

白糖少许

【制作过程】①将茵陈洗净。再放进锅中，加适量水，大火煮沸，小火煮成汤。②加上少许白糖，搅拌均匀即可，分为3次服用。

【功能效用】本方可以清热利湿，退黄，对新生儿黄疸有一定的功效。

对症药膳 【 山楂粥 】

【材料准备】

粳米90克
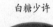

山楂30克

白糖少许

【制作过程】①将山楂洗净，放进锅中，加适量水，煎水取汁。②再把洗净的粳米，放进锅中，加适量水和山楂汁，用大火煮沸，再用小火煮至粥成糊状。③可加少许白糖。

【功能效用】本方具有退黄的作用，适用于新生儿黄疸。

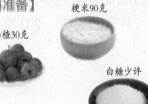

五官科>>口腔溃疡

口腔溃疡是口腔黏膜疾病中发病率最高的一种疾病。口腔溃疡又称为"口疮"，是发生在口腔黏膜上的表浅性溃疡，多发生于口腔黏膜无角化或角化较差的区域，如唇内侧、舌尖、舌缘、舌腹、颊、软腭、前庭沟等处黏膜。宜吃牡蛎、动物肝脏、瘦肉、蛋类、花生、西红柿、茄子、胡萝卜、白萝卜、白菜、菠菜、橙子等。

对症药膳【莲子萝卜汤】

【材料准备】

莲子30克

白萝卜250克　　白糖适量

【制作过程】①将莲子去心，洗净；白萝卜洗净，切片，备用。②锅内加适量水，放入莲子，大火烧沸，改用小火煮10分钟，再放入萝卜片，小火煮沸5分钟。③最后调入白糖即成。

【功能效用】本品具有抑制口腔细菌、宽中下气、清热润肺、解毒的功效。适合口腔溃疡、胃肠食积的患者食用。

对症药膳【大米决明子粥】

【材料准备】

大米100克　　决明子适量

盐2克　　葱花8克

【制作过程】①大米泡发，洗净；决明子洗净；葱洗净，切花。②锅置火上，倒入清水，放入大米，以大火煮至米粒开花。③加入决明子改用小火煮至粥呈浓稠状，调入盐拌匀，再撒上葱花即可。

【功能效用】此粥具有抑制口腔细菌的作用，对口腔溃疡有食疗作用，此粥还有润肠通便的功效。

对症药膳【黄连玄参甘草饮】

【材料准备】

黄连8克　　甘草5克　　连翘5克

玄参5克　　玉竹5克　　白糖适量

【制作过程】①将所有药材洗净，备用。②将洗净的药材放入炖盅内，然后加入适量的清水，用小火蒸煮大约5分钟。③取汁倒入杯中加入适量糖水，搅拌均匀等稍凉后即可饮用。每日3次，温热服食。

【功能效用】清热泻火，生津止渴。可辅助治疗口腔溃疡、目赤肿痛、热泻腹痛、肺结核、咽喉肿痛等病。

口臭

口臭是指口内出气臭秽的一种症状。贪食辛辣食物或暴饮暴食，疲劳过度，感邪热，虚火郁结，或某些口腔疾病，如口腔溃疡、龋齿及消化系统疾病都可以引起口气不清爽。口腔局部疾患是导致口臭的主要原因，但不容忽视的是，口臭也常是某些疾病的口腔表现，有一些器质性疾患也会导致口臭。中医学认为，口臭多由肺、脾、胃积热或食积不化所致。

对症药膳 【藿香鲫鱼】

【材料准备】

藿香5克　　　　鲫鱼1条

【制作过程】①鲫鱼宰杀，除去肠肚、腮；藿香洗净。②将鲫鱼和藿香一块调好味，再放入炖锅内。用小火清蒸至熟便可食用。

【功能效用】本方具有利水渗湿的功效，对恶心呕吐、口气酸臭有很好的疗效。

对症药膳 【藿薄菊花茶】

【材料准备】

藿香3克　　　　　　薄荷3克

白菊花6克

绿茶6克　　　　　白糖适量

【制作过程】①将藿香、薄荷、白菊花、绿茶，洗净。②再把药材放进锅中，加适量水，用武火煮5分钟。③加适量白糖，调匀即可。

【功能效用】芳香辟秽，清热平肝。对口疮口臭者有一定的食疗作用。

对症药膳 【黄连甘草汁】

【材料准备】

黄连5克

甘草5克　　　　　白糖适量

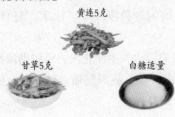

【制作过程】①将黄连、甘草分别洗净。②将洗净的黄连、甘草放入炖盅内，加水，用中火蒸煮5分钟。③加糖煎水，冷却即可。

【功能效用】本方具有清热燥湿的功效，可辅助治疗咽喉肿痛、口臭、便秘等症状。

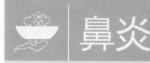

鼻炎

　　鼻炎是鼻腔和鼻窦黏膜的非特异性炎症，为鼻科常见病。以鼻塞、流脓涕、头痛为主要表现，可伴有轻重不一的嗅觉障碍。中医学认为，鼻炎是脾肺虚弱、肺气不足，不能抗御外邪，易感受风热、风寒之邪所致。所有人群均易发生，低龄、年老体弱者更多见。宜吃红枣、莲藕、冬瓜、茄子、柑橘、葡萄等。

对症药膳 【黄花菜鱼头汤】

【材料准备】

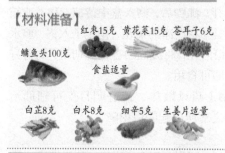

鲭鱼头100克　红枣15克　黄花菜15克　苍耳子6克
食盐适量
白芷8克　白术8克　细辛5克　生姜片适量

【制作过程】①将鲭鱼头洗净沥水，锅内放油，烧热后把鱼头两面稍煎一下，盛出备用。②将鱼头、红枣（去核）、黄花菜、白术、苍耳子、白芷、细辛、生姜片等放入砂锅中，加500克水，以小火炖煮2小时。③最后加盐调味即可。

【功能效用】扶正祛邪，通窍消炎。适合鼻炎患者食用。

对症药膳 【葱白红枣鸡肉粥】

【材料准备】

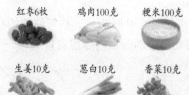

红枣6枚　鸡肉100克　粳米100克
生姜10克　葱白10克　香菜10克

【制作过程】①鸡肉洗净，切块；粳米、红枣、葱白、香菜洗净，备用；生姜去皮，洗净切片。②将粳米、鸡肉、生姜、红枣放入锅中煮成粥。③待粥成，再加入葱白、香菜，调味即可。

【功能效用】本品具有补中益气、散寒通窍的功效，可用于体虚感冒所致的鼻窍不痛、流鼻涕等症状。

对症药膳 【苍耳辛夷薄荷饮】

【材料准备】

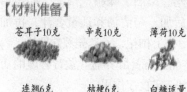

苍耳子10克　辛夷10克　薄荷10克
连翘6克　桔梗6克　白糖适量

【制作过程】①将苍耳子、辛夷、薄荷、连翘、桔梗洗净，备用。②将洗净的药材放入锅内，加入适量的清水，大火煮开转用小火煮大约5分钟。③取汁倒入杯中加入适量白糖，搅匀即可饮用。

【功能效用】本品清热解毒、宣通鼻窍，对慢性鼻炎引起的鼻塞、流脓涕等症状有效。

白内障

白内障是发生在眼晶状体上的一种疾病，任何晶状体的混浊都可称为白内障。各种原因如老化、遗传、营养障碍、免疫与代谢异常等，都能引起晶状体代谢紊乱，导致晶状体蛋白质变性而发生混浊，形成白内障。发病人群以老年人为最多，南方地区多于北方。中医学认为，多为肝肾阴不足、脾气精血亏损而致。宜吃芹菜、枸杞叶、白菜、青菜、红枣、甲鱼等。

对症药膳【桑杏菊花甜汤】

【材料准备】

桑叶10克　杏仁50克　菊花10克

枸杞子10克　果冻粉15克　细糖25克

【制作过程】①将洗净的桑叶，煎水取汁。②杏仁磨成粉与果冻粉置入锅中，加药汁，小火加热慢慢搅拌；沸腾后，倒入盒中待凉，移入冰箱冷藏凝固。③将洗净的菊花、枸杞子入锅，煎水取汁，加糖溶化；将凝固的杏仁冻切块，与备好的汤混合即可食用。

【功能效用】疏风散热，清肝明目。可辅助治疗因风热之邪所引起的白内障。

对症药膳【党参杞子猪肝粥】

【材料准备】

党参20克　　枸杞子30克

猪肝50克

粳米60克　　盐适量

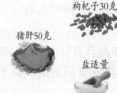

【制作过程】①猪肝洗净，切片；粳米洗净；党参洗净，切段；枸杞子洗净备用。②将党参、枸杞子、猪肝、粳米加水同煮成粥。③最后加入盐调味即可。

【功能效用】本品具有补肝明目、益气健脾的功效，适合脾胃功能虚弱的白内障患者食用。

对症药膳【猪肝蒸蛋】

【材料准备】

猪肝200克　鸡蛋2个　枸杞子30克　绍酒10毫升

味精适量　胡椒粉适量　清汤400毫升　姜汁适量

【制作过程】①猪肝去白筋，切成细粒，枸杞子用温水浸泡。②鸡蛋打入碗内搅散，加入肝粒、姜汁、葱丝、绍酒、味精、精盐、胡椒粉拌匀。③入味后加一勺清汤和适量姜汁，再加蛋液调匀，最后撒上枸杞，入蒸笼蒸熟即成。

【功能效用】本品具有补肝养血、益肾补虚的功效，对白内障有一定食疗作用。

耳鸣耳聋

耳鸣是一种常见的临床症状，它并不是一种疾病。耳鸣是指人们在没有任何外界刺激条件下所产生的异常声音感觉，常常是耳聋的先兆，因听觉功能紊乱而引起。耳聋则是听觉障碍，不能听到外界的声音。内分泌失调等原因会引起内耳供血不足，导致耳神经感受器损害而造成听力下降，引起耳鸣、耳聋。

对症药膳 【归芪猪肝汤】

【材料准备】

当归6克　　黄芪30克　　猪肝150克

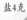

盐4克　　味精3克　　麻油3克

【制作过程】①猪肝洗净，切片，用盐稍腌制。②当归、黄芪洗净，用200毫升水煎2次，煎半小时，将两次的汁混合。③药汁继续烧开，加入腌好的猪肝，煮熟，调入盐、味精，淋麻油即可。

【功能效用】本品具有补血填髓、补中益气的功效，适合因供血不足、组织缺氧引起的耳鸣、耳聋患者食用。

对症药膳 【河车鹿角胶粥】

【材料准备】

鹿角胶15克　　紫河车1/4具　　粳米100克

生姜3片　　葱白适量　　食盐适量

【制作过程】①先煮洗净的粳米做粥，待沸后放入洗净的鹿角胶、紫河车块、姜片、葱白同煮为稀粥。②煮好后加入食盐调味。③每日1剂，分2次温服。

【功能效用】补肾阳，益精髓。适用于肾气不足所致的耳鸣失聪、精力不济等症状的辅助治疗。口干舌燥、尿黄便秘者忌服。

对症药膳 【山茱萸枸杞瘦肉汤】

【材料准备】

猪瘦肉100克　　山茱萸10克

食盐适量

枸杞子30克　　龟板20克

【制作过程】①猪瘦肉洗净，切块。②山茱萸、枸杞子、龟板加适量水煎40分钟，去渣取汁。③将药汁与猪瘦肉一起放进锅中，加适量水，用中火同煮至肉熟，加盐即可。

【功能效用】本品具有滋养肝肾、滋阴养血的功效，适合肝肾阴虚引起的耳鸣、耳聋患者食用。

皮肤科 >> 痤疮

痤疮是皮肤科最常见的疾病之一，又叫青春痘、粉刺、毛囊炎，多发于面部，常见于青春发育期青少年。痤疮是容易复发的疾病，且本身病情轻重波动不定。主要诱因是青春发育时期，体内雄激素水平升高，皮脂腺分泌旺盛，导致油脂堵塞在毛孔内，即形成粉刺，并易造成细菌感染。宜吃花生、大豆、土豆、莲子、丝瓜等。

对症药膳【莲子红枣花生汤】

【材料准备】

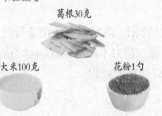

莲子100克　　　　花生50克

红枣30枚　　　　冰糖55克

【制作过程】①将莲子、花生、红枣洗净备用。②锅上火倒入水，下入莲子、花生、红枣用大火烧沸，撇去浮沫。③最后调入冰糖即可。

【功能效用】本品具有抑制皮脂腺分泌的功效，可改善痤疮的症状，适合皮肤油脂分泌过多的患者食用。

对症药膳【葛根粉粥】

【材料准备】

葛根30克

大米100克　　　　花粉1勺

【制作过程】①将大米洗净，泡发。②将葛根洗净，沥干，研成粉末。③大米与葛根粉、花粉同入砂锅内，加600毫升水，用小火煮至粥稠即可。

【功能效用】本品具有祛风散邪、清热生津的功效，适合风热型痤疮患者食用。

对症药膳【银花白菊饮】

【材料准备】

金银花10克　　　　白菊花10克

冰糖适量　　　　清水1000毫升

【制作过程】①将银花、白菊花分别洗净、沥干水分，备用。②砂锅洗净，加入水，用武火煮沸倒入银花和白菊花，再次煮开后，转为文火慢慢熬煮，待花香四溢时加入冰糖。③至冰糖溶化后搅拌均匀即可饮用。

【功能效用】清热解毒，泻火祛痘。适合肺经风热、热毒内蕴、肠胃湿热型痤疮患者食用。

荨麻疹

　　荨麻疹是一种临床常见的皮肤黏膜过敏性疾病，中医学称为"瘾疹"。中医学认为，是因风夹热或夹寒邪客于肌肤、不得疏泄；或胃肠湿热内生，阻于皮肤；或反复发作，迁延日久，往往是卫气虚不能固表，或因血虚生风所致。荨麻疹一般自觉瘙痒剧烈，少数伴发热、关节肿痛、头痛、恶心等。宜吃葡萄、绿茶、海带、芝麻、黄瓜、胡萝卜、香蕉、苹果等。

对症药膳 【鸡汁芫荽汤】

【材料准备】

鸡骨架1具

胡椒粉2克　　　　芫荽15克

【制作过程】①将鸡骨架洗净，切段；芫荽洗净，切段。②将鸡骨架放进锅中，加适量水，煮汤。③熟后放入芫荽、胡椒粉即可。

【功能效用】补气血，散风寒。适用于风寒束表型荨麻疹。

对症药膳 【荸荠清凉汤】

【材料准备】

荸荠200克

鲜薄荷叶10克　　　白糖10克

【制作过程】①将荸荠洗净，去皮，放进榨汁器中，榨成汁。②将鲜薄荷叶洗净，放进捣蒜器中加白糖捣烂，然后放进荸荠汁中。③加水至200毫升，即可饮用。

【功能效用】清热凉血，祛风止痒。对于荨麻疹患者瘙痒难耐者有效。

对症药膳 【凉拌油菜心】

【材料准备】

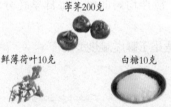

油菜心300克

金银花15克　　　薄荷10克

【制作过程】①将油菜心洗净，留心，用开水焯过。②将金银花、薄荷洗净，放进锅中，加适量水，煎水取汁。③用药汁浇于菜上即可。

【功能效用】疏风清热。适用于风热袭肺型荨麻疹。

湿疹

　　湿疹是一种由内外因素相互作用而引发的炎症性皮肤病。内分泌失调、代谢紊乱、胃功能障碍、感染病灶及精神方面的因素，均可导致湿疹。湿疹会出现皮肤灼热红肿，或见大片红斑、丘疹、水疱、渗出，甚至大片糜烂，瘙痒剧烈，如继发感染，可出现脓疱或脓痂。宜吃绿豆、赤小豆、苋菜、荠菜、马齿苋、冬瓜、黄瓜、莴笋等。

对症药膳【绿豆百合薏仁汤】

【材料准备】

绿豆30克

百合30克

薏苡仁15克

芡实15克

山药15克

冰糖适量

【制作过程】 ①将绿豆、百合、薏苡仁、芡实、山药洗净。②把全部材料一起放进锅中，加适量水，用大火煮沸，再改用小火煮至熟烂。③待材料烂熟后，加冰糖即可。

【功能效用】 清热解毒，健脾利湿。适用于脾虚湿盛型湿疹，皮损不红，渗出较多，瘙痒不剧。

对症药膳【荷花糯米粥】

【材料准备】

荷花5朵

糯米100克

冰糖20克

【制作过程】 ①将荷花用清水漂净，糯米洗净。②再把糯米放进锅中，加适量水，用大火煮沸，改用小火煮至粥快熟时加上荷花。③最后加上冰糖，搅拌均匀即可。每日早晚分2次服食。

【功能效用】 适用于脾虚湿热型湿疹。

对症药膳【茅根绿豆饮】

【材料准备】

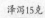
鲜茅根30克

泽泻15克

绿豆50克

冰糖20克

【制作过程】 ①将茅根、泽泻洗净，放进锅中，煮20分钟，捞去药渣。②再把药汁放进锅中，加入绿豆、冰糖，煮至绿豆开花。③过滤去渣，留汁即可。

【功能效用】 本方具有清热解毒、除湿利尿的功效。

带状疱疹

　　带状疱疹初起时皮肤呈不规则红斑，数小时后在红斑上发生水疱，逐渐增多融合为大疱，严重者可为血疱，有继发感染则为脓疱，患处有烧灼样疼痛。本病夏秋季的发病率较高。发病前阶段，常有低热、乏力症状，发疹部位有疼痛、烧灼感，可沿周围神经走行呈带状分布疱疹，三叉神经带状疱疹可出现牙痛。宜吃金银花、木瓜、白及、三七、绿豆、鲫鱼等。

对症药膳【大蒜白及鲤鱼汤】

【材料准备】

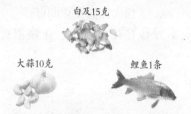

白及15克

大蒜10克　　　　鲤鱼1条

【制作过程】①将鱼去鳞、鳃及内脏，洗净切成段；大蒜、白及洗净备用。②鲤鱼与大蒜、白及一同煮汤，鱼肉熟后即可食用。③吃鱼喝汤，每日1剂，连服数天。

【功能效用】本汤具有解毒消肿、止血生肌的功效。

对症药膳【银花绿豆粥】

【材料准备】

金银花50克

绿豆50克　　　　粳米100克

【制作过程】①先将绿豆洗净浸泡半天，金银花洗净加水煎汁。②取金银花汁与淘洗干净的粳米、绿豆放进锅中，加适量水，用大火煮沸，再改用小火煮至粥成。

【功能效用】本方具有清热解毒、消肿止痛的功效。

对症药膳【三七木瓜酒】

【材料准备】

三七15克

木瓜35克　　　　白酒500毫升

【制作过程】①将三七、木瓜洗净，沥干。②再把所有材料放进白酒中，加盖密封，浸泡15天后，即可饮用。③每天少量饮用。

【功能效用】本方具有活血通络、行瘀止痛的功效，对缓解疼痛有明显疗效。

黄褐斑

黄褐斑也称为肝斑和蝴蝶斑，是面部黑变病的一种症状，是发生在颜面的色素沉着斑。黄褐斑的出现多数与内分泌有关，尤其是和女性的雌激素水平有关。皮损为淡褐色或黄褐色斑，边界较清，形状似蝴蝶状，对称分布于眼眶附近、额部、眉弓、鼻部、两颊、唇及口周等处，无自觉症状及全身不适症状。宜吃核桃仁、黑芝麻、牛奶等。

对症药膳【四物乌鸡】

【材料准备】

当归8克　　川芎5克　　白芍8克

熟地5克　　红枣5枚　　乌鸡1只　　盐2小匙

【制作过程】①乌鸡洗净剁块，放入沸水中氽烫，捞起冲净；所有药材洗净。②乌鸡肉和所有药材一起盛入锅中，加7碗水以大火煮开，转小火续煮30分钟。③熄火加盐调味即可。

【功能效用】本方具有补血活血、化瘀消斑的功效。

对症药膳【桃仁牛奶芝麻糊】

【材料准备】

核桃仁30克　　　　牛乳300克

豆浆200克　　　　黑芝麻20克

【制作过程】①先将核桃仁、黑芝麻磨碎，与牛乳、豆浆调匀。②放入锅中煮沸，再加白糖适量，煮至白糖溶化即可。③每日早晚各吃1小碗。

【功能效用】本方具有润肤养颜功效。适用于皮肤黄褐斑及皱纹较多。

对症药膳【菊花珍珠饮】

【材料准备】

菊花10克

珍珠粉1克　　　　丹参8克

【制作过程】①将菊花、丹参各洗净。②将菊花、丹参、珍珠粉放入煲锅内，加适量水，用小火水煎10分钟。③滤出茶水即可。

【功能效用】本方具有清热凉血、化瘀消斑的功效。

冻疮

冻疮是指因寒邪侵袭过久，手背、足背、耳郭、面颊等部位出现红肿发凉、瘙痒疼痛，甚至皮肤紫暗、溃烂为主要表现的皮肤疾病。暴露于寒冷、潮湿的环境是发生冻疮的主要危险因素，多发生在秋冬季，尤其温带气候地区冬天降温急剧并且环境潮湿时，冻疮较多见。在没有中央供暖的地区最常见。宜吃胡萝卜、生姜、白萝卜等。

对症药膳【胡萝卜羊肉汤】

【材料准备】

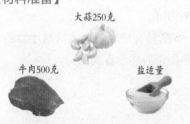

羊肉100克 川椒15克 桂皮15克
胡萝卜650克
盐适量 味精3克 葱10克
小茴香15克 料酒适量 附片15克 辣椒适量 姜适量

【制作过程】①将胡萝卜洗净，切块；羊肉洗净切块。②将各类药材洗净，放进锅中，加上胡萝卜和羊肉，倒入适量水，用大火煮沸后，调入葱、姜、川椒等，再改用文火煮至羊肉烂熟。③调入盐、味精、料酒等调味，再煮2沸即可。

【功能效用】温阳散寒，活血通络。适用于冻疮。

对症药膳【大蒜煲牛肉】

【材料准备】

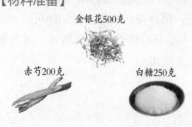

大蒜250克
牛肉500克 盐适量

【制作过程】①将牛肉洗净，切块；大蒜洗净，去皮。②起油锅放入大蒜炒香后与牛肉同放进砂锅中，加适量水，先用武火煮沸，再用文火煲至牛肉熟烂。③最后加上调味品即可。

【功能效用】补益气血，祛寒除湿。适用于寒湿型冻疮患者食用。

对症药膳【金银花赤芍饮】

【材料准备】

金银花500克

赤芍200克 白糖250克

【制作过程】①将金银花、赤芍洗净。②再把金银花、赤芍放进锅中，加适量水，煮20分钟，去渣，再以文火继续加热浓缩。③停火待凉，加入白糖将药液吸净，混匀，晒干，压碎。每次取10克，沸水冲泡，代茶饮用。

【功能效用】清热解毒，清热凉血。适用于冻疮剧痛、腐烂及邪毒内陷。

银屑病

　　银屑病又叫牛皮癣，是一种有特征鳞屑性红斑的复发性、慢性皮肤病。特征是出现大小不等的丘疹，好发于头皮、四肢及背部。初起为红色丘疹，扩大后形成大小不等的斑片，上面有银白色鳞屑，层层相叠如云母状。如将鳞屑刮去，基底露出鲜红、平滑光亮的薄膜，再刮即有点状出血现象。宜吃胡萝卜、茄子、芋头、苦瓜、土豆等。

对症药膳【黑木耳牛蒡红薯面】

【材料准备】

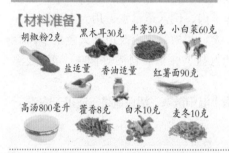

胡椒粉2克　黑木耳30克　牛蒡30克　小白菜60克
盐适量　香油适量　红薯面90克
高汤800毫升　藿香8克　白术10克　麦冬10克

【制作过程】①藿香、白术、麦冬洗净，煎水取汁。②黑木耳洗净，切丝；牛蒡去皮，切丝；小白菜洗净，切段。③红薯面放开水中煮熟，捞起，入碗中；蔬菜、牛蒡放开水中氽烫至熟，捞起放入面碗中，加盐、香油、胡椒粉拌匀，倒入高汤即可。

【功能效用】本方具有化湿解暑、促进消化代谢的作用，可辅助治疗银屑病。

对症药膳【葛根花粉粥】

【材料准备】

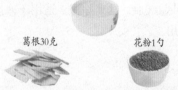

大米100克
葛根30克　花粉1勺

【制作过程】①将大米洗净，泡发。②将葛根洗净，沥干，研成粉末。③大米与葛根粉、花粉同入砂锅内，加600毫升水，用大火煮沸，再用小火煮至粥稠即可。

【功能效用】本品具有祛风散邪、清热生津的功效，适合风热型银屑病患者食用。

对症药膳【金银花连翘饮】

【材料准备】

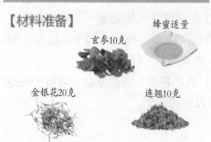

蜂蜜适量
玄参10克
金银花20克　连翘10克

【制作过程】①将金银花、玄参、连翘洗净，放入砂锅内，加适量水。②置旺火上烧沸，5分钟后取药液一次，再加水煎熬一次，取汁。③将两次药液合并，稍冷却，加蜂蜜搅匀即可。

【功能效用】本品具有清热解毒的功效，适合热毒型银屑病患者服用。

白癜风

　　白癜风是一种常见的后天性色素减退性皮肤病，是由于皮肤和毛囊黑色素细胞内的酪氨酸酶系统的功能减退、丧失而引起的黑色素生成障碍，从而产生皮肤色素脱失斑。中医学认为，在里则是由于气阴不足，肝肾亏虚；在表则是由于风邪外候，客于肌表，络脉阻滞，肌肤失于濡养而发为本病。宜吃胡萝卜、山芋、藕、大葱、土豆等。

对症药膳【三味炖乌鸡】

【材料准备】

何首乌15克　　　　白蒺藜5克

旱莲草5克　　　　乌鸡1只

【制作过程】①将乌鸡宰杀，去毛，去内脏，斩件洗净；将何首乌、白蒺藜、旱莲草三味中药洗净备用。②锅内加适量水，放入乌鸡块和以上三味中药材，用慢火煮熟后即可。③每日2次，食肉喝汤。

【功能效用】本方具有凉血消斑、祛风止痒的功效。

对症药膳【沙苑子炒猪肝】

【材料准备】

沙苑子20克　　　　料酒6毫升

猪肝250克

盐3克　　　　味精3克

【制作过程】①沙苑子炒香；猪肝洗干净，切成薄片。②沙苑子放入锅内，加适量水，大火煮沸，用小火煮25分钟。③再加入猪肝、料酒、盐、味精煮熟即成。

【功能效用】补肝肾，固精明目。对白癜风患者有一定食疗作用。

对症药膳【赤芍桃仁饮】

【材料准备】

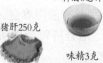

赤芍5克　　　　桃仁8克

蜂蜜适量　　　　水300毫升

【制作过程】①将赤芍和桃仁洗净，研末，装入纱布袋，扎紧。②将纱布袋加入壶中，注入开水，泡半个小时。③泡好后取出药袋，加入适量蜂蜜调味。

【功能效用】本方具有行气活血、化瘀消斑的功效。

脱发

脱发是指头发脱落的现象。正常脱落的头发都是处于退行期及休止期的毛发不断处于动态平衡，新陈代谢。不正常脱发的主要症状是头发油腻，如脂溢性脱发可有焦枯发蓬，缺乏光泽，有淡黄色鳞屑固着难脱，或灰白色鳞屑飞扬，自觉瘙痒。宜吃瘦肉、鸡蛋的蛋白、菠菜、包心菜、芹菜、黑芝麻、苹果等。

对症药膳 【何首乌黑豆乌鸡汤】

【材料准备】

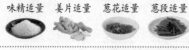

黑豆50克　红枣10枚

何首乌15克

黄酒10克　乌鸡1只

味精适量　姜片适量　葱花适量　葱段适量

【制作过程】①乌鸡去毛和内脏，洗净，斩件；何首乌、黑豆、红枣分别用清水洗净。②将乌鸡、何首乌、黑豆、红枣放入锅内，加适量清水、黄酒、葱段、姜片及食盐，大火烧沸后，改用小火煨至鸡肉熟烂。③加入少许葱花、味精调味即可。

【功能效用】本品具有滋阴补血、补肝肾、乌发、防脱发的功效，适合脱发患者食用。

对症药膳 【首乌糯米核桃羹】

【材料准备】

糯米100克

核桃50克

何首乌10克

盐适量

【制作过程】①将糯米洗净，泡发。②将何首乌洗净，放进锅中，煎水取汁；把糯米放进锅中，加上药汁和适量水，用大火煮沸，小火煮至粥熟。③再加上核桃，稍煮加盐调味即可。

【功能效用】本品具有滋阴养血、滋补肝肾、乌发防脱的功效，适合肝肾亏虚所致须发早白、头发脱落的患者食用。

对症药膳 【何首乌黑芝麻茶】

【材料准备】

何首乌15克

黑芝麻粉10克

【制作过程】①何首乌加水750毫升，煮开后以小火再煮20分钟。②滤去何首乌的渣，取汁。③加入黑芝麻粉调匀即可饮用。

【功能效用】本品具有补肝肾、益精血的功效，可预防白发、脱发等症状。

骨科>>骨质增生

　　骨质增生是骨关节退行性改变的一种表现，可分为原发性和继发性两种，多发生于45岁以上的中老年人，男性多于女性。长期站立或行走及长时间保持某种姿势，由于肌肉牵拉或撕脱，血肿机化而形成刺状或唇样的骨质增生。宜吃大豆、小豆、胡萝卜、牛奶、绿豆等。

对症药膳【补骨脂芡实鸭汤】

【材料准备】

鸭肉300克　　补骨脂15克

芡实50克　　盐1小匙

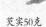

【制作过程】①鸭肉洗净，放入沸水中余烫，去掉血水，捞出；芡实、补骨脂均洗净。②将芡实与补骨脂、鸭肉一起盛入锅中，加入7碗水，大约盖过所有的原材料。③用大火将汤煮开，再转用小火续炖约30分钟，调入盐即可。

【功能效用】补肾益气，强腰壮骨。适合骨质增生的患者食用。

对症药膳【人参鸡汤】

【材料准备】

高丽参1克　枸杞子5克　红枣3枚　童子鸡1只

板栗2个　葱2段　糯米50克　盐5克

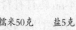

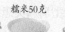

【制作过程】①鸡洗净，放入洗净的板栗、红枣、葱段、枸杞、高丽参、泡好的糯米。②锅中注适量水，放入鸡，用大火煮沸，改用小火炖40分钟。③炖至熟，调入盐，2分钟后即可食用。

【功能效用】本品具有益气补肾，补充钙质的功效，对骨质增生有较好的食疗作用。

对症药膳【玉竹西洋参茶】

【材料准备】

玉竹20克

西洋参3片　　蜂蜜15克

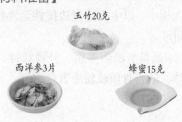

【制作过程】①先将玉竹和西洋参洗净，用沸水600毫升冲泡30分钟。②滤去渣，取汁待用。③待温凉后，加入蜂蜜，拌匀即可。

【功能效用】本品具有益气补虚、滋阴生津的功效，适合筋脉失养引起的骨质增生患者食用。

骨质疏松

　　骨质疏松症是一种全身性的代谢性骨骼疾病，是人体衰老的表现。是以骨组织结构受损，骨矿成分和骨基质等比例变化，骨质变薄，骨小梁数量减少，骨脆性增加和骨折危险度升高的一种全身性骨代谢障碍的疾病。多发于老年人，女性多于男性。宜吃猪骨、紫菜、海带、发菜、黑木耳、石膏、珍珠、龙骨、牡蛎等。

对症药膳 【川牛膝炖猪蹄】

【材料准备】

川牛膝15克　　猪蹄1只　　黄酒80毫升

盐5克　　胡椒粉2克　　味精3克

【制作过程】①猪蹄刮去毛，洗净，剖开两边后切成数小块；川牛膝洗净。②猪蹄、川牛膝、黄酒一起放入大炖盅内，加水，隔水炖。③炖至猪蹄熟烂，去川牛膝，调入盐、味精、胡椒粉，余下猪蹄肉和汤食用即可。

【功能效用】活血化瘀，强筋壮腰。适合骨质疏松、腰椎间盘突出等患者食用。

对症药膳 【锁阳炒虾仁】

【材料准备】

锁阳15克　　山楂10克　　核桃仁15克

虾仁100克　　姜适量　　葱适量

【制作过程】①把锁阳、核桃仁、山楂洗净，虾仁洗净，姜切片，葱切段。②锁阳放入锅内，煎水取汁。③油锅置火上烧热，加入核桃仁，改用文火炸香，再下入姜、葱爆香，随即下入虾仁、盐、锁阳汁液，炒匀即成。

【功能效用】本品具有补肾壮阳、强腰壮骨的功效，适合肝肾亏虚型肩周炎患者食用。

对症药膳 【养生黑豆奶】

【材料准备】

黑豆200克　　生地黄8克

玄参10克

白糖30克　　麦冬10克

【制作过程】①黑豆洗净，浸泡。②生地黄、玄参、麦冬洗净后放入棉布袋内，煎水取汁。③将黑豆与药汁混合，放入果汁机内搅拌均匀，过滤出黑豆浆倒入锅中，以中火边煮边搅拌至沸腾，最后加白糖即可。

【功能效用】本品具有滋阴养血、补肾壮骨、补充钙质的功效，适合骨质疏松患者食用。

肩周炎

肩周炎是肩关节周围肌肉、肌腱、滑囊和关节囊等软组织的慢性无菌性炎症。炎症导致关节内外粘连，从而影响肩关节的活动。本病多发于40岁以上人群，且女性发病率略高于男性。肩周炎以肩关节疼痛和活动不便为主要症状。宜吃附子、丹参、鸡血藤、川芎、羌活、枳壳、木瓜、胡椒、羊肉等。

对症药膳【当归生姜羊肉汤】

【材料准备】

当归10克　　　　生姜20克
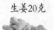

羊肉100克　　　　盐适量

【制作过程】①将羊肉洗净后切成方块；当归、生姜洗净备用。②羊肉入锅，加适量水、当归、生姜同炖至羊肉熟透。③加入盐调味即可。

【功能效用】本品具有散寒除湿、活血化瘀、益气补虚的功效，适合寒湿型肩周炎患者食用。

对症药膳【川乌粥】

【材料准备】

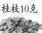
制川乌10克　　桂枝10克　　肉桂5克

葱白2根　　　粳米100克　　红糖适量

【制作过程】①先将制川乌洗净，煎制90分钟。②下入洗净的桂枝、肉桂、葱白，再煎40分钟。③取汁与洗净的粳米一同放进锅中，用大火煮沸，再用小火煮粥，粥熟后调入红糖稍煮即成。

【功能效用】本品具有活血通络、祛风除湿的功效，可辅助治疗手足痹痛、肩周炎、风湿性关节炎属寒证者。

对症药膳【桑枝鸡汤】

【材料准备】

桑枝60克

老母鸡1只　　　　盐少许

【制作过程】①将桑枝洗净。②鸡宰杀，去内脏，洗净，斩件，放入沸水中焯烫，去血水。③将桑枝与鸡用大火煮沸，再用小火共煮至烂熟汤浓，加盐调味即可。

【功能效用】本品具有祛风湿、通经络、补气血的功效，对肩周炎有较好的食疗作用。

风湿性关节炎

风湿性关节炎是一种常见的急性或慢性结缔组织炎症，临床以关节和肌肉游走性酸楚、重着、疼痛为特征。常反复发作，易累及心脏，引起风湿性心脏病。此病多发于中老年人，男性多于女性。风湿病的致病因素较为复杂，最常见的病因主要是自身免疫性结缔组织病及遗传因素。宜吃绿豆、西瓜、大枣、薏苡仁等。

对症药膳 【桑寄生连翘鸡脚汤】

【材料准备】

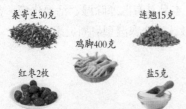

桑寄生30克　　　　连翘15克
鸡脚400克
红枣2枚　　　　　　盐5克

【制作过程】①桑寄生、连翘、红枣均洗净。②鸡脚洗净，去爪甲，斩件，入沸水中氽烫。③将1600毫升清水放入瓦煲内，煮沸后加入以上用料，大火煲开后，改用小火煲2小时，加盐调味即可。

【功能效用】补肝肾，强筋骨，祛风湿。对肝肾不足、腰膝酸痛等风湿病患者有较好的食疗效果。

对症药膳 【生姜肉桂炖猪肚】

【材料准备】

猪肚150克　　猪瘦肉50克　　生姜15克

肉桂5克　　薏苡仁25克　　盐6克

【制作过程】①将猪肚里外反复洗净，氽水后切成长条；猪瘦肉洗净后切成块。②生姜去皮，洗净，用刀将姜拍烂；肉桂浸透，洗净；薏苡仁淘洗干净。③将以上用料放入炖盅内，加适量清水，隔水炖2小时，调入盐即可。

【功能效用】温肾助阳，温里散寒。适合心肾阳虚型畏寒、四肢发凉的患者食用。

对症药膳 【木瓜薏苡仁粥】

【材料准备】

木瓜10克　　　　粳米80克

薏苡仁15克　　　白糖500克

【制作过程】①将木瓜和薏苡仁洗净。②粳米洗净，泡发后放进锅中，加上木瓜、薏苡仁和适量水，用大火煮沸，小火煮至粥成，依个人口味可加少许白糖，搅拌均匀即可食用。

【功能效用】本粥具有抗炎、抗风湿的作用。适用于风湿性关节炎患者食用。

强直性脊柱炎

强直性脊柱炎是一种慢性炎性疾病，主要侵犯骶髂关节、脊柱骨突、脊柱旁软组织及外周关节，并可伴发关节外表现。临床主要表现为腰、背、颈、臀、髋部疼痛及关节肿痛，严重者可发生脊柱畸形和关节强直。本病的全身表现一般不重，少数重证者有发热、疲倦、消瘦、贫血或其他器官受累。宜吃羊肉、鲜虾、白菜、银耳、海带、黑木耳、西红柿、胡萝卜等。

对症药膳【白芷羊肉汤】

【材料准备】

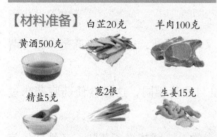

白芷20克　　羊肉100克

黄酒500克

精盐5克　　葱2根　　生姜15克

【制作过程】①白芷洗净备用；羊腿肉洗净，切小块，开水浸泡2小时，捞起再洗净。②再将羊肉置锅中，加黄酒、姜、葱、精盐，开水煮开，去浮沫。③再加白芷，急火煮开5分钟，改文火煮30分钟，分次食用。

【功能效用】温阳补血，祛寒通络。适用于强直性脊柱炎属风寒型。

对症药膳【肉桂粥】

【材料准备】

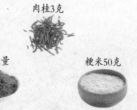

肉桂3克

红糖适量　　粳米50克

【制作过程】①将肉桂洗净，放进锅中，加适量水，煎水取汁。②再把粳米洗净，泡发后倒进锅中，加上适量水和药汁，用大火煮沸，再用小火煮成粥。③最后加红糖，待溶化后即可食用。

【功能效用】适用于强直性脊柱炎属寒湿阻络型。

对症药膳【鲜虾炖黄酒】

【材料准备】

鲜河虾500克　　黄酒500克

【制作过程】①将河虾洗净。②再将河虾浸于黄酒15分钟，捞起，隔水炖服。③分次食用，黄酒与河虾可同食。

【功能效用】本方具有温肾壮阳、舒筋止痛的功效，适用于强直性脊柱炎属风寒型。

附 药膳的增味小技巧

药膳的制作除了要遵循相关医学理论，符合食材、药材的宜忌搭配之外，还有一定的窍门，这样可以让药膳吃起来更像美食。

适当添加一些甘味的药材：具有甘味的药材既有不错的药性，又可以增加菜肴的甜味，如汤里加一些枸杞子，不仅能起到滋补肝肾、益精明目的作用，还能让汤更加香甜美味。

用调味料降低药味：人们日常生活中所用的糖、酒、油、盐、酱、醋等均属药膳的配料，利用这些调味料可以有效降低药味。如果是炒菜，还可以加入一些味道稍重的调味料。

将药材熬汁使用：这样可以使药性变得温和，又不失药效，还可以降低药味，可谓"一举三得"。

药材分量要适中：切忌做药膳时用的药材分量与熬药相同，这样会使药膳药味过重，影响菜品的味道。

药材装入布袋使用：这样可以防止药材附着在食物上，既减少了苦味，还维持了菜肴的外观和颜色。

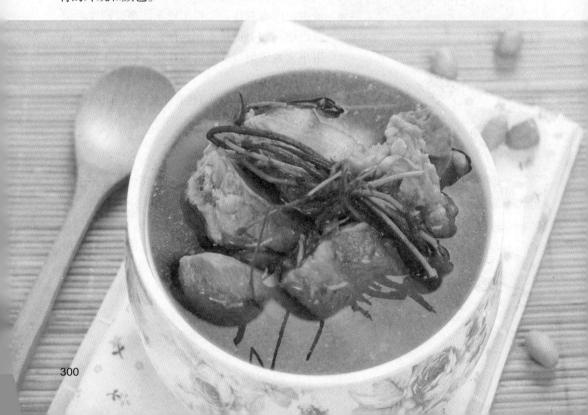

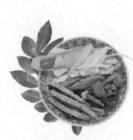

药膳在中国源远流长，历来有「药补不如食补」之说。

学会正确择膳，对症食疗，变「良药苦口」为「良药可口」，健康从此由你做主！